Dagmar Schweitzer de Palacios und Bernhard Wörrle (Hrsg.)
Heiler zwischen den Welten

Reihe Curupira, Band 15
herausgegeben vom Förderverein »Völkerkunde in Marburg« e. V.

Austauschbeziehungen im Schamanismus bedeuten mehr als den Transfer von Macht und Wissen zwischen Schamanen aus verschiedenen Ethnien: Die Heiler Südamerikas müssen sich heute auch mit westlicher Medizin und Esoterik, Touristen und Indianerorganisationen auseinandersetzen, um Schritt mit den Veränderungen ihrer Welt zu halten.
Anhand von Fallbeispielen aus dem Hoch- und Tiefland Ecuadors untersuchen die Autoren dieses Sammelbands verschiedene Aspekte dieses Austauschs. Dabei geht es nicht nur um die Herkunft fremder Elemente in den Ritualen und die Aneignung von neuen Rollen. Es stellt sich auch die Frage, ob dieser Wandel, der oft als eine Form der Akkulturation erscheint, in Wirklichkeit nicht einen Teil der Tradition darstellt.

Exchange relations in shamanism entail more than the transfer of power and knowledge between shamans of different ethnic backgrounds. South American healers today have to cope with western medicine and esotericism, tourism and indigenous organisations if they want to keep step with the changes in their world.
Based on case studies in the high and lowlands of Ecuador, the contributions in this volume discuss different aspects of these exchange relations. Explaining the origins of foreign elements in healing rituals and investigating the appropriation of new shamanic roles, the authors ask to what extent these changes, instead of representing a phenomenon of acculturation, can be understood as part of tradition.

Las relaciones de intercambio en el shamanismo significan más que un transporte de poder y de saber entre shamanes de etnias distintas: actualmente, los curanderos de Suramérica deben enfrentarse, entre otros, con la medicina occidental, el esoterismo, el turismo y con las organizaciones indígenas para acoplarse a los cambios de su mundo.
A través de estudios de caso realizados en la sierra y en las tierras bajas del Ecuador, los autores analizan diferentes aspectos de este intercambio. No se limitan a explicar el orígen de elementos ajenos en los rituales y la apropiación de nuevos roles por los curanderos. Se preguntan también, si este cambio, frecuentemente interpretado como un fenómeno de acculturación, en realidad no forma parte de la tradición.

Dagmar Schweitzer de Palacios
& Bernhard Wörrle (Hrsg.)

Heiler zwischen den Welten

Transkulturelle Austauschprozesse im Schamanismus Ecuadors

CURUPIRA

Der Förderverein »Völkerkunde in Marburg« e.V. wurde 1993 gegründet. Seine Aufgabe besteht unter anderem in der Herausgabe der ethnologischen Schriftenreihen »Curupira« und »Curupira Workshop«. Auskünfte erhalten Sie unter folgender Adresse:

Förderverein »Völkerkunde in Marburg« e. V.
c/o Institut für Vergleichende Kulturforschung –
Fachgebiet Völkerkunde, Kugelgasse 10, 35032 Marburg/Lahn
Tel. 06421/282-2036, Fax: 06421/282-2140,
E-Mail: info@curupira.de
www. curupira.de

Gedruckt mit Unterstützung der
Deutschen Forschungsgemeinschaft (DFG)

ISBN 3-8185-0381-8
ISSN 0945-8476
Satz und Redaktion: Stéphane Voell und Bernhard Wörrle
Druck: Difo-Druck, Bamberg

Printed in Germany

Inhaltsverzeichnis

Bernhard Wörrle & Dagmar Schweitzer de Palacios

Einführung

> Gleich in der ersten Nacht nach meiner Ankunft hatte ich das Glück einer Krankenheilung [...] beizuwohnen. [...] An alle Teilnehmer wurden gespaltene Wedel der Guajopalme (sp.) verteilt, um die schädliche Wirkung des *yahé*-Trankes durch Rascheln fortzuwedeln. Dieser wird aus einer Liane hergestellt, die in kleine Stücke zerschnitten einen Tag in einem großen Topf dick eingekocht ist, und dient dazu, Visionen zu erregen. [...] Am Mittelpfeiler saß der Zauberarzt – bemalt, mit vielen Halsketten geschmückt, einer Federkrone auf dem Kopfe und einem Federstabe in der Hand – auf einer bemalten Bank. (Preuss 1921: 22).

Diese Schilderung aus Konrad Theodor Preuss' Monographie über die Religion und Mythologie der kolumbianischen Uitoto lässt heute noch erahnen, wie beeindruckt der frühe deutsche Ethnograph von den Schamanen war, denen er 1913 – 1919 bei seinen Forschungen in Südamerika begegnete. Doch das Phänomen des Schamanismus hat nicht nur Religionswissenschaftler und Völkerkundler fasziniert: Vierzig Jahre nach Preuss' Erlebnissen in Amazonien beginnt sich die US-amerikanische Hippie-Bewegung für halluzinogene Drogen und Schamanen zu interessieren. 1968 erscheint das erste Buch von Carlos Castaneda: *The Teachings of Don Juan: A Yaqui Way of Knowledge*, gefolgt von einer Reihe weiterer Bestseller über den mexikanischen Zauberheiler »Don Juan«, bei dem der Autor (angeblich[1]) zehn Jahre in die Lehre ging. Nicht zuletzt solchen Erfahrungsberichten ist es zu verdanken, dass das Thema Schamanismus dann in den 80er Jahren von der Esoterik- und *New Age*-Bewegung aufgegriffen wird.

Das breite Interesse an Schamanen ist bis heute ungebrochen: Wer im Katalog der Internet-Buchhandlung *Amazon* nach »Schamanismus« sucht, bekommt allein schon bei den deutschsprachigen Büchern über 250 Titel angezeigt. Bei den Verkaufszahlen rangiert Castaneda immer noch an prominenter Stelle. Das gefragteste Buch des Genres »Selbsterfahrung« ist derzeit allerdings *Das weiße Land der Seele* von Olga Kharitidi: Laut Kurzbeschreibung die Geschichte einer Ärztin aus Sibirien, die im Altai-Gebirge eine

1 Zur Diskussion um die wissenschaftliche Integrität der Werke Castanedas s. u. a. de Mille (1980) sowie die Beiträge von Covello, Sebald und Zolla in Duerr (1987).

Schamanin kennenlernt, »die mit ihren Lehren und Heilmethoden alles in Frage stellt, was die junge, moderne Wissenschaftlerin bisher zu wissen glaubte« (Kharitidi 2002: Klappentext).

Die andere große Gruppe sind Psycho-Ratgeber und Anleitungen zum Selbermachen: *Zur Quelle der Kraft* (Stevens & Stevens 1999) macht – so der Klappentext – »die uralten schamanischen Techniken für den modernen Menschen wieder zugänglich.« *Auf der Suche nach der verlorenen Seele* (Ingerman 2001) erklärt, wie man mit »schamanischen Methoden [...] die ursprüngliche Harmonie und Ganzheit des Menschen wieder her[stellen]« kann. *Der Schamane in uns* – »ein praktisches Arbeitsbuch auch für interessierte Anfänger« (Uccusic 2001) – stellt das »älteste Heilsystem der Menschheit« als »praktikable Alternative« vor, die »einfach umzusetzende, handfeste Lösungsansätze für nahezu jedwede Problematik [bietet]«, von Krankheiten bis zum »geheimen Sinn des Kosmos«. Schamanismus sei eine »heilsame Methode, die abhanden gekommene Verbundenheit des Menschen mit der Schöpfung wiederherzustellen« (Klappentext). Über die Kombination von *Schamanismus und Familien-Stellen* nach Bert Hellinger (Kampenhout 2001) reicht das Spektrum bis zu Titeln wie *Der Business-Schamane* (Whiteley 2002) und *Magie im Management: Mit schamanischen Techniken zu neuen Lösungen* (Ulmer-Janes 2000).

Mit Abstand am häufigsten wird jedoch ein Buch verkauft, das aus der Feder eines Ethnologen – nämlich aus der von Michael Harner – stammt. Allerdings nicht seine zum Klassiker avancierte Monographie über die Shuar (Harner 1972), sondern die deutsche Übersetzung von *The Way of the Shaman: A Guide to Power and Healing* (Harner 1980), die dem Leser laut Verlag »den Weg zu den unbekannten Kraft- und Heilquellen unserer selbst« eröffnet (Harner 2002: Klappentext). Nach anfänglich solider Forschung ist Harner dazu übergegangen, den Schamanismus zu vermarkten. Über seine *Foundation for Shamanic Studies* bietet er im World Wide Web[2] verschiedene Anfänger- und Fortgeschrittenenkurse an und offeriert dazu auch gleich die notwendigen Paraphernalia: Das preiswerte »*beginners kit*« für US $ 80,65 enthält z. B. eine Rassel oder eine Trommel, dazu kommt eine Augenbinde, eine Musik-CD und Michael Harners Buch. Einmal mit der Maus auf »*Order Now*« geklickt, und schon hat man die Grundausrüstung. Einfacher war Schamanismus nie.

Harner ist nicht der einzige, der sich in dieser Nische tummelt. Das Geschäft mit indigenen Heilern boomt: Im Internet (die Suchmaschine *Google* spuckt derzeit bei »Schamanismus« 134000 Treffer aus!) findet man außer Praxen für »schamanische Naturheiltherapie und Seelenarbeit« ein kaum zu überschauen-

2 http://www.shamanism.org. Ein deutschsprachiger Ableger findet sich unter http://www.schamanismus.org.

des Angebot an Selbsterfahrungsworkshops mit Indianerheilern und zahlreiche Offerten für »Schamanismus-Reisen« nach Amazonien oder in den Andenraum.[3] Der Tenor dieser Websites ist der gleiche wie der der oben vorgestellten Klappentexte: Schamanismus steht für ein mystisches Einssein des Menschen mit dem Kosmos, für eine naturverbundene, ursprüngliche und intuitive Lebensweise, die unserer industrialisierten Welt verlorengegangen sei.[4] Die indianischen Heiler dagegen seien – so Valentin Hampejs, der Veranstalter von *Schamanismus-Reisen* (vgl. Baumann in diesem Band) – »Eingeweihte, Wissende [...], die diese seit grauer Vorzeit mündlich überlieferte *Ur-Medizin* [...] noch praktizieren« (http://www.schamanismus-reisen.info, Hervorhebung B.W.).

Ähnliches hat schon der Klappentext zu Castanedas *Lehren des Don Juan* versprochen: Der Leser tut hier laut Verlag

> »einen tiefen Blick in die mythologische Vorstellungskraft eines *uralten* Volkes, das *Jahrtausende hindurch* den strengen [...] Ritus *unverändert bewahrt* hat und *noch heute* in seiner wahrscheinlich *ursprünglichen* Form praktiziert. [...]. Gleich [Castaneda selbst] erfährt [er] das beklemmende Gefühl des Eingesponnenseins in die dämonische Besessenheit eines *archaischen* Schamanen.« (Castaneda [1968]: Klappentext, Hervorhebung B.W.)

Doch die Realität vor Ort sieht meistens anders aus. In Ecuador – dem geographischen Schwerpunkt dieses Sammelbandes – besitzen viele Schamanen[5] heute

3 Zum Beispiel http://www.schamanismus-reisen.info, http://www.gatheringofshamans.org, http://www.institut-ethnomed.de, http://www.condorjourneys-adventures.com/spirit_ecuador1.html oder http://www.ushai.com (vorm. http://www.donalberto.org, s. Wörrle 2002: 351).

4 Auf http://www.schamanismus-reisen.info wird Schamanismus als »Lebensweise voller Liebe und Verantwortungsbewusstsein für Menschen und Schöpfung« dargestellt; auf http://www.ushai.com ist von »*harmony with nature's basic elements*« die Rede usw.

5 Obwohl die Reichweite des Begriffs umstritten ist (s. z. B. Vajda [1959], Köhler 1990), sprechen fast alle Autoren – nicht zuletzt wegen der zentralen Rolle halluzinogener Drogen – mit Bezug auf das ecuadorianische Tiefland von »Schamanen« (s. z. B. Harner 1972, Whitten [1976], 1985, Robinson [1979], Hudelson 1987, Muratorio [1987], Cipolletti 1988, Descola [1993], Mader 1995, 1999). Die stärker medizinethnologisch ausgerichteten Arbeiten über das Hochland gebrauchen dagegen eher die Bezeichnung »Heiler« (z. B. Estrella 1978, Muñoz Bernand 1986, Schweitzer de Palacios 1994). Da aber auch die Hochlandheiler in enger Verbindung mit den Geistern stehen und die Tieflandschamanen umgekehrt auch medizinische Funktion besitzen, wenden wir die Begriffe in beiden Regionen gleichermaßen an.

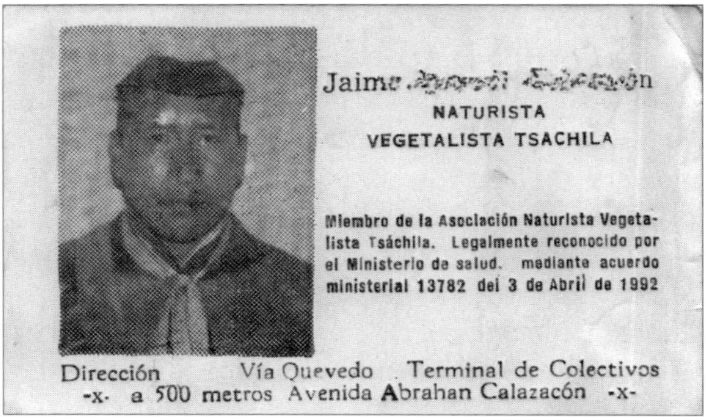

Abb. 1: Visitenkarte (Sammlung Wörrle)

Radio, Telefon und Farbfernseher, der letztere steht manchmal sogar im Behandlungszimmer. Häufig findet man in indianischen Gemeinden auch Handys vor, und zumindest ein Teil der Bevölkerung hat durch regelmäßige Reisen in die Provinzhauptstädte Zugang zum Internet.[6] Viele Schamanen haben sich inzwischen ähnlich wie in Mexiko (vgl. Ayora-Diaz 1998: 174ff) in staatlich anerkannten Verbänden organisiert (s. z. B. Schweitzer de Palacios 1994: 12ff, Wörrle 2002: 15).[7] Die Mitgliedschaft steht häufig schon auf der Visitenkarte (Abb. 1), oder sie hängt als Urkunde, sorgfältig eingerahmt, an einer Wand der Praxis (s. Beitrag Mader: Abb. 2).

In der lokalen Presse werden immer wieder »Schamanen-Treffen« auf nationaler oder sogar internationaler Ebene angekündigt (Abb. 2). In der Regel werden auf diesen Veranstaltungen Heilungsrituale vorgeführt, bei denen sich der Besucher für Preise zwischen 2 und 20 US $[8] auch gleich selbst behandeln lassen kann. Die Teilnehmer sind meist urbane *curanderos* oder »Stadtschamanen«, die Divinations- und Heilungstraditionen aus aller Welt zu einem eigenwilligen Konglomerat verquicken: So konnte man auf einem *»Encuentro de Chamanes«*, das im Oktober 2000 in einem Park der Hauptstadt Quito abgehalten wurde[9], einen Heiler sehen, der laut Visitenkarte sowohl Spezialist für Yoga, als auch für nordperuanische *rastreos* und *mesadas*

6 Zu Einfluss und Zugänglichkeit neuer Medien in indigenen Gemeinschaften vgl. Schröder & Voell (2002).

7 Während die Initiative in Mexiko vom Staat ausging, um die Heiler im Sinn der WHO-Konferenz von Alma Ata ins nationale Gesundheitssystem einzubinden, ging sie in Ecuador allerdings von den Schamanen selber aus.

8 Ecuador hat im Jahr 2000 den US-Dollar als neue Landeswährung eingeführt.

9 Angekündigt als *»demostración científica shamánica«* der *Asociación de Medicinas Alternativas y Shamanes del Ecuador* (*El Comercio* vom 4.10.2000), deren Vorsitzender ein in Ecuador lebender Spanier ist (vgl. Wörrle 2002: 350f). Mit der Veranstaltung wurde die rechtliche Anerkennung des Vereins gefeiert.

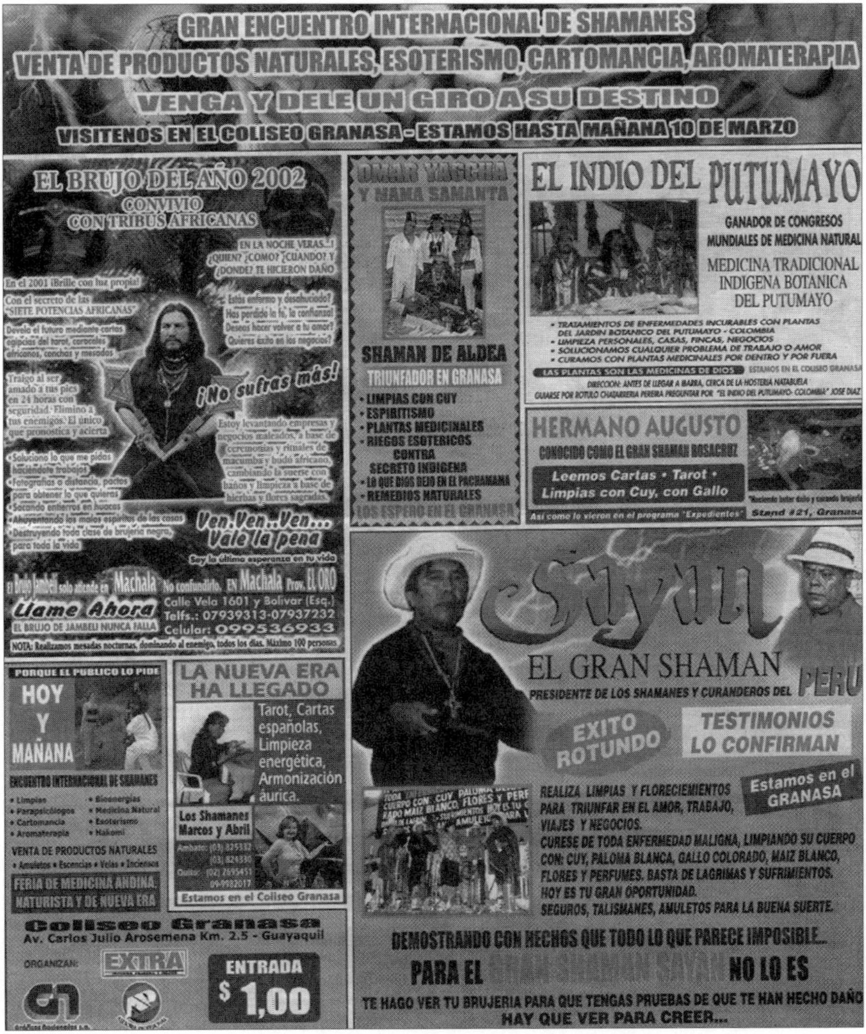

Abb. 2: Werbung für ein »Schamanen-Treffen«, El Extra 9.3.2002 (Slg. Wörrle)

ist (vgl. Sharon [1978], Giese 1989), oder einen federgeschmückten Schamanen »Schwarzer Pfeil«, der seinen Kunden unter anderem die Karten legt (Abb. 3 – 6). Bei einer »Begegnung zwischen traditioneller andiner Medizin und alternativen Therapien«, die einen Monat später im städtischen *Haus der*

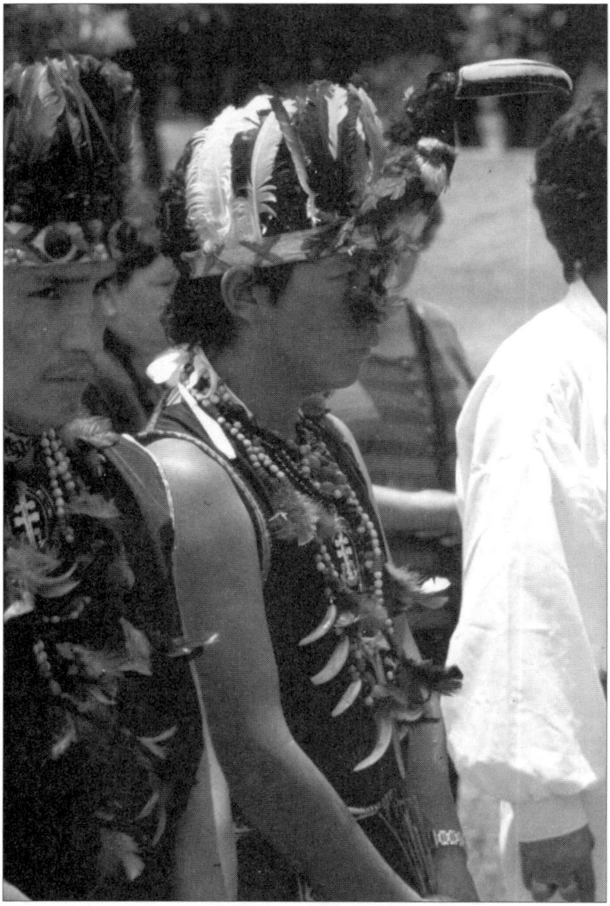

Abb. 3 – 6: Urbane Heiler auf einem »encuentro de chamanes« und ihre Visitenkarten, Quito, Oktober 2000. (Fotos / Slg. Wörrle)

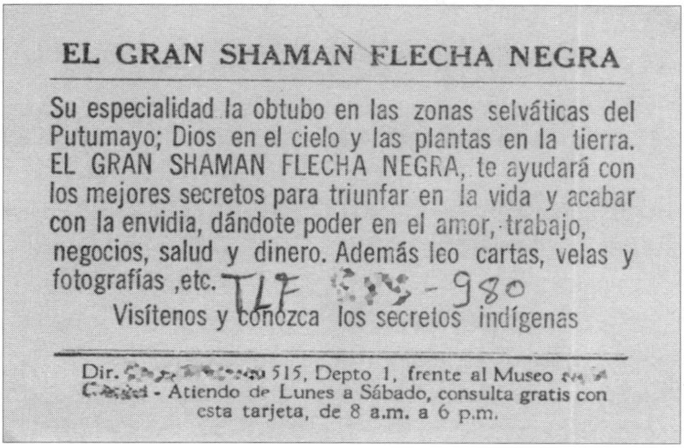

EL GRAN SHAMAN FLECHA NEGRA

Su especialidad la obtubo en las zonas selváticas del Putumayo; Dios en el cielo y las plantas en la tierra. EL GRAN SHAMAN FLECHA NEGRA, te ayudará con los mejores secretos para triunfar en la vida y acabar con la envidia, dándote poder en el amor, trabajo, negocios, salud y dinero. Además leo cartas, velas y fotografías ,etc. TLF [illegible] - 980

Visítenos y conozca los secretos indígenas

Dir. [illegible] 515, Depto 1, frente al Museo [illegible] - Atiendo de Lunes a Sábado, consulta gratis con esta tarjeta, de 8 a.m. a 6 p.m.

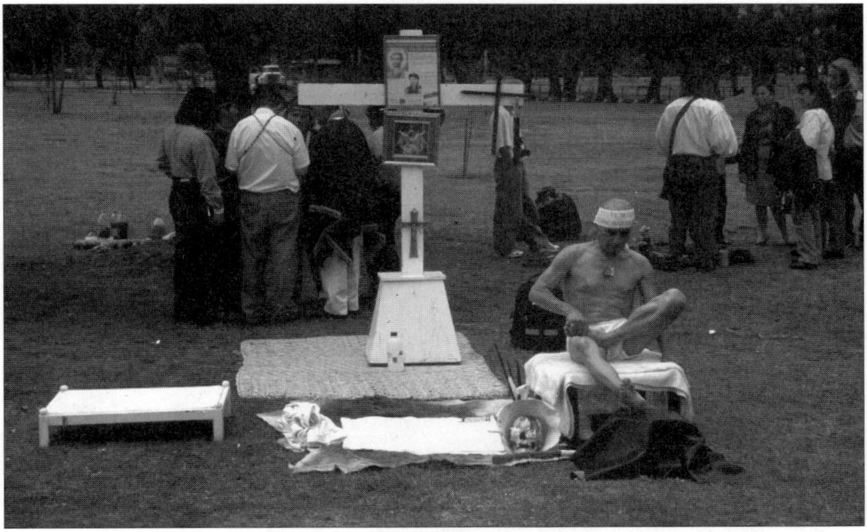

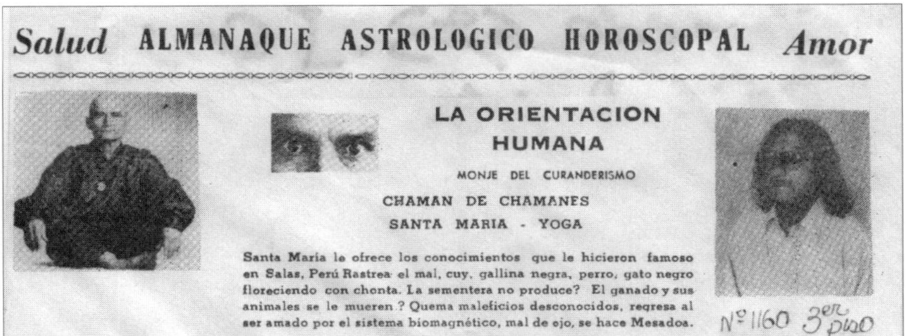

Kultur stattfand (s. Schweitzer de Palacios in diesem Band: Abb. 1, vgl. Wörrle 2002: 350), traf man aber auch Schamanen aus einem traditionellen Heilerdorf bei Otavalo und mehrere Vertreter der *Asociación de Shamanes Indígenas de Napo* (Amazonien) an.[10]

10 Darunter war auch ein Teil der Heiler, auf die der Beitrag Bernhard Wörrles rekurriert. Zu den Schamanen der Region von Otavalo s. auch Wörrle (2002) sowie den Beitrag von Dagmar Schweitzer de Palacios in diesem Band.

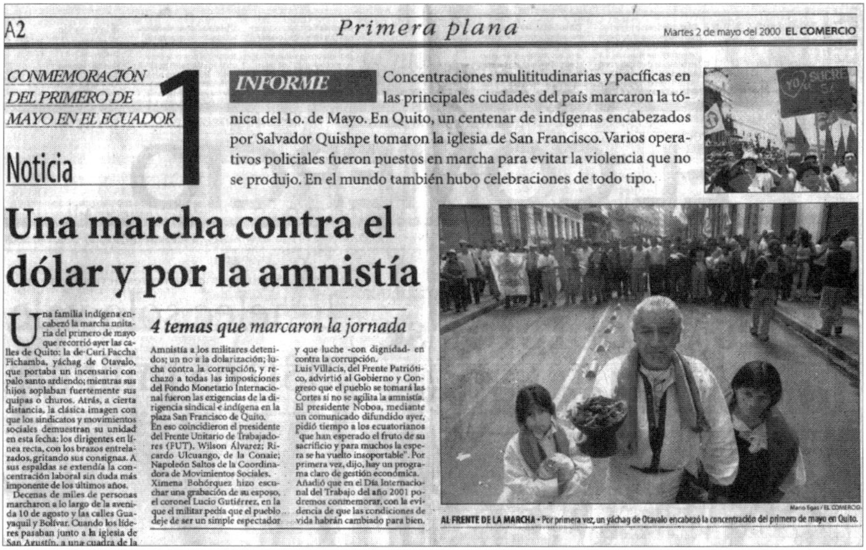

A2 Primera plana Martes 2 de mayo del 2000 EL COMERCIO

CONMEMORACIÓN DEL PRIMERO DE MAYO EN EL ECUADOR

Noticia 1

INFORME Concentraciones mulitudinarias y pacíficas en las principales ciudades del país marcaron la tónica del 1o. de Mayo. En Quito, un centenar de indígenas encabezados por Salvador Quishpe tomaron la iglesia de San Francisco. Varios operativos policiales fueron puestos en marcha para evitar la violencia que no se produjo. En el mundo también hubo celebraciones de todo tipo.

Una marcha contra el dólar y por la amnistía

Una familia indígena encabezó la marcha unitaria del primero de mayo que recorrió ayer las calles de Quito: la de Curi Faccha Fichamba, yáchag de Otavalo, que portaba un incensario con palo santo ardiendo; mientras sus hijos soplaban fuertemente sus quipas o churos. Atrás, a cierta distancia, la clásica imagen con que los sindicatos y movimientos sociales demuestran su unidad en esta fecha: los dirigentes en línea recta, con los brazos entrelazados, gritando sus consignas. A sus espaldas se extendía la concentración laboral sin duda más imponente de los últimos años.

Decenas de miles de personas marcharon a lo largo de la avenida 10 de agosto y las calles Guayaquil y Bolívar. Cuando los líderes pasaban junto a la iglesia de San Agustín, a una cuadra de la

4 temas que marcaron la jornada

Amnistía a los militares detenidos; un no a la dolarización; lucha contra la corrupción, y rechazo a todas las imposiciones del Fondo Monetario Internacional fueron las exigencias de la dirigencia sindical e indígena en la plaza San Francisco de Quito.

En eso coincidieron el presidente del Frente Unitario de Trabajadores (FUT), Wilson Álvarez; Ricardo Ulcuango, de la Conaie; Napoleón Saltos de la Coordinadora de Movimientos Sociales.

Ximena Bohórquez hizo escuchar una grabación de su esposo, el coronel Lucio Gutiérrez, en la que el militar pedía que el pueblo deje de ser un simple espectador y que luche -con dignidad- en contra la corrupción.

Luis Villacís, del Frente Patriótico, advirtió al Gobierno y Congreso que el pueblo se tomará las Cortes si no se agilita la amnistía.

El presidente Noboa, mediante un comunicado difundido ayer, pidió tiempo a los ecuatorianos "que han esperado el fruto de su sacrificio y para muchos la espera se ha vuelto insoportable". Por primera vez, dijo, hay un programa claro de gestión económica.

Añadió que en el Día Internacional del Trabajo del año 2001 podremos conmemorar, con la evidencia de que las condiciones de vida habrán cambiado para bien.

Mario Egas / EL COMERCIO

AL FRENTE DE LA MARCHA • Por primera vez, un yáchag de Otavalo encabezó la concentración del primero de mayo en Quito.

Abb. 7: Schamane als Anführer einer 1.Mai-Demonstration, Quito. (El Comercio 2.5.2000, Slg. Wörrle)

Ähnlich wie in Bolivien (Kraus 1997: 387ff) oder Mexiko (Ayora-Diaz 2000) gibt es in Ecuador Projekte, bei denen Schamanen und Ärzte im Dienste der Gesundheit unter einem Dach arbeiten (Droz 1997, Wörrle 2002: 297f, vgl. auch Knipper und Schweitzer de Palacios in diesem Band). Schamanen – einst treibende Kraft von Rebellionen gegen die spanische Kolonialherrschaft (Ortiguera [1586]: 407ff, vgl. Oberem 1980: 85ff) – spielen heute auch im politischen Leben des Landes wieder eine Rolle: Im Auftrag der Indianerorganisationen laufen sie – gleichsam als Brücke zwischen Tradition und Politik – symbolisch an der Spitze von Demonstrationen gegen Korruption und neoliberale Reformen mit (Abb. 7). Während des Aufstands, der im Januar 2000 zum Sturz des damaligen Staatspräsidenten führte, eröffnete der indianische Dachverband CONAIE seine Versammlungen mit einer rituellen Reinigung (s. z. B. *El Comercio* vom 20. u. 22.1.2000, Endara Tomaselli 2000: *passim*). Und auch als die Indianerorganisationen ein Jahr später auf die Straße gingen, um gegen die Preiserhöhungen von Benzin, Gas und Transport zu demonstrieren, waren zwei Schamanen mit dabei, bei denen sich die Teilnehmer rituell »stärken« lassen konnten, bevor sie gegen Polizei und Militär marschierten (Abb. 8). Umgekehrt spannt aber auch der Staat die Heiler für die eigenen Zwecke ein: So konnte man z. B. auf der Weltausstellung 2000

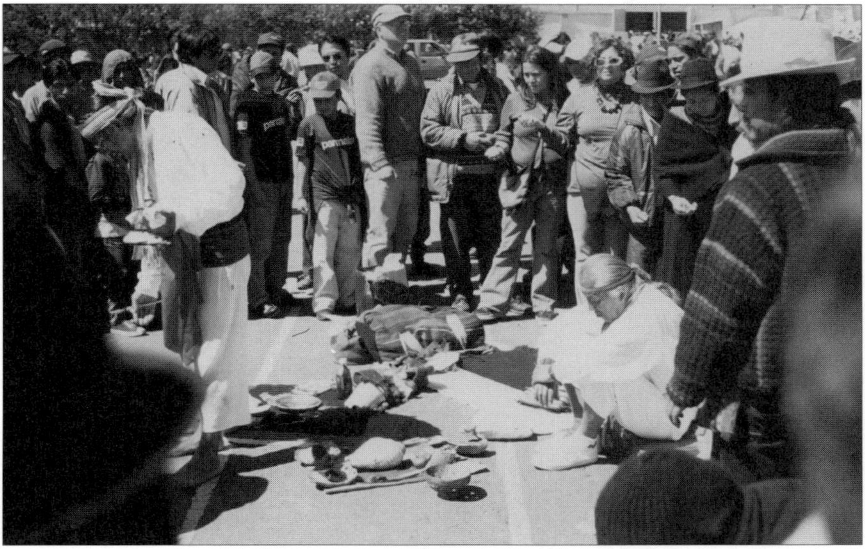

Abb. 8: Anstehen für eine rituelle Reinigung während des Aufstands vom Januar / Februar 2001. (Quito, 31.1.01. Foto: Wörrle)

in Hannover einen Schamanen aus dem ecuadorianischen Amazonastiefland sehen, der als Werbung für sein Heimatland »authentische« indianische Rituale präsentierte.[11] Doch auch daheim – in Ecuador ist das nicht anders als in Peru (Joralemon 1990), Bolivien (Rösing 1987: 7f) oder Mexiko (Ayora-Diaz 1998: 176, 2000) – führen indigene Heiler Rituale für Touristen vor, um sich ein Zubrot zu verdienen.

Angesichts des Booms an Schamanismus-Reisen ist das im Grunde genommen kaum erstaunlich. Die Frage, die sich bei all dem stellt, ist nur: Sind solche Heiler noch authentisch? Nicht nur Touristen (s. Baumann in diesem Band), auch Ethnologen (s. z. B. Rösing 1987: 7ff) neigen bei dieser Frage häufig zu nostalgischem Bedauern und kritischen – wenn nicht sogar »entsetzten« (ebd.: 8) – Äußerungen über »Traditionsverlust« und »Kommerzialisierung«. Dass sie an dieser Entwicklung, die sich bis jetzt in Ecuador bei manchen Heilern mehr, bei anderen weniger oder nur ganz im Ansatz zeigt (vgl. Descola [1993]: 331ff, Schweitzer de Palacios 1994, Mader 1999: 351ff, Wörrle 2002), durchaus beteiligt sind (vgl. Joralemon 1990), wird dabei gern

11 Zur Repräsentation des Indianischen auf früheren Weltausstellungen vgl. Muratorio (1994). Der Auftritt des Schamanen in Hannover steht dabei in interessantem Gegensatz zum »*patriotismo arqueológico*« (ebd.) des späten 19. Jahrhunderts.

vergessen. Betrachtet man die Schriftquellen aus der Kolonialzeit, relativiert sich jedoch ein Großteil der vermeintlichen Veränderungen. So erwähnen z. B. schon die frühen spanischen Chronisten, dass sich die Schamanen des Andenraums bezahlen ließen: Nach Cobo ([1653]: 229) nahmen die »Zauberärzte« (*hechiceros médicos*) der Inkas für ihre Dienste Essen, Kleidung, Gold und Silber, und sowohl »Wahrsager« (*sortílegos*) wie »Priester« (*sacerdotes*) pflegten von den Gaben, die ihnen das Volk als Opfer für die Geister brachte, anscheinend einen Gutteil für sich selber abzuzweigen. Mit Tricks, klagt Cobo, »holten sie aus dem gemeinen Mann so viel wie möglich raus« (ebd. 224, 226), und Guaman Poma de Ayala ([1615]: 272) lamentiert, das einzige Ziel der »falschen Hexer« sei, das Volk »um Hab und Gut zu bringen« (*engañalle su hazienda*, Übers. B.W.). Dass die Bezahlung auch einen konstitutiven Teil des Heilungsrituals darstellt – das Übel geht sonst auf den Heiler selber über (Wörrle 2002: 291ff) – war den Chronisten damals nicht bewusst. Doch wie auch immer: Bereits Métraux (1949: 596f) hat festgestellt, dass es in Südamerika so gut wie nirgendwo Schamanen gibt, die nichts verlangen.

Aber auch der angebliche »Traditionsverlust« ist alles andere als neu. Die Heiler Ecuadors sind ja nicht erst seit heute Fremdeinflüssen und Veränderungen ausgesetzt: Im Hochland hat die relativ kurze Zeit der Inkaherrschaft (Oberem 1988) genauso ihre Spuren hinterlassen wie der Katholizismus, der einige Jahrzehnte später mit den Spaniern kam und vieles davon wieder überlagert hat (s. z. B. Wörrle 2002: 180ff). Im östlichen Tiefland erfolgte die kulturelle Überlagerung nach der spanischen Eroberung zunächst eher sporadisch und setzte dann intensiver mit den Missionen und dem Kautschukboom in den letzten Jahrzehnten des 19. Jahrhunderts ein (Muratorio [1987]: 126ff, Neumann 1994: 50). Im westlichen Tiefland deuten dagegen gerade medizinische und therapeutische Elemente auf einen früheren andinen bzw. kolonialspanischen Einfluss hin (Kvist & Barfod 1994, Ventura i Oller in diesem Band).

Interethnische Beziehungen der Heiler im nördlichen Andenraum lassen sich seit den Anfängen der Kolonialzeit belegen (Oberem 1980: 279f, Salomon 1980: 175f, Kvist & Barfod 1994: 157f). Da die Wege der Schamanen in der Regel mit den üblichen Handelsrouten übereinstimmten (Chaumeil 1991: 9ff), werden diese Beziehungen nicht nur in historischer Zeit mit wirtschaftlichen Faktoren in Zusammenhang gebracht. Dabei war insbesondere der Austausch zwischen Hochland und Tiefland von Bedeutung, um an Produkte aus ökologisch verschiedenen Regionen zu gelangen (Salomon 1980: 172). Aber auch innerhalb von Amazonien standen die Schamanen verschiedener Ethnien über traditionelle Handelswege miteinander im Kontakt (Chaumeil 1991: 10f).

Auch wenn sich kontinuierliche geographische und historische Entwicklungen aufgrund der dürftigen Quellenlage nicht nachzeichnen lassen, geht aus den Texten hervor, dass dabei auch der Austausch von Kenntnissen und Praktiken eine bedeutende Rolle spielte. So heißt es in einer Quelle aus dem 16. Jahrhundert über die Quijos aus Baeza:

> »Andere [Zauberer und Wahrsager (*hechizeros e agureros*)] wiederum gibt es, die sehr häufig mit dem Teufel sprechen, und sie verkaufen ihr Wissen im Tausch gegen Kleidung und andere Tauschobjekte in Form von Hunden und anderen einheimischen Tieren.« (Ortegón 1577: f.3 in Oberem 1958: 243).

Vergleichbare Netzwerke, in denen Heilpflanzen, vor allem aber Wissen und spirituelle Macht zwischen Schamanen aus verschiedenen Ethnien zirkulieren, gab und gibt es in Kolumbien und Peru (Langdon 1981, Taussig 1980, 1987, Faust & Schindler 1990, Chaumeil 1991, Gow 1994). Die aktuellen Landesgrenzen sind dabei kein Hindernis: So berichtet Taussig (1987: 174) z. B. von einem Colorado-Heiler aus Ecuador, der sich im Chocó in Kolumbien niederließ und seine Kenntnisse dort an andere Heiler weitergab. Den Hintergrund solcher Beziehungen sieht Taussig darin, dass gerade den Schamanen fremder Ethnien besonders große Kräfte zugeschrieben werden (Taussig 1987: 97f, 152ff, 255ff, vgl. ders. 1980).

Auch die politische Bedeutung von Schamanen ist seit der Kolonialzeit belegt. Ein immer wieder zitiertes Beispiel stellt der Aufstand der Quijos (1578) dar, der durch die *pende* oder Schamanen angeführt wurde (Oberem 1958: 233, 1980: 85ff, Moreno Yánez & Figueroa 1992: 15ff). Während sich bei den Ethnien des Tieflandes häufig eine politische Führungsrolle der Schamanen erhalten konnte, verloren die rituellen Spezialisten des Hochlands ihren politischen Einfluss in der Öffentlichkeit jedoch am Ende der Kolonialzeit (Salomon 1983). Ihr heutiger Wiederauftritt auf der politischen Bühne wirkt dadurch um so spektakulärer.

Das alles zeigt, dass die Schamanen im Westen Südamerikas schon lange »Mittler zwischen den Kulturen« (Whitten 1985: 114ff) sind und immer schon transkulturelle Grenzen überschritten. Man kann die Netzwerke, in die sie eingebunden sind, deshalb durchaus als frühes Beispiel für ein Phänomen betrachten, das in der Ethnologie erst angesichts globaler Massenmedien und eines immer weniger zu übersehenden Kosmopolitismus vieler Informanten zu einem Forschungsthema von Bedeutung wurde: die zunehmende »Enträumlichung« von Ideen, Personen und damit auch »Kultur« an sich (Appadurai [1991]). Gerade deshalb liefern die Schamanen Ecuadors aber auch einen guten Grund dafür, sich an die Warnung von Ulf Hannerz zu erinnern, nicht alles, was derzeit unter dem Terminus »Globalisierung« läuft, für wirklich neu zu halten:

> »In fact, of course, interconnectedness across great distances is not altogether new [...]. That image of a cultural mosaic, where each culture would have been a territorial entity with clear, sharp, enduring edges, never really corresponded with realities. There were always interactions, and a diffusion of ideas, habits, and things, even if at times we have been habituated to theories of culture and society which have not emphasized such truths.« (Hannerz 1996: 18)

Der letzte Satz spielt auf die Kehrtwende des Fachs im Lauf des 20. Jahrhunderts an. Zunächst hatte sich die Ethnologie ja insbesondere im deutschsprachigen Raum durchaus für interethnische Kontakte interessiert: Aus kulturellen Ähnlichkeiten bei rezenten Völkern schlossen die Vertreter von Diffusionismus und Kulturkreislehre damals auf historische Beziehungen zurück und glaubten damit, im Gegensatz zu den Stufenschemata der Evolutionisten, zu einer exakten Rekonstruktion der menschlichen Geschichte zu gelangen. Die Frage, ob es zwischen den Elementen, deren Verbreitung man verfolgte (Haustypen, Bestattungsformen, Waffen, Mythen usw.), auch eine innere Beziehung gab, war dafür nicht nur unerheblich (s. z. B. Ankermann 1905, Graebner [1911]) – ein allzu enger Sinn- oder Funktionszusammenhang hätte sie für die kulturhistorische Völkerkunde aus methodischen Gründen sogar unbrauchbar gemacht (Müller 1980: 201ff). Als Gegenreaktion auf dieses Verständnis von Kultur als Konglomerat beziehungsloser Einzelteile (s. z. B. die Kritik von Boas 1920) entwickelte sich das holistische Paradigma, das vom Kulturrelativismus bis in die interpretative Ethnologie von Clifford Geertz u. a. reicht: Kultur gilt nun als integriertes Ganzes oder als »selbstgesponnenes Bedeutungsgewebe« (Geertz [1973]: 9), in dem das Einzelelement immer im Rahmen des Gesamtzusammenhangs verstanden werden muss (vgl. Kohl 1993: 145ff, Stellrecht 1993). Kultur wird also gleichsam aus sich selbst heraus erklärt. Die Folge davon war, dass in den Monographien nun die Beziehung *zwischen* den Kulturen oft zu kurz gekommen ist.

Der Fokus des vorliegenden Sammelbands auf transkulturelle Austauschprozesse ist jedoch nicht als Rückkehr zur kulturhistorischen Betrachtungsweise zu verstehen. Anstatt willkürlich isolierte, materielle Einzelelemente quer durch verschiedene Kulturen zu vergleichen, beschäftigen sich die Artikel mit dem Transfer von Wissen und Bedeutung und untersuchen, was der Kontakt mit fremden Welten und die Übernahme neuer Rollen bei den Schamanen Ecuadors für Folgen hat.

Bernhard Wörrle geht der Frage nach, ob es sich bei den Kontakten zwischen den Otavaleño-Heilern in den Anden und den Quichua-Schamanen von Tena / Archidona am Rande Amazoniens wie andernorts um »Lehrbeziehungen« handelt. Im Hochland-Schamanismus – so das Ergebnis einer 1997/98 durchgeführten Forschung (Wörrle 2002: 62ff) – spielt der Erwerb von fremdem Wissen nämlich so gut wie keine Rolle. Im Tiefland – das wurde bei einem Forschungsaufenthalt zwei Jahre später klar – dagegen offensichtlich schon. Der Grund für diesen Unterschied scheint eine andere Vorstellung von spiritueller Macht zu sein, die wiederum mit einem spezifischen Konzept der Person zusammenhängt.

Für Montserrat Ventura i Oller, die sich in ihrem Beitrag mit den Tsáchila im westlichen Tiefland Ecuadors beschäftigt, illustrieren die interethnischen Beziehungen im Schamanismus, dass Austausch nicht zwangsläufig Akkulturation bedeutet: Wie sie anhand von zahlreichen Beispielen verdeutlicht, haben die Tsáchila-Schamanen seit jeher Einflüsse aus Amazonien und den Anden, aber auch aus der kolonialspanischen Medizin in ihre Rituale aufgenommen, ohne dadurch ihre Identität als Tsáchila-Heiler zu verlieren. Statt als Verlust muss man den Wandel hier als *Teil* der Tradition betrachten.

Mit der Inkorporation von fremden Elementen beschäftigt sich auch Elke Mader: In den Objekten, die sie im Behandlungszimmer eines Shuar-Schamanen aus Sucúa, Amazonien, findet, verkörpern sich spirituelle Traditionen, die von der nordamerikanischen Sonnentanz-Bewegung bis zum asiatischen Buddhismus reichen. Dahinter steckt die Vorstellung, dass man als Heiler für jede neuartige Krankheit – ausgelöst durch eine bisher unbekannte Form der Hexerei – auch neuartige »Machtelemente« braucht. In einer Welt, die sich verändert, bleibt den Schamanen also gar nichts anderes übrig, als Fremdes immer wieder neu zu integrieren: Nur wer sich wandelt, behält seine Macht.

Der transkulturelle Austausch beschränkt sich jedoch nicht allein auf die Schamanen anderer Ethnien und Einflüsse aus fremden religiösen Traditionen. Auch die Präsenz von Gesundheitsprojekten, Krankenhäusern oder Apotheken ist für Veränderungen im Schamanismus von Bedeutung. Diesem Aspekt widmet sich der Beitrag von Michael Knipper, der selbst als Arzt in Amazonien tätig war: Er untersucht die Rolle, die die Schamanen bei den Quichua am unteren Río Napo spielen, seit den Patienten dort auch Ärzte und Gesundheitsposten zur Verfügung stehen, und stellt die Frage, ob es sinnvoll ist, die Heiler dort als »indigene Ärzte« zu betrachten.

Franziska Baumann richtet ihr Augenmerk dagegen auf die Interaktion von Quichua-Schamanen und Touristen in der Region von Tena. Auf der Basis von zahlreichen Interviews kommt sie zum Schluss, dass trotz gravierender interkultureller Kommunikationsbarrieren beide Seiten letztlich doch auf ihre Kosten kommen: Die Touristen interessiert vor allem der »Trip« mit halluzinogenen Drogen, die Heiler der willkommene Zuverdienst. Die Arbeit mit den wirklichen Patienten wird dadurch aber nicht behindert, sondern läuft in der Regel unverändert fort.

Der abschließende Beitrag von Dagmar Schweitzer de Palacios führt uns zurück ins Andenhochland. Am Beispiel des Kantons von Cotacachi untersucht er die Beziehung zwischen Schamanen und lokaler Politik. Einerseits werden die *yachac* hier von den lokalen Indianerorganisationen in medizinische und touristische Projekte integriert und auf Folkloreveranstaltungen präsentiert. Auf der anderen Seite erfüllen sie jedoch nach wie vor ihre Funktion als Heiler innerhalb der Dorfgemeinden. Auch hier hat die traditionelle medizinische und soziale Rolle des Schamanen unter dem Wandel bis jetzt also noch nicht gelitten.

Inwieweit das auch als Prognose für die Zukunft gilt, ist schwer zu sagen. Vielleicht aber hat García Canclini recht, wenn er vermutet: »Es scheint, dass es den Ethnologen schwerer fällt, in die Moderne einzutreten, als den sozialen Gruppen, die sie untersuchen« (García Canclini 1990: 230, Übersetzung B.W.).

***

Die Idee zu diesem Sammelband entstand im Rahmen des Forschungsprojekts »Austauschbeziehungen zwischen Heilern im nördlichen Andenraum Ecuadors«, das von Prof. Dr. Mark Münzel am Institut für Vergleichende Kulturforschung, Fachgebiet Völkerkunde, der Philipps-Universität Marburg geleitet wurde. Ihm und der Deutschen Forschungsgemeinschaft, die die Finanzierung des Projektes sowie die Druckkosten des vorliegenden Buches übernahm, sei an dieser Stelle herzlich gedankt.

Literatur

Ankermann, B. 1905: Kulturkreise und Kulturschichten in Afrika. In: *Zeitschrift für Ethnologie* 37: 54-84.

Appadurai, Arjun [1991] 1998: Globale ethnische Räume. Bemerkungen und Fragen zur Entwicklung einer transnationalen Anthropologie. In: Beck, Ulrich (Hg.): *Perspektiven der Weltgesellschaft.* Frankfurt a. M: Suhrkamp: 11-40.

Ayora-Diaz, Steffan Igor 1998: Globalization, rationality and medicine: Local medicine's struggle for recognition in highland Chiapas, Mexico. In: *Urban Anthropology* 27 (2): 165-195.

—— 2000: Imagining authenticity in the local medicines of Chiapas, Mexico. In: *Critique of Anthropology* 20 (2): 173-190.

Boas, Franz 1920: The Methods of Ethnology. In: *American Anthropologist* 22 (4).

Castaneda, Carlos 1968: *The Teachings of Don Juan: A Yaqui Way of Knowledge.* Berkeley: University of California Press.

—— [1968] 2002: *Die Lehren des Don Juan. Ein Yaqui-Weg des Wissens.* Frankfurt a. M: Fischer.

Chaumeil, Jean Pierre 1991: Réseaux chamaniques contemporaines et relations interethniques dans le haut Amazone (Pérou). In: Pinzón, Carlos E. & Suárez P., Rosa (Hg.): *Otra América en construcción: Medicinas tradicionales, religiones populares.* Bogotá: ICAN: 9-21.

Cipolletti, María Susana 1988: »El animalito doméstico quedó hecho cenizas«: Aspectos del lenguaje shamánico Secoya. In: Bidou, Patrice & Perrin, Michel (Hg.): *Lenguaje y palabras chamánicas.* Quito: Abya Yala: 9-34.

Cobo, Bernabé [1653] 1964: *Historia del Nuevo Mundo*, Bd. 2. (Biblioteca de Autores Españoles Bd. 92). Madrid.

de Mille, Richard (Hg.) 1980: *The Don Juan Papers: Further Castaneda Controversies.* Santa Barbara: Ross-Erikson.

Descola, Philippe [1993] 1996: *Leben und Sterben in Amazonien. Bei den Jívaro-Indianern.* Stuttgart: Klett-Cotta.

Droz, Yvan 1997: Jambihuasi: une tentative d'intégration de deux pratiques médicales à Otavalo, Equateur. In: *Bulletin de la Société suisse des Américanistes* 61: 91-98.

Duerr, Hans Peter 1987 (Hg.): *Authentizität und Betrug in der Ethnologie.* Frankfurt a. M: Suhrkamp.

Endara Tomaselli, Lourdes 2000: Imágenes y relatos sobre los indígenas en Quito durante el levantamiento de enero. In: Saltos Galarza, Napoleon (Hg.): *La rebelión del arcoiris: Testimonios y análisis.* Quito: Fundación José Peralta: 113-156.

Estrella, Eduardo 1978: *Medicina aborigen. La práctica médica aborigen de la Sierra Ecuatoriana.* Quito: Ed. Epoca.

Faust, Franz & Schindler, Helmut 1990: Interethnische Lehrbeziehungen der Heiler Südwest-Kolumbiens. In: Illius, Bruno & Laubscher, Matthias (Hg.): *Circumpacifica. Festschrift für Thomas S. Barthel.* Frankfurt a. M., Bern, New York, Paris: Peter Lang: 521-542.

García Canclini, Néstor 1990: *Culturas híbridas. Estrategias para entrar y salir de la modernidad.* México: Grijalbo.

Geertz, Clifford [1973] 1994: Dichte Beschreibung. Bemerkungen zu einer deutenden Theorie von Kultur. In ders.: *Dichte Beschreibung: Beiträge zum Verstehen kultureller Systeme.* Frankfurt a. M. Suhrkamp: 7-43.

Giese, Claudius C. 1989: *»Curanderos«. Traditionelle Heiler in Nordperu (Küste und Hochland).* Hohenschäftlarn: Klaus Renner Verlag.

Gow, Peter 1994: River People: Shamanism and History in Western Amazonia. In: Thomas, Nicholas & Humphrey, Caroline (Hg.): *Shamanism, History and the State.* Ann Arbor: University of Michigan Press: 90-113.

Graebner, Fritz [1911] 1967: Kulturkreise und Kulturschichten. In: Schmitz, Carl August (Hg.): *Historische Völkerkunde.* Frankfurt a. M.: Akademische Verlagsgesellschaft: 28-54.

Guaman Poma de Ayala, Felipe [1615] 1987: *Nueva crónica y buen gobierno.* 3 Bde. Madrid: Ed. Historia 16.

Hannerz, Ulf 1996: *Transnational Connections. Culture, People, Places.* London, New York: Routledge.

Harner, Michael 1972: *The Jívaro: People of the Sacred Waterfalls.* New York: Doubleday / Natural History Press.

—— 1980: *The Way of the Shaman. A Guide to Power and Healing.* San Francisco: Harper & Row.

—— 2002: *Der Weg des Schamanen: Das praktische Grundlagenwerk zum Schamanismus.* München: Econ.

Hudelson, John 1987: *La cultura quichua en transición: Su expansión y desarollo en el Alto Amazonas.* Quito: Abya Yala.

Ingerman, Sandra 2001: *Auf der Suche nach der verlorenen Seele. Der schamanische Weg zur inneren Ganzheit.* München: Econ.

Joralemon, Donald 1990: The Selling of the Shaman and the Problem of Informant Legitimacy. In: *Journal of Anthropological Research* 46 (2): 105-118.

Kampenhout, Daan van 2001: *Die Heilung kommt von außerhalb. Schamanismus und Familien-Stellen.* Heidelberg: Carl-Auer-Systeme Verlag.

Kharitidi, Olga 2002: *Das weiße Land der Seele.* Bergisch Gladbach: Lübbe.

Köhler, Ulrich 1990: Schamanismus in Mesoamerika? In: Illius, Bruno & Laubscher, Matthias (Hg.): *Circumpacifica*, Bd. 1. (Festschrift für Thomas S. Barthel). Frankfurt a. M., Bern, New York, Paris: Peter Lang: 257-275.

Kohl, Karl-Heinz 1993: *Ethnologie – die Wissenschaft vom kulturell Fremden. Eine Einführung.* München: C. H. Beck.

Kraus, Michael 1997: Zur Verarbeitung von Außeneinflüssen im Schamanismus der Izoceño-Guaraní. In: *Jahrbuch des Museums für Völkerkunde zu Leipzig*, Bd. XLI. Münster, Hamburg: LIT Verlag: 375-403.

Kvist, Lars P. & Barfod, Anders S. 1994: The curing rituals of the Cayapa Amerindians of coastal Ecuador, and their exchange of rituals and medicinal plants with other ethnic groups in the region. In: Ríos, M. & Borgtoft Pedersen, H. (Hg.): *Las plantas y el hombre. Memorias del primer simposio Ecuatoriano de etnobotánica y botánica económica.* Quito: Abya Yala: 149-164.

Langdon, Jean 1981: Cultural Bases for Trading of Visions and Spiritual Knowledge in the Colombian and Ecuadorian Montaña. In: Francis, Peter / Kense, F. / Duke, P. (Hg.): *Networks of the Past: Regional Interaction in Archaeology.* Calgary: 101-116.

Mader, Elke 1995: Die Attacke der Grünen Magie. Interkulturelle Prozesse im Schamanismus der Shuar (Ekuador). In: *Zeitschrift für Ethnologie* 120 (2): 177-190.

—— 1999: *Metamorphosis del poder: Persona, mito y visión en la sociedad Shuar y Achuar.* Quito: Abya Yala.

Métraux, Alfred 1949: Religion and shamanism. In: Steward, Julian H. (Hg.): *Handbook of South American Indians*, Vol. 5. Washington: Smithsonian Institution, Bureau of American Ethnology: 559-591.

Moreno Yánez, Segundo & Figueroa, José 1992: *El levantamiento indígena del Inti Raymi de 1990.* Quito: FESO / Abya Yala.

Müller, Klaus E. 1980: Grundzüge des ethnologischen Historismus. In: Schmied-Kowarzik, Wolfdietrich & Stagl, Justin (Hg.): *Grundfragen der Ethnologie. Beiträge zur gegenwärtigen Theorie-Diskussion.* Berlin: Dietrich Reimer Verlag: 193-231.

Muñoz Bernand, Carmen 1986: *Enfermedad, daño e ideología. Antropología médica de los renacientes de Pindilig.* Quito: Abya Yala.

Muratorio, Blanca [1987] 1998: *Rucuyaya Alonso y la historia social y económica del Alto Napo 1850-1950.* Quito: Abya Yala.

—— 1994: Nación, identidad y etnicidad: Imágenes de los indios ecuatorianos y sus imagineros a fines del siglo XIX. In: Muratorio, Blanca (Hg.): *Imágenes e Imagineros. Representaciones de los indígenas ecuatorianos, Siglos XIX y XX.* Quito: FLACSO: 109-196.

Neumann, Stefan 1994: *»Sólo unidos somos fuertes«. Entstehung und Festigung ethnisch-politischer Organisationen im Tiefland von Ecuador am Beispiel der »Federación Shuar«.* (Mundus Reihe Ethnologie Bd. 80.) Bonn: Holos.

Oberem, Udo 1958: Diego de Ortegóns Beschreibung der »Gobernación de los Quijos, Zumaco y la Canela«. Ein ethnographischer Bericht aus dem Jahre 1577. In: *Zeitschrift für Ethnologie* 83: 230-251.

—— 1980: *Los Quijos: Historia de la transculturación de un grupo indígena en el Oriente Ecuatoriano.* (Colección Pendoneros 16). Otavalo: IOA.

—— 1988: El período incaico en el Ecuador. In: Ayala Mora, Enrique (Hg.): *Nueva Historia del Ecuador*, Bd. 2: Epoca Aborigen II. Quito: Corp. Editora Nacional: 135-166.

Ortiguera, Toribio de [1586] 1909: Jornada del Río Marañon con todo lo acaecido en ella, y otras cosas notables dignas de ser sabidas, acaecidas en las Indias Occidentales. In: *Nueva Bibliotéca de Autores Españoles* 15: *Historiadores de Indias*, Bd. 2. Madrid: Bailly-Bailliére e Hijos: 305-422.

Preuss, Konrad Theodor 1921: *Religion und Mythologie der Uitoto*, Bd. 1. Göttingen: Vandenhoeck und Ruprecht.

Robinson, Scott S. [1979] 1996: *Hacia una nueva comprensión del shamanismo Cofán.* (Serie Pueblos del Ecuador 5). Quito: Abya Yala.

Rösing, Ina 1987: *Die Verbannung der Trauer: Nächtliche Heilungsrituale in den Hochanden Boliviens.* (Mundo Ankari 1). Nördlingen: Greno.

Salomon, Frank 1980: *Los señores étnicos de Quito en la epoca de los Incas.* (Colección Pendoneros 10). Otavalo: IOA.

—— 1983: Shamanism and Politics in Late-Colonial Ecuador. In: *American Ethnologist* 10 (3): 413-428.

Schröder, Ingo W. & Voell, Stéphane 2002: *Moderne Oralität: Ethnologische Perspektiven auf die plurimediale Gegenwart.* (Reihe Curupira Bd. 13). Marburg: Curupira.

Schweitzer de Palacios, Dagmar 1994: *Cambiashun. Las prácticas médicas tradicionales y sus expertos en San Miguel del Común, una comuna indígena en los alrededores de Quito.* (Mundus Reihe Ethnologie Bd. 81). Bonn: Holos.

Sharon, Douglas: [1978] 1987: *Magier der vier Winde. Der Weg eines peruanischen Schamanen.* Freiburg: Hermann Bauer Verlag.

Stellrecht, Irmtraud 1993: Interpretative Ethnologie: Eine Orientierung. In: Schweizer, Thomas / Schweizer, Margarete / Kokot, Waltraud (Hg.): *Handbuch der Ethnologie*. Berlin: Dietrich Reimer Verlag: 29-78.

Stevens, Jose & Stevens, Lena 1999: *Zur Quelle der Kraft. Schamanische Techniken für das Leben von heute.* München: Ullstein.

Taussig, Michael 1980: Folk Healing and the Structure of Conquest in Southwest Colombia. In: *Journal of Latin American Lore* 6 (2): 217-278.

—— 1987: *Shamanism, Colonialism and the Wild Man: A Study in Terror and Healing.* Chicago & London: University of Chicago Press.

Uccusic, Paul 2001: *Der Schamane in uns. Schamanismus als neue Selbsterfahrung. Hilfe und Heilung.* München: Heinrich Hugendubel.

Ulmer-Janes, Eva 2000: *Magie im Management. Mit schamanischen Techniken zu neuen Lösungen.* Wien: Ibera.
Vajda, Laszlo [1959] 1964: Zur phaseologischen Stellung des Schamanismus. In: Schmitz, C. A. (Hg.): *Religionsethnologie.* Frankfurt a. M.: Akademische Verlagsgesellschaft: 265-295.
Whiteley, Richard C. 2002: *Der Business-Schamane: Eine moderne Management-Fabel.* Kreuzlingen, München: Ariston.
Whitten, Norman E. [1976] 1987: *Sacha runa: Etnicidad y adaptación de los quichua hablantes de la Amazonía Ecuatoriana.* Quito: Abya Yala.
—— 1985: *Sicuanga Runa. The Other Side of Development in Amazonian Ecuador.* Urbana, Chicago: University of Illinois Press.
Wörrle, Bernhard 2002: *Heiler, Rituale und Patienten. Schamanismus in den Anden Ecuadors.* Berlin: Dietrich Reimer Verlag.

Bernhard Wörrle

Wissen, Macht und fremde Federn
Interethnische Heilerbeziehungen in Nordecuador

Warum trägt Pedro Sánchez eine Federkrone, wenn er heilt? Die Federn sind aus Amazonien. Don Pedro dagegen lebt in Ilumán: ein unscheinbares, aber für seine Schamanen weit bekanntes Dorf bei Otavalo, das auf gut 2500 Meter Höhe in den Anden liegt. Die Antwort, die Don Pedro gibt, ist einfach: Die Krone benutze er, weil er nicht hier, sondern im Tiefland ausgebildet worden sei:

> »Ich bin von acht *yumbos* aus dem Oriente[1] zugerichtet worden, von Tena aus weiter rein, Archidona, von Archidona aus weiter rein in Richtung Canelos. Von Samuel Grefa, beim Bartolo, beim Porfirio, beim Huacrachaqui. Die haben mir die Kraft gegeben, damit mir .. damit mir, wie man so sagt, keiner mehr dazwischenfunkt [...].«

Unter den Heilern Ilumáns nimmt Pedro Sánchez eine gewisse Sonderstellung ein: Während die meisten indigene Otavaleños sind, gehört er zu den wenigen Mestizen dieses Orts. Seine Geschichte könnte jedoch auch von einem der indianischen Schamanen stammen. Joselo Perugachi, ein *yachac*[2] aus dem Ortsteil Carabuela, der sich beim Heilen ebenfalls mit Federn aus dem Tiefland schmückt, war beispielsweise schon als Kind in Amazonien,

> »um sozusagen im Oriente selbst zu lernen. [...]. In Canelazo. Und in Porotoyacu, da sind wir auch gewesen. Und auch in Muyunaurcu in der Nähe von Tena, ein Stück weiter droben, weiter drin. [...]. Etliche Male ist mein Vater dorthin und hat

1 *Yumbo* ist im heutigen Sprachgebrauch eine unspezifische Bezeichnung für »Tieflandindianer«. Ursprünglich bezog sich der Terminus jedoch auf eine bestimmte Ethnie der Andenwestabhänge (Murra 1946: 807f, Oberem 1980: 31f, Salomon 1980: 110ff, vgl. auch Rogers 1995: 39f). Mit *Oriente* ist das im Osten Ecuadors gelegene Amazonastiefland gemeint.

2 So das ortsübliche Quichua-Wort für einen Heiler, der mit Geistern heilt. Wörtlich »der, der weiß«.

> dort gelernt, aber das ist schon lange her sozusagen. Als Kind bin ich deshalb mit meinem Vater mitgegangen und habe sowas wie *huanduhuasca*[3] getrunken und andere Mittel, die dieser Heiler einem gegeben hat, damit man einen Rausch kriegt, damit man sieht wie in einem Film sozusagen. *Huanduhuasca*, *ayahuasca*[4] und *salahuasca*[5]. [...]. Wenn man das nimmt, bekommt man mehr oder weniger einen Geist, damit man ein Schamane [sic!] wird, damit man Kraft bekommt. Wie eine Graduierung: erste, zweite, dritte, vierte, fünfte, sechste, [das alles] haben wir studiert.«

Insgesamt erzählt etwa die Hälfte aller Heiler, die ich in Ilumán bei einer 1997/98 durchgeführten Forschung näher kennenlernte[6], von solchen Kontakten zu Schamanen anderer Ethnien. An erster Stelle stehen dabei die Quichua von Tena / Archidona am Rande Amazoniens und die Tsáchila von Santo Domingo de los Colorados auf halbem Wege Richtung Küste (vgl. Sánchez-Parga & Pineda 1985: 529f, Rogers 1995: 65). Darüberhinaus gibt es Beziehungen zu den Canelos-Quichua bei Puyo, ins kolumbianische Valle de Sibundoy, sowie in Einzelfällen zu den Cayapa und nach Nordperu.[7]

Die *yachac* von Ilumán sind jedoch nicht die einzigen, die solche Reisen unternehmen. Das Gleiche findet auch in umgekehrter Richtung statt: »Die kommen ja auch hierher. [...]. Wie ein Austausch sozusagen, nicht wahr«, erzählt Joselo Perugachi, und auch die anderen Heiler, die Beziehungen ins Tiefland unterhalten, betonen stets, dass dies auf Gegenseitigkeit beruht. Doch sehen die Schamanen Amazoniens das genauso? Dieser Frage bin ich bei einem zweiten Jahresaufenthalt in Ecuador in der Region von Tena / Archidona nachgegangen.[8]

Ähnliche Netzwerke sind in Südkolumbien, im Nordwesten und Südosten Ecuadors sowie im Tiefland von Nordostperu beschrieben worden (s. Karte S. 30).[9] In der Regel besteht ihr Sinn und Zweck darin, sich fremdes Wissen anzueignen.[10] So, wie das auch viele Heiler tun[11], sprechen Faust & Schindler

3 Stechapfel (*datura*). Die offensichtlich in Anlehnung an *ayahuasca* (s. u.) gebildete Zusammensetzung *huandu-huasca* (wörtl. »Stechapfel-Liane«) ist allerdings etwas ungewöhnlich.

4 Lat. *Banisteriopsis caapi.*

5 Nicht identifiziert.

6 Der erste Teil dieses Artikels basiert auf meiner Darstellung der interethnischen Beziehungen der Otavaleño-Heiler in Wörrle (2002). Dort finden sich auch die Originaltranskriptionen der Informantenzitate aus dem Hochland. Für die Finanzierung des damaligen Jahresaufenthalts danke ich dem Deutschen Akademischen Austauschdienst (DAAD).

(1990) deshalb auch von »Lehrbeziehungen«. Doch warum lernt man ausgerechnet in der Fremde? Taussig (1987) sieht hier, zumindest was die Tieflandreisen der Schamanen aus dem kolumbianischen Sibundoy angeht, das Bild der »primitiven Wildnis« Amazoniens weiterwirken, deren Bewohner man, gerade weil sie kulturell als inferior betrachtet werden, im magischen Bereich für überlegen hält (ebd.: 97ff, 152ff, 255ff, vgl. ders. 1982, s. auch Salomon 1981: 267ff, Schweitzer de Palacios 1994: 216f). Wie bereits Faust & Schindler (1990: 528) kritisierten, gibt es jedoch auch konträre Fälle: So sind die Schamanen der Shuar früher gerade deshalb zu den Heilern der Canelos-Quichua gereist, weil diese akkulturierter waren als sie selbst (Harner [1972]: 144ff, 242f, vgl. Descola [1993]: 225, 278, 358ff). Vielfach ist die Zu-

7 Ähnliche Verbindungen sind für die Otavaleño-Heiler insgesamt auch in der Literatur beschrieben, wo außerdem auch von Kontakten zu den »Jívaro« und den Cofán berichtet wird (Disselhoff 1940: 303, Rubio Orbe 1956: 280, Taussig 1987: 174f).

8 Als wissenschaftlicher Mitarbeiter des in der Einleitung erwähnten DFG-Projekts arbeitete ich von März 2000 bis Februar 2001 vor Ort in Ecuador. In diesen Zeitraum fallen sechs ein- bis zweiwöchige Aufenthalte bei den Napo-Quichua von Tena / Archidona. Mein besonderer Dank ergeht hier an Francisco Tanguila, Fidel Andi, Domingo Mamallacta, Luis Andi, Ramón Andi und Mariano Andi von der *Asociación de Shamanes Indígenas de Napo* (ASHIN). Die Gespräche mit ihnen sind die Grundlage des zweiten Teils dieses Artikels, auch wenn ich dort, genau wie bei den Otavaleño-Heilern, mit frei erfundenen Pseudonymen arbeite. Raquel Cayapa und ihrer Familie danke ich dafür, dass ich mich in Tena stets willkommen fühlte. Den Kontakt zu ihr und manchen Heilern habe ich der Hilfsbereitschaft von Liz Lilliott zu verdanken.

9 Kolumbien: Langdon (1981), Taussig (1987: 97f, 152ff, 255ff), Faust & Schindler (1990); Ecuador: Harner ([1972]: 144ff, 242f), Kvist & Barfod (1994), Mader (1995), Ventura i Oller (in diesem Band); Peru: Chaumeil (1991), Gow (1994). Zusätzliche Daten habe ich den Arbeiten von Oberem (1956: 200, 1980: 280), Whitten ([1976]: 177f, 1985: 117f, 249), Muñoz Bernand (1986: 80f), Gebhart-Sayer (1987: 43f), Giese (1987: 176), Muratorio ([1987]: 276, 343f), Balladelli ([1988]: 400), Hendricks (1988: 222), McDowell (1989: 136f), Langdon (1991: 50), Kroeger & Barbira-Freedman (1992: 170ff, 180ff), Sola / Bedoya / Paredes (1992: 215ff, 223), Descola ([1993]: 339f, 352, 358ff), Schweitzer de Palacios (1994: 48ff, 196-217), Sanhueza (1996: 261) und Baumann (1998: 35, 61) entnommen. Für die Region von Otavalo s. Fußnote 7.

10 Langdon (1981: 106ff), Whitten (1985: 117f), Chaumeil (1991: 17), Kroeger & Barbira-Freedman (1992: 170ff), Descola ([1993]: 358), Gow (1994: 96f), Schweitzer de Palacios (1994: 48ff), Mader (1995: 178).

11 Joselo Perugachi ist nicht der einzige, der hier von »lernen« und »studieren« spricht, vgl. z. B. Disselhoff (1940: 303), Rubio Orbe (1956: 280), Schweitzer de Palacios (1994: 201), Gow (1994: 91, 96f), Mader (1995: 184f), Baumann (1998: 61).

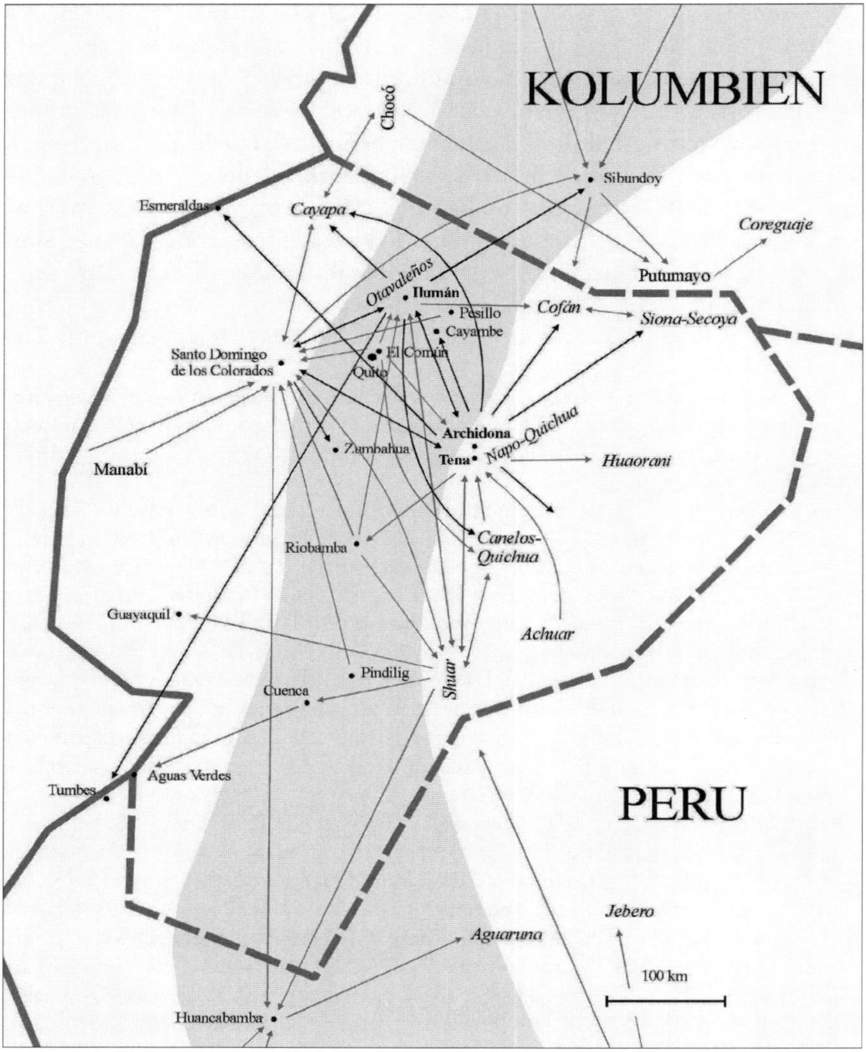

Karte: Interethnische Heilerbeziehungen in Nordecuador.
Schwarze Pfeile = neu dokumentierte bzw. vom Autor bestätigte Beziehungen. Alle anderen Angaben sind der Literatur entnommen.

schreibung von Macht auch wechselseitig (s. z. B. Chaumeil 1991, Gow 1994: 96f). Die meisten Autoren sehen den Hintergrund der Reisen deshalb in einer eher generellen »Macht des Anderen«, die man sich aneignet, indem man sie durch Inkorporation »bezähmt«.[12] Wie Mader (1995) für die Shuar gezeigt hat, geht es dabei vor allem auch um Selbstverteidigung: Man muss bei anderen Ethnien lernen, weil man sich vor fremder Hexerei nur schützen kann, wenn man sie selbst beherrscht. Was letztlich zu einem Kreislauf führt, der sich von selbst reproduziert: Die Inkorporation, durch die das Fremde weniger bedrohlich wird, stellt für den nächsten Heiler ja gerade wieder die Bedrohung dar, vor der er sich zu schützen hat. Der Hintergrund des Ganzen ist allerdings auch hier die »hohe Bewertung fremden Wissens« (ebd.: 187).[13]

Hochland

Denkt man an Pedro Sánchez und Joselo Perugachi, scheint diese These auch für Ilumán zu gelten. Doch insgesamt machen die Heiler, die erzählen, dass sie ihr Wissen aus dem Tiefland haben, hier nur einen Teil der *yachac* aus. Die anderen betonen genau umgekehrt, sie hätten eine Lehrzeit in der Fremde nie gebraucht. So meint z. B. Joaquín Andrango – ein Otavaleño aus dem Ortszentrum – verächtlich:

> »Andere [.] reisen sonstwohin, um Glück zu suchen, wenn sie *curanderos* werden wollen. Aber ich bin nicht so rumgereist. Nur durch die Krankheit ganz allein habe ich dieses Glück bekommen.[14] Andere dagegen fahren nach Santo Domingo, in den Oriente, überall fahren sie hin, weil sie nicht heilen [wörtl. ›arbeiten‹] können, und suchen sich einen Meister, zu dem sie dann sagen: ›Mach mich doch bitte zum Heiler.‹ Ich dagegen habe niemanden gebraucht, um das zu werden.«

Eine Geringschätzung, die bei Roberto Rojas – einem weiteren *yachac* aus der Gruppe der Mestizen – in unverhohlenen Spott umschlägt:

12 Chaumeil (1991: 13ff), Mader (1995: 186ff), Rogers (1995: 61), vgl. Sánchez-Parga & Pineda (1985: 529f), Whitten (1985: 114ff), Descola ([1993]: 339f, 358ff).

13 Bis auf die unbequeme Frage Gows, warum dann eigentlich nicht auch den Weißen schamanistische Kräfte zugeschrieben werden (Gow 1994: 97), sind Faust & Schindler (1990) meines Wissens die einzigen, die eine andere Theorie vertreten: Laut ihrer »Katastrophen-These« ist die Lehrzeit in der Fremde zum Teil schlicht aus der Not geboren, dass es infolge von Seuchen, Kriegen o. ä. zuhause nicht mehr genug Heiler gibt, um Nachwuchs auszubilden (ebd.: 527). In Nordecuador scheint allerdings das Gegenteil der Fall zu sein: Die Intensität der interethnischen Beziehungen nimmt, wie ich weiter unten zeige, eher zu, je *mehr* Heiler es in der eigenen Gruppe gibt.

14 Im Zentrum von Joaquín Andrangos Werdegang steht eine lange Berufungskrankheit, die in einem Todeserlebnis kulminiert (s. Wörrle 2002: 50ff).

> »Hier in Ilumán und Carabuela haben sie sich angewöhnt, in den Oriente zu fahren. »Ich werde mir dort mehr Kraft verschaffen«, sagen sie. Sie fahren [dorthin], um sich von einem anderen behandeln zu lassen, und kommen [dann zurück]. Und dort, [die Heiler] vom Oriente, [die] kommen hierher und sagen: »Behandle mir diese *chonta*[15], um Gottes willen, *compadre*, diese *chonta* da behandle mir. Und da hab ich noch eine *chonta*, noch eine *chonta*, noch eine *chonta*«, und so weiter, ›behandle mir die.‹ [...]. Von dort kommen die *hierher*. Und ein paar von hier, verdammt, fahren trotzdem da hin und kommen [dann zurück]! Ich meinerseits: nichts, zu überhaupt keinem. Zu niemandem, niemandem, niemandem, niemandem. In meinem ganzen Leben nicht, bis heute.«

Da Roberto Rojas nur ein paar Häuser weit von Pedro Sánchez wohnt, muss man all das natürlich nicht zuletzt als Seitenhieb gegen die Konkurrenz im eigenen Dorf verstehen. Auch diejenigen, die »im Oriente zugerichtet« worden sind, betonen allerdings, dass die Heiler Amazoniens nicht mehr Macht besitzen als sie selbst: Das Ritual dort sei halt anders (»*diferente es pues*«), sagt ein *yachac*, mit dem ich 1997/98 im Tiefland war, und ein anderer meint, der Unterschied sei einfach, dass man dort Halluzinogene nimmt, die »Kraft« an sich sei jedoch gleich.

Doch nicht nur, was die »Macht des Anderen« betrifft, stehen die interethnischen Kontakte der *yachac* von Ilumán im Widerspruch zu dem, was sonst beschrieben wird. Abweichend ist auch ihr Sinn und Zweck: Im Vordergrund steht in der Regel nämlich nicht das Lernen. Das zeigt sich allein schon daran, dass die im Schamanismus des Tieflands so zentralen Halluzinogene[16] hier auch bei den Heilern, die in Amazonien »zugerichtet« worden sind, so gut wie keine Rolle spielen – und das, obwohl sie auf dem Markt von Otavalo durchaus zu bekommen wären (s. Wörrle 2002: 304). Doch wenn eine Droge wie *ayahuasca* überhaupt verwendet wird, dann meistens nur als »Schutz vor Schadenszauber«, nicht aber, um damit Visionen zum Zweck der Krankheitsdiagnose zu erzeugen, wie das im Tiefland üblich ist (vgl. Rogers 1995: 66f).

Das soll nicht heißen, dass es *nie* zu einem Transfer von Wissen kommt: In Wörrle (2002: 67f) habe ich einen Fall beschrieben, in dem die Behandlungs-

15 Lanze aus *chonta*-Holz.

16 S. z. B. Oberem (1956: 197f, 1980: 273ff), Whitten ([1976]: 169ff, 1985: 120, 136ff), Naranjo (1983), Hudelson (1987: 116ff), Muratorio ([1987]: 293ff), Iglesias (1989: 113ff).

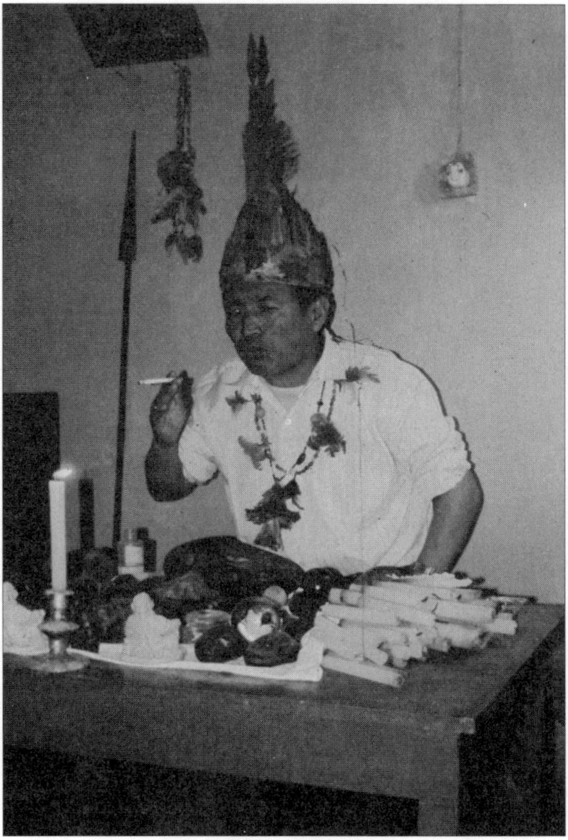

Abb. 1: Mestizo-Heiler mit Federkrone und chonta-Lanze (Ilumán)

technik eines Otavaleño-Heilers offensichtlich aus Santo Domingo de los Colorados stammt. Sehr viel öfter ist allerdings das Gegenteil der Fall: Statt Wissen bringt man Gegenstände mit nach Hause, die auf dem Weg ins Hochland mit einer Bedeutung aufgeladen werden, die sie im Tiefland gar nicht hatten. Ein schönes Beispiel dafür sind die *chonta*-Lanzen, die in Ilumán bei vielen Heilern im Behandlungszimmer stehen (Abb. 1): Joselo Perugachi hält sie – »um die Krankheit fortzuschicken [...], wie, um den bösen Geist zu töten« – in der Hand, wenn er beim Heilen Schnaps auf die Patienten sprüht. Joaquín Andrango verwendet sie dagegen, um zu zielen, denn, »wenn man ohne *chonta* arbeitet, kommt das nicht an.« Andere geben sie wiederum »als

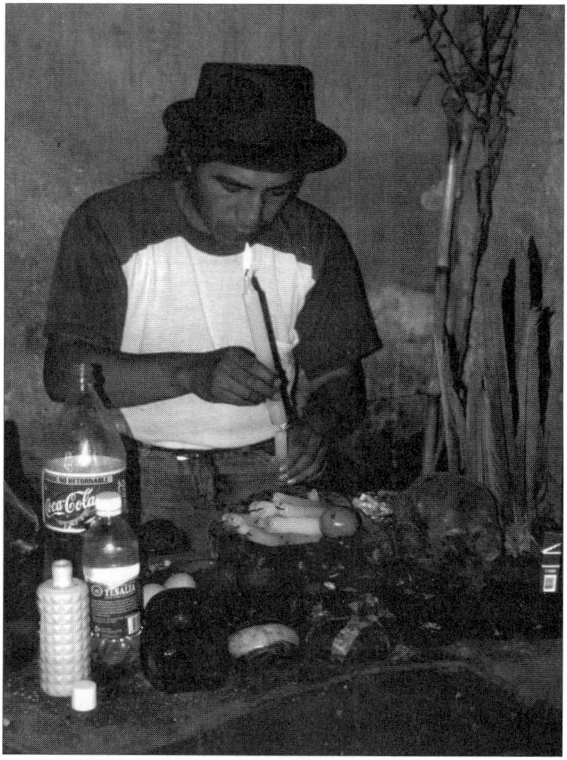

Abb. 2: Federkrone auf der mesa eines Otavaleño-Heilers (Ilumán)

Schutz« ihren Patienten in die Hand.[17] Da, wo sie her sind – in der Regel aus der Region von Tena / Archidona oder Puyo – spielen solche Lanzen im Schamanismus aber eigentlich gar keine Rolle.[18]

17 Vgl. Anonym (1909: 261), Disselhoff (1940: 303f), IEAG (1953: 246), Mena (1969: 31), Sánchez-Parga & Pineda (1985: 530), Taussig (1987: 175), Rogers (1995: 40, 64f).

18 Das gilt nicht nur für die Rituale, an denen ich 1997/98 und 2000/01 selbst teilgenommen habe: Die *chonta*-Lanzen werden im Zusammenhang mit Schamanismus auch in der Literatur über die Tiefland-Quichua nicht erwähnt (s. Oberem 1956, 1980: 273ff, Whitten [1976]: 183ff, 1985: 107ff, Hudelson 1987: 116ff, Muratorio [1987]: 293ff, 333ff, Iglesias 1989: 118f, Baumann 1998), was um so signifikanter ist, als andere Paraphernalia wie Steine oder Sitzbänkchen in Tiergestalt durchaus

Ähnliches gilt für die Federkronen, die Pedro Sánchez und einige andere Heiler bei der Arbeit tragen oder auf der *mesa*[19] stehen haben (Abb. 2), weil ihnen ihr »Lehrmeister« aus Amazonien damit bei einer abschließenden »Krönung« (*coronación*) einen Teil von seiner Kraft gegeben habe (vgl. Sánchez-Parga & Pineda 1985: 529f, Taussig 1987: 175, Rogers 1995: 64f, 70). Solche Übertragungsrituale gehören in der Region von Tena / Archidona, aus der die Kronen in der Regel kommen, zwar in der Tat zum Werdegang eines Schamanen (vgl. Muratorio [1987]: 293, Baumann 1998: 34f). Die Bezeichnung *coronación* steht für die Tiefland-Quichua jedoch nicht mit der Federkrone in Verbindung, wie das die meisten Otavaleño-Heiler meinen, sondern damit, dass man dem Schüler dabei auf den Scheitel bläst, denn *corona* bedeutet im Spanischen ja beides: die »Krone«, aber auch den »Haarwirbel« am Hinterkopf.

Das geht auch aus der folgenden Erzählung hervor, in der ein Quichua-Schamane aus der Gegend von Puerto Napo seine eigene *coronación* beschreibt. Zunächst sei er dabei – so, wie das auch bei Heilungsritualen üblich ist – mit einer rituellen Reinigung (*limpieza*) behandelt worden:

> »Mit der Zeremonie reinigt der *yachac*, entfernt die schlechte Energie, und wenn sie [einem] auf den Wirbel blasen – das, sagen sie, ist dann das ›Krönen‹, nicht wahr – geben sie [einem] die Kraft, oder anders gesagt: die Energie, damit man wach ist, damit [einem] nichts Schlechtes passiert, nicht wahr. Das ist also etwas .. wie ein stärkerer Geist. [...] Wenn man beblasen wird, gibt das ein gutes Gefühl: [Man] ist wach, nicht so wie vorher. Alles verändert sich. Da fühlt man sich echt besser. [...].

beschrieben werden. Das Gleiche gilt für die Shuar / Achuar (Harner [1972]: 184ff, Naranjo 1983: 147ff, Descola [1993]: 331ff, Mader 1999: 186ff). Wichtig sind Lanzen, Stäbe u. ä. Objekte dagegen bei den Heilern Nordperus (s. z. B. Sharon ([1978]: 97ff, 147f, 219ff, Giese 1989: 54, 63ff, 100ff, Joralemon & Sharon 1993: u. a. 52f, 67, 79ff, 93ff), bei den Cayapa (Barrett [1925]: 293, Kvist & Barfod 1994: 155, 158f) und im kolumbianischen Chocó (Zerries 1973: 552ff, Pineda Giraldo & Gutiérrez de Pineda 1984/85: 141ff), doch dorthin gibt es nur vereinzelte Kontakte. In Santo Domingo de los Colorados scheint der Gebrauch von *chonta*-Lanzen dagegen ziemlich neu zu sein: Als ich 1997 einen *yachac* aus Ilumán zu einem Tsáchila-Heiler begleitete, befand sich auf dessen *mesa* zwar auch eine Lanze (s. Wörrle 2002: 115), doch in älteren Arbeiten wie Karsten ([1924]), von Hagen (1939) und Barriga Lopez (1986) ist über diese Klasse von Objekten nichts zu finden (s. auch Ventura i Oller in diesem Band).

19 Wörtl. »Tisch«, gemeint ist eine Art Altar mit Ritualobjekten (für Ilumán s. Wörrle 2002: 198ff).

> Ähnlich wie ein Doktor, ein Arzt: Nach der Untersuchung gibt er einem eine Spritze. So ist das. Das hilft einem wirklich. [...]. Krönen ist, wie die Macht [weiter]geben. [T1a]«[20]

Die Geschichte eines jungen Otavaleño-Heilers, der sich in Ilumán von einem Quichua-Schamanen aus Ahuano krönen lässt, der zufällig im Hochland ist, um einen Kranken zu behandeln, liest sich zunächst ganz ähnlich:

> »Er kam hierher [in mein Haus]. Hier hab ich auch eine *mesa*. Die hat er mit Tabak[rauch] und Schnaps beblasen. Und auch das Haus hat er behandelt, nur mit den *surupanga*-[Blättern] und seinem Gesang. Alle Geister von dort [vom Oriente] ruft er. [...]. Mir hat er hier [auf den Scheitel] geblasen: ›Ich lasse Ihnen‹, hat er gesagt, »[meinen] Geist hier, damit du fortfährst zu heilen [wörtl. ›arbeiten‹]. So hat er zu mir gesagt. [...]

Doch damit ist die »Krönung« in seinem Fall noch nicht vorbei. Er müsse jetzt noch nach Ahuano fahren,

> »um dort auf einen Schlag auch das Letzte zu erledigen, aber mit allem Drum und Dran, hat er zu mir gesagt. Und danach wird er mir das Kostüm zum Heilen verkaufen, hat er gesagt. Keine Ahnung, wie das sein wird. Vielleicht Federn, die man sich aufsetzt? Irgendwas wird es wohl sein. [...]. ›Da hinein‹, hat er gesagt, ›in diese Federn, in dieses Behandlungskostüm, in das werde ich Ihnen alles hineinblasen.‹«

Dass der Begriff der *coronación* in Ilumán eine andere Bedeutung hat als bei den Tieflandheilern, von denen man die »Krönung« in der Regel durchführen lässt[21], liegt also nicht zuletzt an unterschiedlichen Prioritäten: Für den Otavaleño-Heiler ist sie erst dann erfolgreich abgeschlossen, wenn man sie sehen bzw. zeigen kann. Dem Tieflandheiler kommt es dagegen gerade auf das Unsichtbare – auf die im Atem übertragene »Kraft« und deren Wirkung – an.

Dass er die Übergabe einer Federkrone nicht einmal erwähnt, hat aber wohl noch einen anderen Grund: Sie hat bei ihm wahrscheinlich gar nicht stattgefunden. Denn, »was Kronen angeht«, sagt ein Heiler, der am Rand von Tena lebt,

20 Die Signatur verweist auf die Originalzitate am Ende des Artikels.

21 Der einzige mir bekannte Fall, in dem sich ein Otavaleño-Heiler von einem anderen Otavaleño »krönen« lässt, ist der, den Mena (1969: 8ff) wiedergibt.

»verwenden wir die nur bei Festen, bei folkloristischen Vorführungen, Tänzen. Da verwenden wir sie schon. [Aber] insbesondere bei Heilungen verwenden wir sie nicht, weil Kleidung einen da sogar behindert. [...]. Wenn wir *ayahuasca* [getrunken haben], ziehen wir das Hemd aus: Nackt – stimmt's oder nicht? – arbeiten wir da. [Und] warum? – Um zu spüren. Egal welches Übel kann da kommen: wenn man nackt ist, merkt man das. [...]. Wenn Sie angezogen sind und irgendein Geist .. manchmal kommt er mit einem Luftzug. [Macht ein pustendes Geräusch]: Wenn du angezogen bist, spürst du das nicht. Aber wenn ich nackt bin, spür ich das: [..] Also kann ich mich sofort verteidigen. [...]. Aus diesem Grund arbeiten wir besser nackt, ohne irgendwelche Federn aufzusetzen, nichts. Man braucht das nicht.[22]« [T2]

Auch die Literatur erwähnt die Federkronen bei den Tiefland-Quichua nur im Zusammenhang mit Festen (z. B. Oberem 1980: 143, 254, Whitten [1976]: 193f, 200, 207ff), nicht aber mit den Heilungsritualen: Die Zeremonialausrüstung besteht hier in der Regel nur aus einem Büschel trockener *surupanga*-Blätter, mit dem der *yachac* rhythmisch raschelnd über die Patienten fährt[23] (Abb. 3). Dass man den Hochlandheilern Federkronen überreicht oder verkauft[24], hat demnach mehr mit Marketing zu tun, als mit dem Tiefland-Schamanismus selbst.

Das Gleiche scheint für das Briefpapier der *Asociación de Shamanes Indígenas de Napo* zu gelten, der alle hier zitierten Tiefland-Heiler angehören: Obwohl sie das doch eigentlich »sogar behindert«, ist dort ein *yachac* abgebildet, der bei der Arbeit eine Federkrone trägt (Abb. 5). Und als im Novem-

22 Ein zweiter Heiler, der bei diesem Gespräch dabei ist, hat dafür noch eine andere Erklärung: Je weniger man anhabe, desto mehr nähere man sich den Geistern an: »Pelados nos contactamos directamente con la naturaleza. Porque antiguamente no se ponía la ropa. O sea: las mujeres del monte también no se presentan bien vestidas, sino con una pequeña cubiertita acá y el resto vacio. Entonces nos relacionamos mutuamente, directamente con ellas. Nosotros, para estar con ellas, tenemos que estar igual como ellas.«

23 Vgl. Oberem (1956, 1980: 273ff), Whitten ([1976]: 183ff, 1985: 107ff), Hudelson (1987: 116ff), Muratorio ([1987]: 293ff, 333ff), Iglesias (1989: 118f), Rogers (1995: 72), Baumann (1998).

24 Zum Teil werden die Kronen auch von den Hochlandheilern selber mitgebracht: In einem Fall, von dem man mir in der Gegend von Puerto Napo erzählte, hatte ein Otavaleño-Heiler den Federschmuck für seine »Krönung« zuvor in in Misahuallí in einem Laden für Touristensouvenirs gekauft.

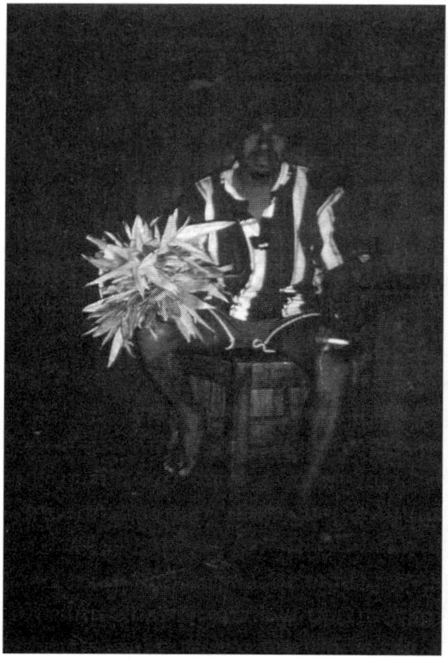

Abb. 3: Quichua-yachac bei der Arbeit (Foto: F. Baumann)

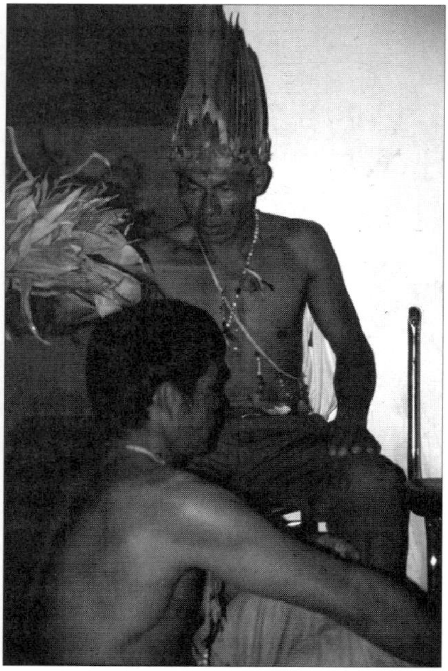

Abb. 4: Ritualdemonstration für eine Fernsehdokumentation (Tena 2001)

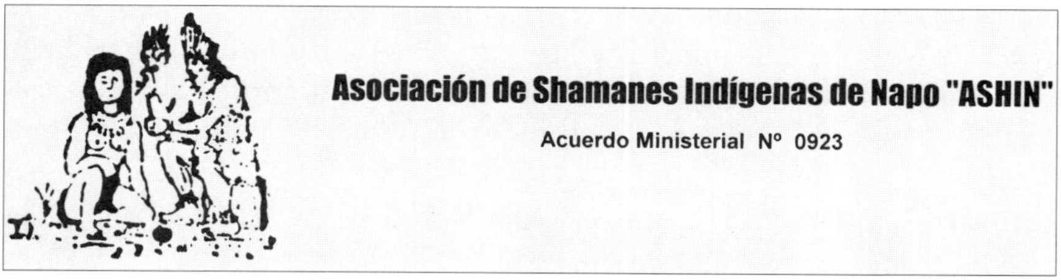

Abb. 5

ber 2001 ein Heilungsritual fürs Fernsehen aufgenommen werden sollte, erschienen auch die Heiler selbst mit diesem Schmuck (Abb. 4). Allmählich scheint aus dieser am Geschmack des Hochlands und an der (potentiellen) Kundschaft in den Städten orientierten Inszenierung allerdings eine *invented tradition* (Hobsbawn & Ranger 1983) zu entstehen. Schon jetzt tragen manche Mitglieder der *Asociación* die Federkrone nämlich immer: »Das ist wie ein Wappen, wie ein Siegel«, sagt ein *yachac*,

»und jetzt hab ich mich dran gewöhnt: Wenn ich ohne die Krone bin, ohne die Halsketten, fühlt sich der Körper schwerelos an. Da sagt der Geist dann: ›Setzen Sie die Krone auf, ziehen Sie die Ketten an.‹« [T1b]

Das aber, wie gesagt, scheint eine Neuentwicklung darzustellen, die mit den Vorstellungen, die man sich *außerhalb* des Tieflands von amazonischen Schamanen macht, erheblich mehr zu tun hat als mit dem Tiefland-Schamanismus selbst.

Dass die *chonta*-Lanzen und Federkronen dort, wo sie herkommen, eigentlich gar keine Paraphernalia der Schamanen sind, ist jedoch nur das eine. Hinzu kommt, dass solche Exotika auch nicht zwangsläufig mit einer im Tiefland verbrachten »Lehrzeit« in Verbindung stehen müssen. Der Fall des jungen Otavaleño-Heilers, der sich in Ilumán von einem Quichua-Schamanen krönen lässt, den er bis dahin gar nicht kannte, und der dann eigentlich nur noch nach Amazonien will, um das entsprechende »Kostüm« zu kaufen, zeigt das genauso wie die Tatsache, dass man die *chonta*-Lanzen auch bei all jenen findet, die es »nicht nötig hatten, so herumzureisen.« In diesem Fall hat man sie entweder geschenkt bekommen, geerbt oder bei einem der Heilkräuter- und Paraphernaliahändler auf den Hochlandmärkten eingekauft (vgl. Rogers 1995: 40).[25]

Ähnliches gilt für die Anrufungen, mit denen viele *yachac* in Ilumán ihr Ritual begleiten. So heißt es z. B. bei Joaquín Andrango:

»[...] Tiefland, Hochland: auf geht's!
Santo Domingo de los Colorados, Tena, Oriente, Archidona, Canelos, Reales Poroto.
Parca Huaicu, Yana Paccha:
Alle Flüsse bitte ich [um Hilfe], nicht wahr.
Von da unten, von Santa Marta [Kolumbien], von Venezuela, von Bogotá, von Popayán, vom Putumayo: alle *yumbos* rufe ich, alle *yumbos* rufe ich. Jívaro, Jívaro, Jívaro [...]«

Der Bezug auf Santa Marta scheint auf ein kurz zuvor in Otavalo abgehaltenes »Schamanen-Treffen« zurückzugehen, an dem auch drei Arhuaco-Heiler aus Kolumbien teilgenommen hatten.[26] Bei »Parca Huaicu, Yana

25 Für Südkolumbien vgl. Taussig (1987: 269ff) und Schindler & Faust (1988).

26 Im Gegensatz zu den traditionellen Beziehungen der Otavaleño-Heiler handelte es sich bei diesem *»encuentro«* im September 1997 um ein öffentliches Großereignis, das vom interkulturellen »Heilerhaus« (*Jambi Huasi*) der *Federación Indígena*

Paccha« handelt es sich um eine Schlucht und einen Wasserfall bei Ilumán. Tena, Archidona, Reales Poroto und Canelos liegen dagegen im Oriente. In diesem Teil des Amazonastieflands war Joaquín Andrango allerdings genauso wenig wie in Venezuela oder Bogotá. Seine Beziehung zu den angerufenen Orten ist also größtenteils fiktiv (vgl. auch Wörrle 2002: 249ff).

Bei Pedro Sánchez scheint das auch für die Lehrzeit insgesamt zu gelten: Er war, wie man auf einem Foto sieht, das ihn als jungen Mann mit einem Quichua-Schamanen zeigt, zwar in der Tat einmal in Amazonien. Aber zuvor hat er – so wird in Ilumán erzählt – mehrere Jahre lang bei einem Otavaleño-Heiler aus dem eigenen Dorf gelernt. Davon, dass er ausschließlich im Oriente »zugerichtet« worden sei, wie er das selbst darstellt, kann also keine Rede sein.[27] Joaquín Andrango verschweigt dagegen eine Lehrzeit, die tatsächlich stattgefunden hat: Obwohl er nicht »herumgereist« ist, hat er nämlich bei einem Heiler aus dem kolumbianischen Sibundoy gelernt, der früher auf der Suche nach Patienten regelmäßig in die Region von Otavalo kam. Er selbst erwähnt das, als ich frage, wie er zu seiner Anrufung gekommen sei (s. Wörrle 2002: 59ff). Wenn er von seinem Werdegang erzählt, blendet er diese Episode in der Regel jedoch aus (ebd.: 50ff).

Ob man sich mit einer Lehrzeit in der Fremde schmückt oder genau umgekehrt betont, man habe »niemanden gebraucht«, hat also mit der Realität nicht immer viel zu tun. Trotzdem gibt es für das, was man erzählt oder verschweigt, natürlich gute Gründe: Man muss sie nur auf einer anderen Ebene suchen, nämlich auf der der Werdegangsgeschichten selbst. Bei Joaquín Andrango ist das zentrale Motiv dieser Erzählung die Berufungskrankheit, und das verträgt sich nicht mit einer Lehrzeit, wo immer sie auch stattgefunden hat: Wer wirklich berufen ist, braucht ja per Definition nicht mehr zu lernen. In den Geschichten dieses Typs[28] ist deshalb nicht der Aufenthalt im Tiefland, sondern dessen Negation ein Zeichen von besonderer Befähigung. Heiler wie Joselo Perugachi oder Pedro Sánchez argumentieren dagegen genau

y Campesina de Imbabura (FICI) in Otavalo (s. Droz 1997, Wörrle 2002: 297f), einer in Puyo tätigen französischen Initiative zum Schutz des Regenwalds (*Fundación Omaere*) und der *Asociación de Yachacs de Ilumán* organisiert worden war, um damit – so das Faltblatt mit dem Veranstaltungsprogramm – »zum Schutz der Umwelt, zur Verteidigung des geistigen Eigentums in Bezug auf das Wissen unserer [indigenen] Völker und zur Anerkennung der medizinischen Praktiken der *yachac*« beizutragen. Der tatsächliche Ablauf der »Begegnung« beschränkte sich allerdings weitgehend auf die Vorführung von Heilungsritualen und Behandlungstechniken.

27 Vgl. auch Luna (1986: 45f) über die Lehrzeit der *vegetalistas* von Iquitos.

28 Insgesamt liegen meiner Analyse 13 Werdegangsgeschichten zugrunde (s. Wörrle 2002).

umgekehrt: Anstatt sich über eine subjektive Gabe aus sich selbst heraus zu legitimieren, zählen sie die Liste ihrer »Meister« auf – je weiter weg sie leben und je exotischer die Namen klingen, desto besser. Die Lehrzeit in der Fremde gehört demnach zu einer bestimmten Strategie der Legitimation. Ob sie den Tatsachen entspricht oder erfunden ist, spielt eigentlich gar keine Rolle.[29]

Wichtig scheint allerdings zu sein, dass sie, wenn man sich denn auf sie beruft, im Tiefland stattgefunden hat. Zum einen sichert die Entfernung – ähnlich wie anderswo gezielte Unverständlichkeit (vgl. Briggs 1996) – die Kompetenz des Heilers gegenüber den Patienten ab: Was man nicht kennt, ist schwer zu hinterfragen. Zum anderen wird durch die Verlagerung ins Tiefland ein Problem gelöst, das jeder Lehrzeit innewohnt, nämlich das des impliziten Machtgefälles: Wenn man bei einem anderen *Otavaleño*-Heiler lernt, muss dieser einem ja zwangsläufig *überlegen* sein. Im Tiefland, wo die Heiler andere Pflanzen, Halluzinogene, Geister usw. kennen, lässt sich das Lernen dagegen leicht als »Austausch« definieren. In diesem Sinn verkehrt sich die Hypothese von der »Macht des Anderen« am Ende also in ihr Gegenteil: Dass man nach Amazonien reist, liegt nicht daran, dass man die dortigen Schamanen für besonders mächtig hält. Entscheidend ist vielmehr, dass der Transfer von Macht und Wissen hier, gerade weil sie anders sind, *von gleich zu gleich* erfolgen kann.

Besonders wichtig ist das, wenn man als Heiler selbst ein Heilungsritual benötigt. Und genau das war in den Fällen, die ich 1997/98 direkt miterlebte (s. Wörrle 2002: 105ff), auch der eigentliche Grund der Reisen: Man fuhr nicht, »um zu lernen«, sondern als Patient, weil man sich selbst als Opfer eines Schadenszaubers sah. Anders als bei den Shuar (Mader 1995) ging die Bedrohung allerdings in keinem Fall von außen oder von einer unbekannten Zaubertechnik aus. Man vermutete vielmehr, dass sich ein anderer *yachac* aus Ilumán auf durchaus konventionelle Art und Weise die Konkurrenz vom Halse schaffen wollte. Warum man sich in solchen Fällen lieber im Tiefland als daheim behandeln lässt, liegt auf der Hand: Je weiter weg der andere Heiler lebt, desto weniger ist er in diese Konflikte involviert. Noch wichtiger ist jedoch, dass man sich dort behandeln lassen kann, ohne dass die Konkurrenz daheim davon erfährt. Das schützt nicht nur vor Spöttern wie Roberto Rojas, sondern verhindert auch, dass man noch weiteren Zauber auf sich zieht:

29 Genau das ist in der bekannten Kontroverse um die Geschichte eines *mestizo*-Heilers aus Iquitos, der (angeblich?) von den Amahuaca entführt und zum Schamanen ausgebildet wurde (Lamb [1971]), übersehen worden. Im Bemühen, sie als »authentisch« zu beweisen, macht Lamb (1987) im Grunde genommen ja den gleichen Fehler wie Carneiro (1980), der versucht, sie als »Schimäre« zu entlarven: Er sucht nach einer Wahrheit, um die es in den Werdegangsgeschichten allenfalls am Rande geht (vgl. auch Luna 1986: 21).

Ein Offenkundigwerden der eigenen Schwäche würde einen ja erst recht zum leichten Opfer machen. Nicht selten bricht man deshalb im Verborgenen auf, wenn man zu einem Tieflandheiler fährt. Was jedoch nicht bedeutet, dass man den Aufenthalt dann später auch vor den Patienten im Geheimen hält. Im Gegenteil: Ihnen gegenüber kann das, was in den Augen der Kollegen Schwäche war, in Form von Federkronen, *chonta*-Lanzen usw. durchaus wieder zu einem Zeichen von besonderer Stärke werden.

Die interethnischen Beziehungen der *yachac* von Ilumán stellen also geradezu die Inversion der Heilernetze dar, die in der Literatur beschrieben werden: Erstens wird praktisch nicht gelernt. Dafür wird um so mehr erzählt oder zur Schau gestellt. Und zweitens gelten die fremden Heiler hier weder als besonders mächtig, noch als sonderlich bedrohlich. Im Gegenteil: Man sucht bei ihnen Hilfe gegen eine Bedrohung, die von *innen* kommt. Was ist der Grund für diese Unterschiede? Ist die Situation in Ilumán tatsächlich so verschieden von der im Sibundoy, in Sucúa, Iquitos usw.? Oder hat sich die Forschung, wenn sie den Zweck der Heilerbeziehungen im Lernen sieht, vielleicht doch allzu sehr an das von den Schamanen selbst gezeichnete Bild gehalten?[30]

30 Bis auf reine »Zitate« und historische Einflüsse, die im Detail allerdings kaum zu rekonstruieren sind (s. z. B. Kvist & Barfod 1994, Descola [1993]: 339f, Muratorio [1987]: 338, Chaumeil 1998, Ventura i Oller in diesem Band), ist ein tatsächlicher Transfer von Wissen schließlich auch in der Literatur so gut wie nicht belegt. So ist das von Oberem (1980: 280) und Schweitzer de Palacios (1994: 213) angeführte Fallbeispiel eines Otavaleño-Heilers, der laut Disselhoff (1940: 305) die Technik des Besaugens von den »Jívaro« gelernt hat, z. B. alles andere als gesichert: Statt von den Shuar kann diese weit verbreitete (s. z. B. Sharon [1978]: 40, 212, Faust 1983: 261ff, Giese 1989: 123ff, Baer 1992: 86) und schon von Guaman Poma de Ayala ([1615], Bd. 1: 272f) beschriebene Methode genauso gut von einem anderen Otavaleño-Heiler übernommen worden sein – Anonym (1909: 260) dokumentiert sie schließlich bereits dreißig Jahre füher. Bei dem von Mader (1995: 184f) geschilderten Beispiel eines Shuar-Schamanen bleibt dagegen unklar, ob sich das aus dem Hochland bzw. von der Küste mitgebrachte Wissen auch in der rituellen Praxis niederschlägt. Konkrete Beispiele für übernommene Behandlungstechniken finden sich m. W. nur in Kroeger & Barbira-Freedman (1992: 180ff) sowie Baumann (1998: 61): Im ersten Fall erlernt ein Shuar in Guayaquil das Kartenlegen, in den Anden das Lesen im Urin und am Río Napo die Diagnose aus der Kerzenflamme. Im anderen bringen zwei Tiefland-Quichua die »Reinigung mit einem Ei« (*limpia con huevo*) von einem Aufenthalt im Hochland mit. Ansonsten werden, nicht anders als in Ilumán, Paraphernalia oder »Kraft« bzw. Geister transportiert, was in der Regel Geld erfordert, aber keinen langen Aufenthalt (Harner [1972]: 144ff, Langdon 1981: 106ff, Taussig 1987: 97ff, 152ff, 255ff, Hendricks 1988: 222, Schweitzer de Palacios 1994: 48ff, 196-217, Descola [1993]: 352, 358ff, Muratorio [1987]: 343, Ventura i Oller in diesem Band).

Tiefland

Zwei Jahre nach meiner Feldforschung in Ilumán hatte ich die Gelegenheit, diesem Problem noch einmal nachzugehen. Mein Ausgangspunkt war diesmal jedoch nicht das Hochland, sondern die Region von Tena / Archidona am Rande Amazoniens. Interessanterweise entsprachen die Beziehungen der Heiler hier sehr viel eher dem, was sonst beschrieben wird. Zunächst möchte ich die »Lehrbeziehungen« der Quichua-Schamanen aber im Kontext des gesamten Werdegangs betrachten. Und der beginnt bei Camilo Guamundi, einem etwa 35 Jahre alten Heiler, der am Rand von Tena wohnt, nicht in der Fremde, sondern daheim beim Großvater:

> »Genaugenommen habe ich Lust bekommen, das zu lernen, als mein Großvater [..] einen Kranken, dem es ziemlich schlecht ging, wieder auf die Beine brachte, nicht wahr. [...]. Ich war ein kleiner Junge von ungefähr sechs Jahren. [...]. Da war ich neugierig und hab dem Großvater gesagt, dass er mir beibringen soll, wie er heilt. [...]. Er hat mir dann sogleich .. Ratschläge gegeben über die richtigen Regeln, die guten Beispiele, wie man heilt, wie man das machen muss. [...].
>
> Von da an, genaugenommen, bin ich dann nach und nach reifer geworden, als ich dann mit anderen Alten .. [als] andere Großväter angefangen haben, mir auf die gleiche Art zu helfen. Ich war begierig weiterzulernen, indem ich sie um ihre Kräfte bat, und sie haben mir weiter ihre Fertigkeiten übertragen: wie man heilt, mit welchen Pflanzen man heilt, welche Krankheit man heilt, alles, nicht wahr. [...]. Und durch die Kräfte haben sie mir bestimmte Fähigkeiten gegeben in der Nacht, wenn man die *ayahuasca* trinkt, die gemeinhin auch *yajé* genannt wird. In diesem Zustand haben sie mich dann in der Nacht beblasen und befächelt [..]. Und viel Diät muss man halten, nicht wahr: Zumindest keine Pfefferschoten essen, keine irritierenden Sachen, Schweinefleisch, *huanta*[31]-Fleisch, weil die [viel] Fett haben und einem das Wissen nehmen, das man lernt, nicht wahr.
>
> Ich bin also diesem Weg gefolgt, nicht wahr. Und Gott sei Dank bin ich dann später schon mit sechzehn ein bisschen von zu Hause weg. [...]. Ziemlich lange Zeit hab ich allein auf der *finca* von meinem Vater verbracht. Und da war es, dass ich zum ersten Mal angefangen habe zu träumen, nicht wahr. [...]. Und

31 Lat. *cuniculus paca.*

in den Träumen hatte ich das Gefühl, dass Frauen zu mir kamen. Von dieser Seite, von jener Seite kamen sehr hübsche Frauen, nicht wahr. [...] Und weil ich alleine war, bin ich [in den Wald], und die Waldfrau hat mich mitgenommen, nicht wahr, im Geist sozusagen. [...]. Sie nahm mich mit, und ich sah sie ganz normal sich unterhalten, miteinander sprechen. Und da – genau, wie man das bei den Heilungsritualen macht – genau so haben sie mir [ihre Kräfte] übertragen. Sie haben mir Kranke vorgeführt: ›[Das] Beblasen kannst du schon. Gib ihm deine Kraft. Mal schauen, wie du ihn heilen wirst.‹ In diesem Moment stellen sie einen also auf die Probe. Um zu schauen, ob er wirklich heilt: ob er Gutes oder Schlechtes machen wird. Alles wird beurteilt. Und dabei haben sie einem da innen drin [unter der Erde] gut gekochten *yajé* zu trinken gegeben, aber so ein Gläschen war das, ganz klein, aus purem Gold, glänzend, sehr glänzend. Und [da hinein] füllten sie ein wenig und gaben es einem zu trinken. Und das war genauso, wie man hier draußen trinkt, wenn man anfängt zu heilen, nicht wahr.

Auf jeden Fall hab ich mich [noch] nicht so sicher gefühlt. Im Lauf der Zeit bin ich dann später mit anderen Alten, mit anderen Heilern weiter vorangekommen, bei anderen Weisen hab ich nach und nach [dazu] gelernt, nicht wahr. [...]. Und als ich achtzehn war, bin ich zum Militärdienst gegangen. Als ich da [wieder] draußen war, hab ich bei einer [Erdöl-]Firma angefangen [an der Straße zum Río Tiputini], dort hab ich angefangen zu arbeiten. Und da, genaugenommen, hab ich Gott sei Dank andere Alte getroffen, schon von den großen Flüssen [wörtl. ›vom Ufer‹]. Auch die haben mir geholfen. [...]. Auch da hab ich mich dann [im Wald] verloren: [Die Geisterfrauen] brachten mich in den Wald, machten wieder, dass ich mich verlief, gaben mir Süßwasser zu trinken, gaben mir zu essen, gaben mir zu trinken, all das, nicht wahr. [..] Ungefähr um acht in der Früh hab ich mich verlaufen und nachts um zehn bin ich zum Zelt zurückgekommen. Und [das] ohne mich im Wald auszukennen. Sie [die Geisterfrauen] selbst haben mich an den Ort zurückgebracht. Da haben sich die Kollegen gewundert oder, besser gesagt: erschrocken sind sie, weil ich um diese Uhrzeit kam. Und den ganzen Tag ohne Essen. Und ich hab mich nicht mal müde gefühlt. [...].

Danach bin ich da weg. Ich bin in die Gegend von Limoncocha. Ein Jahr hab ich dort verbracht. Konnte gute Freundschaften schließen mit den Secoya, mit den Siona und mit den Cofán. Und auch die haben mir geholfen, indem sie mir die Kraft übertragen haben und all das, weil ich ein guter Freund war, wie ein Sohn von ihnen. [..]. Die sprechen kein Quichua, aber die Söhne haben Spanisch verstanden. [...]. Auf jeden Fall haben auch die mir ein bisschen was von ihren Kräften gegeben. [...]. Oder besser gesagt: Sie haben mir direkt die Praxis beigebracht. Sie haben nicht theoretisch unterrichtet, nicht aufgeschrieben .. In dem Moment, in dem bei irgendeinem Patienten irgendeine Krankheit auftrat, in dem Moment [haben sie zu mir gesagt]: ›Schau, so musst du [das] heilen, mit dieser Pflanze musst du [das] heilen, die musst du nehmen, so musst du [das] kontrollieren.‹ Also direkt. [...] Jede Zivilisation, jede indianische Gruppe hat ihre Kräfte, [hat] unterschiedliche Arten zu heilen. Also bin ich nach und nach reifer geworden. [..]. Ich hab schon angefangen, das, was meine Großväter wussten, [mit dem Wissen von] meinen Freunden zu vermischen [...], aus jeder Zivilisation, nicht wahr, aus jeder indianischen Gruppe in der ich [wörtl. ›wir‹] gelebt habe.

Und danach bin ich dann genaugenommen weg, raus von hier, in die Gegend von Cayambe. Hab von den Cayambeños gelernt. Auch die haben nämlich ein paar gute Kräfte. Die haben mir dann was von der Luft übertragen, etwas von der Kälte, etwas vom Eis, denn im Gebirge existiert vor allem die Kälte. [...]. Die heilen vor allem mit dem Meerschweinchen. Und dann mit dem Ei: Damit reiben sie einen ab und da drin untersuchen [wörtl. ›sehen‹] sie einen [dann]. Ich zumindest kann das auch sehr gut sehen, weil ich mehr mit dieser [Technik] gearbeitet habe [..]: mit dem Ei und mit dem Meerschweinchen, beide Sachen. [...]. Meerschweinchen gibt es [hier] nicht, aber mit Eiern reinige ich [die Patienten] schon. [..] In speziellen Fällen .. um die Krankheit sicher zu bestimmen. Ich [.] untersuche auf meine Art, die ich hier gelernt habe: [aber vielleicht] haut es auf einmal nicht hin. [Also] sag ich: Da nehm ich eine andere Kraft dazu, um zu schauen, wie mir das gelingt, und vergleich das. [...]. [Die Reinigung mit dem Ei] mach ich auch mit den Leuten von hier, wenn es nötig ist. Oder besser gesagt: Ich such die passendste Methode aus, die mir zur Verfügung steht. [...]. [Mit dem Ei] kann ich [die Ursache] besser identifizieren und ich kann zeigen, was es ist. Der andere kann es sehen. Deswegen reinige ich ihn mit dem Ei, um es ihm zu zeigen, nicht wahr. [Mit der *ayahuasca*] ist es dagegen häufig so, dass ich es sehe [..], aber sie [die Patienten] können es nicht sehen. Ich weiß, was er hat, sag es ihm [..], aber sie können es nicht sehen. Im Ei dagegen zeig ich es ihnen, lass es sie sehen. Da helf ich ihnen mehr, weil da alles erscheint. Da sieht er es mit viel mehr Glaubwürdigkeit. [...].

Und dann, genaugenommen, wieder wegen einer Arbeit war ich da in der Küstenregion. [...] In einem Sicherheitsdienst hab ich gearbeitet. [...]. Und weil ich mich mit ein paar Schwarzen angefreundet habe, nahmen die mich mit zu sich nach Hause [...], an den Ufern des Río Esmeraldas, zwei Biegungen vom Meer weg nach innen muss das [gewesen] sein, den Fluss hoch, nicht wahr. [...] Wie eine Lagune ist da der Fluss. Und da gab es einen Schwarzen, alt, ziemlich alt, der gute Kräfte hatte. [..] Ein Heiler. Und der, als ich da hin bin, hat er mir also angesehen, dass ich am Lernen bin, dass ich schon weiß. Also hat er mich gebeten, dass ich ihnen mit meinen Kräften helfe, nicht wahr. Aber ich hab gesagt, dass ich [das] nicht kann. Also hat er mich dann beurteilt: ›Sie haben schon gute Kräfte. Aber das da scheint [noch] zu fehlen. Und das wird dir helfen.‹ Und er hat mir geholfen. Ungefähr acht Tage habe ich da mit ihm verbracht. Er hat mir Unterricht gegeben, dann hat er mich in seiner Lagune gebadet, quasi im Río Esmeraldas, und ich hab ziemlich viel gelernt. Und dann hat er mir mit Tabak[rauch] in die Hand geblasen und zu mir gesagt, dass er mir einen Stern in jede Hand getan hat. Das war also ein Zeichen, dass .. so, wie wir hier die Steine finden, Sachen finden, die für uns wundertätig sind, nicht wahr, so hatte er also den Stern. Und den Stern hat er mir gegeben. Ihm zufolge hat er ihn mir im Geist gegeben, und [er hat gesagt], dass ich damit allein mit der Hand heilen werden kann. [...]. Deswegen hab ich diese Kraft, allein mit der Hand zu heilen. Weil die meisten von hier, aus Amazonien, in der Mehrheit besaugen die [die Patienten] alle mit dem Mund. Ich dagegen hab bis jetzt noch nie besaugt. Nur durch Abreiben, durch Massieren mit der Hand heile ich sie. [...].« [T3a]

Camilo Guamundis Werdegang ist dreigeteilt: Zunächst lernt er beim Großvater und mehreren Heilern aus der Nachbarschaft. Dann wird er von den »Geisterfrauen des Waldes« (quichua *sacha huarmi* / span. *mujer del monte*) unterwiesen. Und schließlich kommt er – nicht zuletzt durch seine Arbeit in Erdölfirmen usw. – mit den Schamanen anderer Ethnien in Kontakt: In Amazonien lernt er von den Siona, Secoya und Cofán, im Hochland von den Cayambeños und an der Küste von den Schwarzen. Bei allen Unterschieden bleibt dabei aber eines immer gleich: Im Vordergrund steht nicht so sehr der »Unterricht«, der ja zum Teil schon an der Sprache scheitert (vgl. auch Wörrle 2002: 115ff), sondern die Übertragung von bestimmten »Kräften« durch Beblasen[32], also das, was sonst als *coronación* bezeichnet wird.

Einen ähnlichen Weg hat auch Angel Shiguango hinter sich, der ein paar Jahre älter ist und an der Straße von Misahuallí nach Tena wohnt. Nachdem sein Vater und einige Heiler aus der näheren Verwandtschaft ihn schon als kleines Kind entsprechend vorbereitet haben, begegnet er im Alter von zehn Jahren beim Fischen einer »Wasserfrau« (*yacu huarmi*):

> »Ein schönes Mädchen ist das. [...]. Da oben ist ein See, der heißt Cotoscocha. Da kommen sie gewöhnlich auf die Felsen raus, auf die Klippen. Da sitzen sie ganz nackt. [...]. Wenn man dann näherkommt, nicht wahr, da [..] zieht sie einen unversehens an, wie wenn sie ein Magnet wäre. Dann umarmt sie einen. [Und] wenn einen die Wasserfrau umarmt, fällt man in Ohnmacht, wie ein Traum. Man träumt eine Weile. Später kommt man in eine andere Welt. Sie nimmt einen mit in eine andere Welt. Da [..] lässt sie einen zuerst auf einer Anaconda sitzen. [...]. Für sie ist das wie eine Bank zum Hinsetzen gewesen. Und wenn eine unbekannte Person kommt, dann wird die [Anaconda] ziemlich widerborstig. [..] Also sagt sie zu ihr: ›Apa, apa, apa.‹ Das Wort *apa* bedeutet für sie »ruhig, ruhig.« Da wird sie wieder zahm. Und danach bringen sie [einen] dorthin, wo der Chef ist. Er ist der *curaca*, also wie der Chef. Da sorgen sie dafür, dass man vorgestellt wird, dass man gekrönt wird, beblasen wird und eine Reinigung gemacht bekommt, genauso, wie wir das machen. [...]. Nachdem man dann gekrönt worden ist, da sagt [.] der Chef ihr dann, dass sie einen mitnimmt, dass sie ei-

32 Wie die nachfolgenden Heiler bezeichnet Camilo Guamundi diese Kraft auf spanisch entweder als *energía* oder als *poder*. Der Quichua-Begriff lautet dagegen *samay*, was im Gegensatz zu den spanischen Bezeichnungen zugleich auch die Bedeutung »Atem« hat (vgl. Knipper 2000: 145ff).

> nen genau an den Ort zurückbringt, [von dem man gekommen ist].« [T1c]

Ein Jahr später sei ihm das Gleiche dann noch einmal an einem anderen See passiert. Dort allerdings befand sich unter Wasser eine große Stadt:

> »Wie die Stadt Quito, so große Städte. Genauso gibt es [da] also alles, nur die Sachen, die sie [dort] haben sind anders. Männer und Frauen sind das. Die leben [..] wie vor dem Sündenfall [wörtl. »unschuldig«], nicht wahr: Brauchen keine Kleider, nichts. So ist das. [...] Wie eine Höhle, nicht wahr. Von Brasilien aus z. B. oder von anderen Ländern ist das wie eine Straße, nicht wahr, die von Ecuador nach Peru geht, nach Kolumbien, so, innen in der Höhle. [...]« [T1d]

Ähnliche Kontakte wie die Geister, die über dieses Unterwassernetzwerk mit den *yacu runa* (»Wassermenschen«) in den Nachbarländern in Verbindung stehen (vgl. Descola [1993]: 340, Chaumeil 1998: 20ff), hat aber auch Angel Shiguango selbst: Schon als Kind lässt ihn sein Vater im Zuge eines »Austauschs« von den Heilern »krönen«, die aus dem Hochland, von der Küste und aus anderen Teilen Amazoniens als Patienten zu ihm kommen, darunter auch mehrere *yachac* aus der Region von Otavalo. Im Vergleich zu den Schamanen des Oriente sei deren »Kraft« allerdings »anders, irgendwie schwächer. [...]. Sie bewirkt keine Veränderung.« Weitere Heiler lernt er später als Saisonarbeiter in Santo Domingo de los Colorados kennen und in einem Erdölcamp am Río Curaray. Seine neueste »Kraft« stammt jedoch wiederum aus Otavalo: Trotz seines eher negativen Bilds der Hochlandheiler hat er hier nämlich einige Monate zuvor an einem rituellen Bad in der Cascada de Peguche teilgenommen, zu dem die *Asociación de Shamanes Indígenas de Napo* von einer Heiler-Organisation aus Otavalo eingeladen worden war:

> »Ein paar bückten sich und schütteten sich Wasser über den Kopf, um sich zu waschen, so, wie das bei denen [den Otavaleño-Heilern] üblich ist. Bei uns [dagegen] ist es Brauch, [im Wasserfall] zu tauchen, und ich bin reingeschwommen. Und innen drin ist etwas wie eine Anaconda erschienen. Und ein Regenbogen kam da raus. Dann sah ich im Wasser alles ganz klar. Und ich hab den Mund aufgemacht: etwas wie Steine sind da rein, gute Geister. Der Mund wurde [ganz] voll. Und als ich versuchte, das runterzuschlucken, ist es verschwunden. [...]. Als ich dann raus bin, hab ich mich irgendwie besser gefühlt.« [T1e]

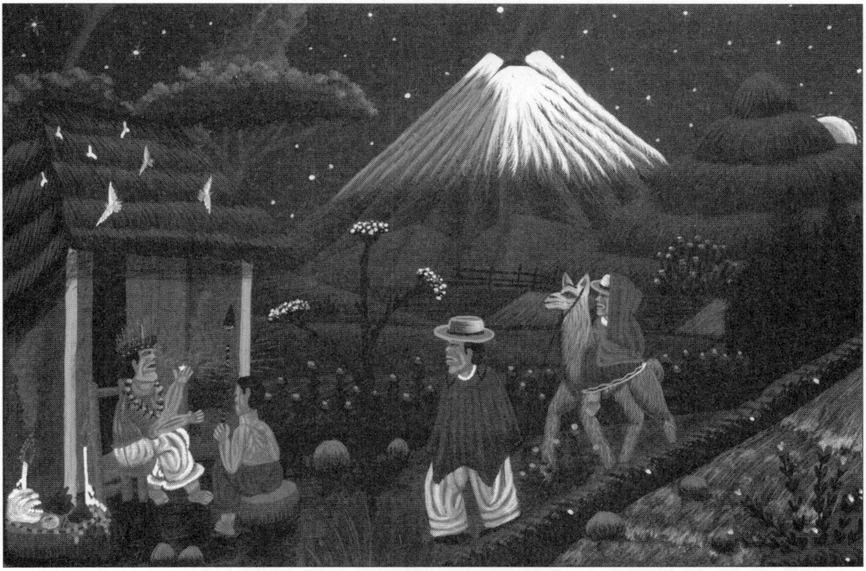

Abb. 6: Ein Tieflandheiler behandelt im Hochland Patienten aus der Provinz Cotopaxi. Bild eines indianischen Künstlers aus Latacunga (Gustavo Quindigalle, Ausschnitt)

In diesem Wasserfall hat auch Mariano Grefa aus Archidona schon gebadet, als er vor Jahren *oficial* (»Helfer«) eines Otavaleño-Heilers war. Zunächst lernt allerdings auch er bei seinem Vater und verschiedenen Verwandten. Später begegnet er beim Fischen einer nackten »Wasserfrau«, die ihm »Kraft« gibt, als er mit ihr schläft. Ein anderes Mal verliert er sich bei der Jagd in einer Höhle und bekommt dort »Kraft« von einer »Schlangenkönigin« (*reina de la serpiente*), die er zunächst für eine Bank gehalten hat. Nach mehreren Jahren beschließt er dann jedoch, dass er zusätzlich zur »Unterweisung durch die Natur hier im Oriente« noch eine »andere Art von Lehre« braucht:

> »Hier gibt es das Lesen [wörtl. ›Sehen‹] in der Kerze nicht .. und andere Studien mehr. Also wollte ich das lernen, weil es dieses Studium in [der Provinz] Imbabura gab. In dieser [Provinz] Imbabura hab ich einen Meister gefunden, der vor ungefähr neun Jahren hierher [nach Archidona] gekommen ist. Er ist also zuerst gekommen und dann hat er mich mitgenommen und eingeladen. Einen Monat war ich dort [...]. Da hat er mir dann erklärt, [wie er behandelt]. Es kamen ziemlich viele Klien-

> ten, und weil ich ihm wie ein Lehrling half, [..] hat er mich unterrichtet, und ich hab [die Sachen] vorbereitet, um sie den Klienten an der *mesa* zu geben.« [T4a]

Der Heiler nimmt ihn außerdem zu rituellen Bädern in der Cascada de Peguche und in verschiedenen Seen rund um Otavalo mit, sowie auf eine Reise nach Kolumbien. Zum Abschluss wird Mariano dann »gekrönt«, indem der »Meister« ihn »fest, sehr fest« am Kopf bebläst. Danach bekommt er einen Hilfsgeist in Form eines Steins geschenkt, der ihm im *ayahuasca*-Rausch als Otavaleño-Frau erscheint. Doch was Mariano Grefa von dieser Lehrzeit mit ins Tiefland nimmt, ist nicht nur das – auch sein Heilungsritual hat sich verändert: Bei der Diagnose reibt er den Kunden seither mit einer Kerze ab, in deren Flamme er erkennen kann, »woher der Schadenszauber kommt«, beziehungsweise, ob es um eine »natürliche« oder eine »von Gott geschickte« Krankheit (*enfermedad de Dios*) geht. Und um das Übel dann im Anschluss zu entfernen, ergänzt er das im Tiefland übliche Besaugen jetzt damit, dass er den Kunden mit angezündetem Schnaps besprüht (*soplo de fuego*), denn »wenn man mit Feuer bläst, zieht sich der böse Geist zurück.«

Ähnliche Geschichten erzählen auch drei weitere Heiler, mit denen ich in Tena, Cuyaloma und Ahuano sprach. Anders als in Ilumán, wo sich ja nur ein Teil der *yachac* auf eine Ausbildung bei anderen Ethnien beruft, gehört die Lehrzeit in der Fremde hier also genauso fest zum Werdegang wie die Begegnung mit den Geistern (vgl. Muratorio [1987]: 276, 293ff, 337ff, Baumann 1998: 32ff, 59ff).[33] Und obwohl für die Schamanen selbst die Übertragung von »Kraft« mittels Beblasen in beiden Fällen wichtiger zu sein scheint als Erklärungen,[34] wird in der Fremde in der Tat gelernt. Dass Angel Shiguango beim Bad in der

33 Für die Canelos-Quichua s. auch Whitten ([1976]: 174ff, 1985: 117f). Von Oberem (1980: 275ff) und Iglesias (1989: 115ff) wird sie dagegen nur als fakultativ beschrieben, ist aber mit einem beträchtlichen Zuwachs an Prestige verbunden. Lediglich Hudelson (1987: 119f) erwähnt sie überhaupt nicht.

34 Zumindest ist das Beblasen (vgl. Muratorio [1987]: 293f, 337f, Baumann 1998: 34, 38f, 45f) oder das Verschlucken von »magischen Objekten« (Whitten [1976]: 174f, Hudelson 1987: 119) das, was man betont. Wie die Geschichten Camilo Guamundis und Mariano Grefas zeigen, spielt in Verbindung mit Zuschauen oder Helfen aber auch die verbale Unterweisung durchaus eine Rolle. In diesem Zusammenhang äußert Mariano Grefa über die Erziehung seines kleinen Sohns: »Von klein auf kröne ich ihn, beblase ich ihn, reinige ich ihn, all das, deshalb kommt er gut voran, hat gute Ideen und ist sehr klug. [...]. Wenn er dann schon groß ist, bringt man ihm bei, wie die Heilmittel zubereitet werden. Oder man nimmt [ihn] dorthin mit, wo eine Heilung gebraucht wird. Da erklärt man ihm dann: ›So musst du das machen. Diese Medizin musst du so kochen.‹ Da lernt er dann auch durch die Praxis.«

Cascada de Peguche eine Anaconda erscheint und Mariano Grefa in der Laguna Mojanda eine »Wasserfrau« und »große Boas«, zeigt zwar, dass dieser Austausch seine Grenzen hat: Was sich hier widerspiegelt, ist die Kosmologie des Tieflands (vgl. Whitten [1976]: 59f, 1985: 124, Oberem 1980: 282, Iglesias 1989: 50f, Baumann 1998: 24, 45f) und nicht das, was die Otavaleños über diesen Wasserfall und diesen See erzählen (Haro 1973: 124f, Wörrle 2002: 109, 147f). Doch im Zusammenhang mit Behandlungstechniken wird durchaus Wissen übernommen. Besonders deutlich sieht man das, wenn Camilo Guamundi die aus Cayambe mitgebrachte Diagnose mit dem Ei beschreibt:

> »Das Ei zerbricht man, tut es in ein Glas mit Schnaps [..] und [dann] klassifiziere ich es, um zu sehen, ob [die Krankheit] von einem Schadenszauber kommt oder ob es was Natürliches ist. [...]. Man sieht das an der Farbe: Häufig erscheinen blutige Pünktchen, schwarze Flecken, etwas wie Bläschen erscheint da, etwas wie schimmerndes Glas, und das alles hat seine Bedeutung. Weil das nicht in jedem Ei so erscheint. Also hängt es von der Person ab, [die damit abgerieben wurde], nicht wahr. [...].« [T3b]

All das entspricht bis ins Detail einer Methode, die in der Tat bei vielen Hochlandheilern üblich ist (s. z. B. Estrella 1978: 115, 133, Muñoz Bernand 1986: 82f, Schweitzer de Palacios 1994: 140). Auch das, was Mariano Grefa über die Diagnose aus der Kerzenflamme und die Funktion des Feuer-*soplos* sagt, steht – soweit sich das anhand der wenigen Details erkennen lässt – durchaus im Einklang mit dem Gebrauch in der Region von Otavalo (s. Wörrle 2002: 254ff, 272). Angel Shiguango wurde das »Lesen in der Kerze« dagegen von seinem Vater hier im Tiefland beigebracht. Doch indirekt stammt die Methode auch bei ihm von einem Otavaleño-Heiler: Sein Vater hat sie nämlich wiederum vom Vater von Joselo Perugachi, der früher mehrfach als Patient hierher gekommen sei. Letztlich haben Angel Shiguango und Joselo Perugachi ihr Wissen also aus der gleichen Quelle. Und trotzdem ist das, was beide in der Flamme sehen, ganz unterschiedlich. Für ihn sei das so »wie ein Bildschirm«, sagt Joselo Perugachi:

> »Da erscheint ein Geist, sozusagen, wie ein Geist .. zum Beispiel [eine Person mit] schmutzigem Hemd, sehr schmutzig. [...] [Oder es] erscheint auf dem Körper mehr oder weniger ein bisschen Blut, mehr oder weniger .. der Körper ein wenig blutig, oder die Niere oder die Lunge. Was auch immer [erscheint] in der Kerze, [..] wie ein Mensch, in der Kerze.«

Bei Angel Shiguango dagegen

> »kann etwas, das [einem] ein Hexer angetan hat, durchaus wie in der Gestalt eines Tieres erscheinen: [Wie] irgendwelche Vögel, wie Fische, nicht wahr. Verschieden erscheinen die: manche wie verknäuelte Drähte, wie Scheren, so [in der Art].« [T1f]

Die Diskrepanz ist einfach zu erklären: Was Angel Shiguango in der Kerzenflamme sieht, sind typische Schadenszaubervorstellungen bei den Tiefland-Quichua (vgl. Whitten ([1976]: 174f, 185ff, Oberem 1980: 276, Iglesias 1989: 78, Muratorio ([1987]: 338, Baumann 1998: 28f). Ansonsten entspricht diese Methode aber auch bei ihm dem, was in Otavalo üblich ist (vgl. Wörrle 2002: 254ff).

Doch wieso übernimmt man solche Techniken überhaupt? – Mariano Grefa hofft, sich damit abzusetzen. »Diese Methode kennt hier niemand«, behauptet er über das Lesen in der Kerzenflamme, »mein Studium ist also viel fortgeschrittener als die anderen [Methoden], die die *yachac* von hier haben.« Oder man meint wie Camilo Guamundi, dass die Diagnose mit dem Ei das Heilungsritual »glaubwürdiger« für die Patienten macht. Aus ähnlichen Motiven schließt man zum Teil auch Seen, Berge oder Heiler aus dem Hochland in den Anrufungsgesang mit ein (vgl. Muratorio [1987]: 338). Doch ansonsten pflegt man hier weder verbal noch materiell zur Schau zu stellen, woher man seine »Kräfte« hat: Im Gegensatz zu Ilumán, wo die Heiler, die im Tiefland »zugerichtet« worden sind, das meist von selbst betonen, erfuhr ich hier von interethnischen Kontakten immer erst auf meine Fragen hin. Und bei den Gegenständen, die man von diesen Reisen mit nach Hause nimmt, handelt es sich, wenn überhaupt, dann meist um unscheinbare Steine, die man versteckt, anstatt sie auszustellen: Die *urcu rumi* (»Berg-Steine«), die Mariano Grefa aus den Anden hat[35], bewahrt er genau wie seine »Kraft«-Steine aus Amazonien in einer Schüssel mit Tabakwasser auf, die niemand zu Gesicht bekommt (vgl. Whitten [1976]: 176f, Muratorio [1987]: 339, Iglesias 1989: 117f, Baumann 1998: 46ff).

Im Tiefland nutzt man die Beziehungen zu fremden Heilern also viel weniger zur Legitimation, als das im Hochland üblich ist. Eine Erklärung für diesen Unterschied könnten die Halluzinogene sein: Wenn der Patient Visionen hat, muss man ihn nicht wie im Hochland, wo Drogen im Schamanismus normalerweise keine Rolle spielen, mit Paraphernalia und Geschichten über-

35 Ein Teil stammt aus Seen und Quellen rund um Otavalo, ein anderer von Bergen wie Chimborazo und Cayambe. Zur Bedeutung dieser Steine bei den Otavaleño-Heilern vgl. Sánchez-Parga & Pineda (1985: 532ff), Wörrle (2002: 172ff).

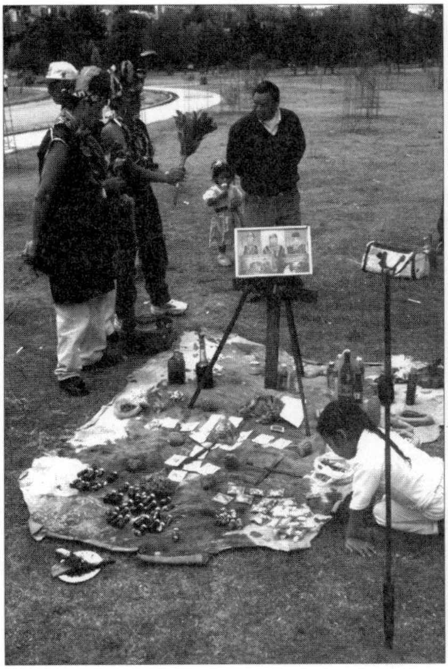

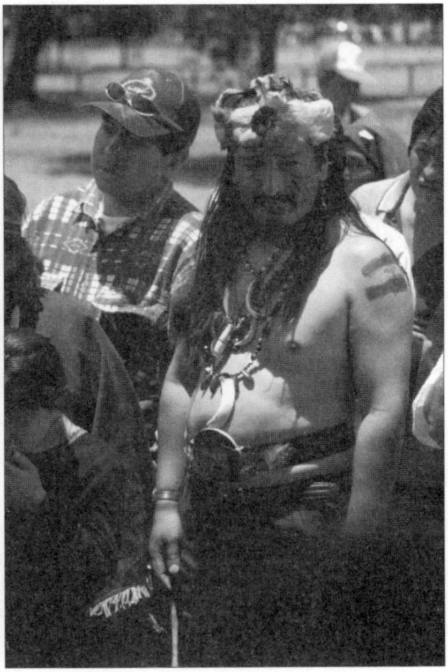

Abb. 7 / 8: Urbane Heiler auf einem »Encuentro de Chamanes« im Stadtpark la Carolina, Quito, Oktober 2000

zeugen (vgl. Rogers 1995: 72).[36] Ausschlaggebend könnte aber auch der unterschiedliche Konkurrenzdruck sein: Obwohl er in Wirklichkeit vielleicht gar nicht geringer ist, ist er durch die im Tiefland übliche verstreute Siedlungsweise in Tena / Archidona doch sehr viel weniger offensichtlich als in Ilumán, wo über fünfzig Heiler im gleichen Dorf arbeiten und häufig auch noch Nachbarn sind. Und je kleiner der Wettbewerb um die Patienten, desto geringer ist die Notwendigkeit, sich gegenseitig mit Exotika zu übertrumpfen. Was auch erklären würde, warum man die spektakulärsten Paraphernalia gerade bei den Heilern in den Städten findet (Abb. 7 und 8, s. auch Einleitung: Abb. 3 und 5) (vgl. Rogers 1995: 48ff, Wörrle 2002: 300ff).[37]

36 Allerdings gibt es auch Fälle, in denen nur der Heiler *ayahuasca* trinkt. Die Angaben, die hierzu in der Literatur zu finden sind, sind unterschiedlich: s. z. B. Whitten ([1976]: 183f, 1985: 14, 136), Oberem (1980: 277, 301), Hudelson (1987: 116), Muratorio ([1987]: 298f, 364), Iglesias (1989: 83, 120), Baumann (1998: 85).

37 Im Fall der Shuar scheint Harner ([1972]: 242f) in der Konkurrenz sogar die Entstehungsbedingung für die interethnischen Schamanenbeziehungen überhaupt zu sehen.

Da alle Schamanen, mit denen ich in Tena / Archidona sprach, versichern, sich bei einem Schadenszauber, der sie selbst betrifft, an einen befreundeten Quichua-Heiler vor Ort zu wenden, bleibt als Motiv der interethnischen Beziehungen in diesem Fall also tatsächlich nur das Lernen. Und das ist eigentlich erstaunlich: Schließlich ist man ja auch hier der Meinung, dass die Schamanen anderer Ethnien »schwächer« sind, was aus der Tieflandperspektive natürlich vor allem für die Heiler aus dem Hochland gilt. Angel Shiguango führt das darauf zurück, dass es

> »hier im Oriente [›Kraft‹] aus dem Fluss gibt, aus den Seen, von den Bergen, aus den Höhlen und von den Bäumen, nicht wahr, große Bäume. Und außerdem von den Anacondas und vom Jaguar. In der Sierra dagegen gibt's das alles nicht.« [T1g]

Camilo Guamundi meint, dort gebe es zwar gute Pflanzen, aber

> »sie wissen nicht damit umzugehen, nicht wahr. Die Bevölkerung nimmt zu und die Kraft verschwindet immer mehr. Genauso geschieht das hier in Amazonien. Früher war die Kraft viel näher. Und jetzt verschwindet alles, je weiter sich [das Land] bevölkert. Die Kraft ist wie die Huaoranis, nicht wahr: Je weiter die Kolonisation vordringt, je weiter die schlechte Luft vordringt, der Rauch von der Fabrik, von irgendwelchen Baustellen, [desto mehr] löscht das die Kräfte aus. [...]. Das ist der Grund dafür, dass [die Schamanen in der Sierra] nicht viel Kraft haben.« [T3c]

Folgt man Mariano Grefa, sind die Hochlandheiler auch deshalb »schwächer«, weil sie in ihrer Lehrzeit weder *ayahuasca* noch Tabakwasser zu sich nehmen und die Enthaltsamkeitsvorschriften (*dieta*) nicht beachten, die im Oriente nach jeder »Krönung« üblich sind.[38] Für einen Heiler aus Tena ist das sogar das Wichtigste: »Wenn derjenige, der sich beblasen lassen hat, dann Schnaps und *chicha* saufen geht und anfängt, Musik zu machen, [..] ist das ein schlechter Witz«, meint er mit Blick auf die Schamanen aus der Sierra. Und trotzdem hat jeder der zitierten Heiler sich dort zumindest einmal »krönen« lassen.

Das scheint paradox, ist aber in Wirklichkeit kein Widerspruch: Die Heiler im Hochland oder an der Küste seien zwar »schwach«, sagt Camilo Guamundi,

38 Vgl. Whitten ([1976]: 175), Oberem (1980: 275), Hudelson (1987: 119), Muratorio ([1987]: 293), Iglesias (1989: 115f), Baumann (1998: 36ff).

> »aber wir müssen diese Kraft haben, weil ein Heiler von hier nicht einfach jedes [Übel] heilen kann. Wenn die einem einen Schadenszauber mit diesem Typ von Krankheit antun, ist das schwierig zu heilen. Egal, wie gut man ist, man muss diese Spezialität kennen, damit man heilen kann [...]. Das ist das Gleiche wie hier. Jemand macht z. B. einen Schadenszauber in der Gegend von Coca, von dort unten, und das Wissen ist anders als das von hier, die Kraft ist unterschiedlich: Also müssen wir uns mit denen in Verbindung setzen, um [die Betroffenen] heilen zu können. Wir brauchen diese Kraft, um sie heilen zu können. Egal, wie gut einer ist: [Wenn] sie [die Kraft] unterschiedlich ist, ist es schwierig. [..] Wenn ich anfange, ihnen das Falsche zu geben, überträgt sich [das Übel] auf einen selber und man ist im Arsch. Deshalb muss man also dieses Wissen haben, um ihnen [das Richtige] geben zu können. Oder besser gesagt: Man braucht es, um sie heilen zu können, und auch zur Verteidigung brauchen wir das. [...]. Deshalb muss man unbedingt alle Arten von Kraft haben, um gut zu sein.« [T3d]

Ähnlich wie bei den Shuar (Mader 1995: 182f, s. auch Mader in diesem Band) stehen das Übel und die Kraft, es zu behandeln, also auch bei den Tiefland-Quichua in einem 1:1-Verhältnis zueinander: Heilen kann man nur die »Spezialitäten«, die man selbst beherrscht.[39] Was gegen den einen Zauber hilft, ist deshalb schon beim nächsten wieder wirkungslos, wenn der Verursacher ein Wissen hat, das man nicht kennt. Das erklärt nicht nur, warum die »Weiterbildung« in der Fremde hier im Unterschied zu Ilumán bei *allen* Schamanen fest zum Werdegang gehört und in der Regel auch ein höheres Maß an Lernen impliziert. Aus dem gleichen Grund, erklärt Angel Shiguango, braucht man auch »Kraft« von möglichst vielen Geistern:

> »Die Schadenszauberer, wenn sie ihr Übel machen, wenn man da nicht diese Kräfte hat, um diese Heilungen zu machen, schafft man das nicht zu heilen. Also [...] muss man immer weiter nach diesen Kräften suchen. So, wie wir das im Fernsehen sehen, nicht wahr.[40] Deshalb suchen [die Heiler] nicht nur *eine* Kraft, sondern verschiedene Kräfte, sowohl im Berg wie in den Lagunen, in den Seen, nicht wahr.« [T1h]

39 Für die Achuar vgl. auch Descola ([1993]: 352f), für die Yagua Chaumeil (1998: 30).

40 Das scheint sich auf die Fantasy-Zeichentrickserien zu beziehen, mit denen viele ecuadorianische Sender ihr Vormittagsprogramm bestreiten.

Und genau deshalb verbirgt man seine Kräfte auch, statt sie zur Schau zu stellen. Noch einmal Camilo Guamundi:

> »[Die Patienten] wollen schon wissen, wie man gelernt hat, welche Kräfte man so hat. [Aber] oft ist es ein bisschen hart, das alles zu erzählen [..]: Denn, wenn [jemand] weiß, dass man diese [bestimmte Kraft] hat, dann weiß er [auch], dass etwas fehlt, nicht wahr. So weise man auch ist: irgendwas fehlt [immer]. Also versuchen sie, [einen] von der Seite zu attackieren, auf der man nichts weiß. Deswegen ist es schwierig, [das alles zu erzählen]. Besser, [..] nicht zu viel darüber erzählen, woher man's hat, welche Kräfte man so hat, denn wenn man's ihnen sagen würde, versuchen die herauszufinden, welche Kraft man *nicht* hat: Dann schicken sie [den Zauber] von dieser Seite und machen einen fertig.« [T3e]

Inkorporation und Reziprozität

Dass sich die interethnischen Beziehungen der Heiler in Tena / Archidona anders als in Ilumán darstellen, scheint also vor allem an einem unterschiedlichen Konzept von schamanistischer Macht zu liegen: In der Region von Otavalo (vgl. Wörrle 2002: 47ff) hat man die Kraft zu heilen in der Regel durch »Berufung«, sei es von Geburt an, sei es durch eine schwere Krankheit o. ä. Entweder reicht das wie in den Geschichten von Joaquín Andrango und Roberto Rojas bereits aus, und man hat später »niemanden mehr gebraucht«, um das zu werden, was man ist. Oder man sieht darin eine »Gabe«, die man durch Bäder in bestimmten Quellen oder durch Reisen zu den Tieflandheilern erst noch zur Entfaltung bringen muss: Für ihn sei »die Kraft [in] jedem *yachac* [..] wie eine Pflanze oder wie ein Kind«, drückt das ein junger Heiler einmal aus:

> »Deshalb muss man diese Energie, die der *yachac* hat, hegen und pflegen, immer weiter reifen lassen. Die Kraft, die ich habe, ist noch ganz frisch. Deshalb kann sie mit der Zeit noch mehr werden. Das ist es, was ich denke.«

Es geht hier also nicht um eine Akkumulation verschiedener »Einzelkräfte«, sondern darum, die eine, generelle Kraft, die man schon hat, noch zu vergrößern. Dank ihr entwickelt man das Wissen im Detail dann aus sich selbst heraus: »Natürlich hat [mein Vater] mir diese Sachen gesagt«, meint der gerade zitierte Otavaleño-Heiler:

> »Das und das ist so und so, aber... Damals hat immer .. immer hat noch was gefehlt. Aber das, was mein Vater immer sagte,

> war, dass man im Lauf der Zeit, mit allem, was man im Lauf der Zeit durchmacht, dass man da dann von selbst - wie soll ich dir das erklären? – diese Sachen, von denen die Krankheiten kommen .. ›Du selbst wirst dir darüber klar werden und gleichzeitig wird dir klar werden, wofür die Sachen [die ich dir beigebracht habe] eigentlich gut waren.‹«

Ähnlich ist das auch bei den Otavaleño-Heilern, die im Tiefland waren: In den Visionen »erscheint alles«, sagt ein *yachac*, der bei den Canelos-Quichua die *ayahuasca* kennenlernte. Und danach,

> »lernt man dann wie von selbst weiter. [..] Von allein lernt man dann die Heilmittel und das Wissen kennen. Ganz schnell weiß man von allein: Dieses Kraut muss man verwenden, diese Pflanze muss man verwenden, dieses Mittel muss man verwenden.«

In Tena / Archidona stammen Kraft und Wissen dagegen stets von außen. Anstatt »wie eine Pflanze« im Inneren des Individuums zu wachsen, bekommt man sie von anderen Heilern übertragen, indem man sich beblasen oder »krönen« lässt. Angel Shiguango hat das mit einer Injektion verglichen. Ein ähnliches Bild verwendet Camilo Guamundi: Bei einer »Krönung« dringe die neue Kraft »wie eine Tinte, die man auf einem Stoff verschüttet«, in den Schüler ein und, »wenn er die Diät befolgt, die ihm verordnet wird, konzentriert sich das in seinem Körper mehr und mehr [..]« (T3f). Kraft und Wissen erwirbt man also, indem man sie sich »einverleibt«. Und das ist durchaus wörtlich zu verstehen: Ähnlich wie bei den Shuar (Harner ([1972]: 144ff, 187f, Naranjo 1983: 156f, Mader 1999: 355ff) ist das Übertragungsmedium manchmal ja auch hier ein wenig hochgewürgter Schleim, den man dem Schüler zum Verschlucken gibt (s. z. B. Baumann 1998: 34, vgl. Whitten [1976]: 174f). Nicht sehr viel anders ist das mit der Kraft, die von den Geistern stammt: Auch sie wird durch Beblasen übertragen oder im Fall der »Wasserfrauen« zum Teil auch durch Geschlechtsverkehr: »Wenn man mit ihnen Liebe macht, fällt man in Ohnmacht, heißt es. Und wenn man in Ohnmacht fällt, heißt es, geben sie einem die Kraft« (T4b), erklärt Mariano Grefa. Unter dem Einfluss der *ayahuasca* unterhält man sich zwar mit den Geistern auch verbal,[41] doch auch in diesem Fall scheint der Transfer von Wissen für die Tiefland-Quichua zugleich ein physischer Prozess zu sein: Auf einer in

41 »Wenn man *yajé* trinkt«, erklärt Camilo Guamundi, »erscheinen die Waldfrauen oder die Wasserfrauen und sagen uns: »Mit der Pflanze kannst du diese Krankheit heilen.« Sie geben [einem] also mehr oder weniger den Namen, die Menge, die man einnehmen muss, wie man sie zubereitet [...].«

Whitten (1985: 139) veröffentlichten Zeichnung eines Canelos-Quichua bläht sich ein Heiler im Gespräch mit einer Wasserfrau mit Wissen auf, bis sein gesamter Körper anzuschwellen beginnt.[42]

Der andere Unterschied zum »Kraft«-Konzept in Ilumán besteht darin, dass die Fähigkeiten, die man sich auf diese Art und Weise einverleibt, immer spezifisch sind: Die Kraft, die man von einer »Wasserfrau« aus einem See bei Coca hat, befähigt nur zur Heilung eines Übels, das aus dieser Gegend kommt; das Wissen, das von einem Heiler in Cayambe stammt, hilft nur, wenn auch der Schadenszauber (oder zumindest die Technik, mit der er verübt wurde) aus dem Hochland ist etc. Anders als in Ilumán, wo es vor allem darauf ankommt, möglichst *große* Kraft zu haben, gleicht die Entwicklung des heilerischen Könnens hier also weniger dem »Wachstum einer Pflanze« als dem Aufbau eines »Werkzeugkastens«, der eine möglichst große Zahl *verschiedener* Kräfte enthalten muss, um wirkungsvoll zu sein. Einerseits hat das zur Folge, dass man sich ständig weiterbilden muss, um auf dem Laufenden zu bleiben. Andererseits macht das den Schamanismus aber auch für jedermann erlernbar: Eine spezielle Berufung oder »Gabe« ist bei den Tiefland-Quichua nicht erforderlich (vgl. Oberem 1980: 275f, Whitten 1985: 118, Iglesias 1989: 115, Baumann 1998: 32).

Ein ähnliches Konzept wird von Iglesias (1989: 111f), Knipper et al. (1999: 54f) und Knipper (2000: 95f, 136ff) auch für die der *maquiyuc* (wörtl. »Besitzer der Hand«) beschrieben: Menschen, die keine Schamanen sind, aber »ein Händchen« für die Behandlung der einen oder anderen Krankheit haben. Auch diese Fähigkeit ist übertragbar: Um sie zu erwerben, muss man jemanden, der sie besitzt, nach der Behandlung eines Kranken an den Fingern ziehen. Die in der Hand des anderen lokalisierte »Heilkraft« (*paju*) geht dadurch in die eigenen Hände über. Die Aneignung wird also auch hier im eigentlichen Sinn des Wortes als Inkorporation verstanden. Und wie im Schamanismus hilft auch diese Kraft nur gegen einen ganz bestimmten Krankheitstyp[43], so dass man für jede weitere Krankheit auch einen weiteren

42 Die Vorstellung, dass die »Macht«, die »Kraft« oder das »Wissen«, das der Schamane von den Geistern oder anderen Heilern hat, sich als Substanz in seinem Körper lokalisiert, ist im südamerikanischen Tiefland weit verbreitet (s. z. B. Métraux 1949: 592f). In der unmittelbaren Nachbarschaft der Quichua und Shuar findet sie sich auch bei den Siona (Langdon 1992), den Achuar (Descola [1993]: 352ff) und den *mestizo*-Heilern von Iquitos (Luna 1986: 110ff). Bezeichnenderweise verwenden die letzteren für diesen »magischen Schleim« das Quichua-Wort für »Wissen« (*yachay*) (ebd.).

43 Das äußert sich auf dieser Ebene auch sprachlich, da die Kraft, sie zu behandeln, hier stets den gleichen Namen wie die Krankheit trägt: *paju* x hilft gegen *paju* x, *paju* y hilft gegen *paju* y etc. (Knipper 2001: 137).

paju braucht, den man gegebenenfalls bei einem anderen »Besitzer einer Hand« erwerben muss. Da manche *pajucuna* selten sind, unternehmen deshalb auch die *maquiyuc* zum Teil sehr weite Reisen.

Diese Vorstellung gilt jedoch nicht nur im Bereich der Medizin: Auch besondere Fähigkeiten bei der Jagd, beim Fischen, in der Landwirtschaft, bei handwerklichen Tätigkeiten usw. werden als *paju* bezeichnet und auf die beschriebene Art und Weise von einem Menschen auf den anderen übertragen. Alte Menschen hinterlassen das Können, das sie selbst einmal erworben haben, so vor dem Tod auch ihren Kindern (Knipper 2000: 136ff, vgl. Knipper et al. 1999: 104). In der Kindheit selbst kommt es dagegen wie im Schamanismus vor allem auf die »Kräfte« an, die man im Atem überträgt (*samay*). Menschen, die im Ruf besonderer Kenntnisse, Erfahrungen oder Charaktereigenschaften stehen, werden deshalb von den Eltern oft darum gebeten, den Kindern – wie bei der »Krönung« eines Heilers – in einem kleinen Ritual fest auf den Hinterkopf zu blasen (Muratorio [1987]: 97f, 320ff, Knipper 2000: 145ff). Ähnlich wie bei den Shuar (Mader 1999: 351ff) scheint das spezifische »Kraft«-Konzept im Schamanismus also auch bei den Tiefland-Quichua nur eine Sonderform der Vorstellung vom Menschen überhaupt zu sein: Egal, ob es um Sozialisation und die Entwicklung von Persönlichkeit im allgemeinen geht oder um den Erwerb spezieller Fähigkeiten – das Individuum ist immer nur der »Sitz« von Eigenschaften, die ihm von anderen Menschen, Geistern usw. im Zuge einer körperlichen »Einverleibung« übertragen worden sind.

Dass für die Schamanen von Tena / Archidona die Notwendigkeit besteht, sich bei den Heilern anderer Ethnien Wissen anzueignen, ergibt sich also in letzter Konsequenz aus einem Konzept der Person, das auch für andere Ethnien Amazoniens typisch ist (s. z. B. Seeger / da Matta / Viveiros de Castro 1987, McCallum 1996, Mader 1999).[44] Ob das in Ilumán genauso ist – ob also der vergleichsweise geringe Stellenwert des Lernens in der Fremde hier umgekehrt mit einer typisch andinen Vorstellung des Individuums zusammenhängt –, ist schwer zu sagen: Über die Idee der Person im Andenraum ist meines Wissens noch weniger geschrieben worden als über die Vorstellung, die die Heiler hier von ihrer »Kraft« bzw. ihren »Kräften« haben. Trotzdem ist ein Vergleich nicht ganz unmöglich: Da viele der Eigenschaften, die man

44 Um etwas Ähnliches scheint es auch bei den Tieflandbeziehungen der Inga-Heiler aus dem kolumbianischen Sibundoy zu gehen: Wie Pinzón & Suarez (1991) zeigen, ergibt sich die Notwendigkeit, in Amazonien halluzinogene Pflanzen zu beschaffen, die es im Sibundoy an sich nicht gibt, erst aus der Vorstellung, dass Wissen zumindest im Bereich des Schamanismus immer das Produkt einer Einverleibung externer »Energien« ist, die sich für die Inga vor allem in diesen Pflanzen konzentrieren.

im Laufe seines Lebens in sich aufnimmt, nicht nur bei den Schamanen, sondern bei *allen* Menschen (letztlich) von den Geistern stammen (Muratorio [1987]: 320ff, Whitten [1976]: 170ff),[45] kann man das Persönlichkeitskonzept der Tiefland-Quichua ja zumindest partiell als Kehrseite des Umgangs mit dem Jenseits betrachten. Und in diesem Bereich lässt sich nun in der Tat ein Unterschied erkennen: An die Stelle der Aneignung tritt in Ilumán (Wörrle 2002: 140ff, 221f), wie in den Anden überhaupt (s. z. B. Silverblatt 1983: 417ff, Berg 1990: 157ff, Rösing 1994), die Reziprozität (vgl. auch Mader 1999: 105).[46] Anders als bei den Tiefland-Quichua sind deshalb Opfergaben für die Geister hier ein ganz zentrales Element des Schamanismus (Wörrle 2002: 155ff, 253, 291ff). Was wiederum zur Folge hat, dass man im Gegenzug auch einen größeren Teil der Arbeit an die Geister delegiert: »Der Geist selbst reinigt, entfernt alles Übel«, erklärt Joselo Perugachi:

> »Deswegen versprühen wir auch Wein. Deswegen blasen wir auch mit Kölnischwasser. [...] Das mögen sie. Auch Schnaps, Zigaretten, all diese Sachen. In dem Moment, in dem wir blasen, sind die Geister schon am Reinigen.« (Vgl. auch Wörrle 2002: 171ff)

Ob das »Übel« aus dem Hochland oder aus dem Tiefland kommt, ist deshalb in Ilumán bei weitem nicht so wichtig wie in Tena / Archidona. Denn die Geister, sagt eine Heilerin, die selbst nie im Oriente war,

> »sind [wie] der Wind. [Wie] der Wind. [...]. ›Wir sind nicht von hier‹, sagen sie. ›Einige von uns [sind] aus Tena‹, sagen sie, ›einige aus Archidona‹, sagen sie, ›einige aus [Santo Domingo de los] Colorado[s]‹, sagen sie, ›einige aus dem Oriente‹, sagen sie. ›Überall laufen wir [herum]‹, sagen sie [...]. Die wissen schon, wo jemand Schadenszauber macht. Und sobald sie das wissen, sagen sie mir Bescheid.«

Kein Wunder also, dass diese Heilerin noch nie in Amazonien war: Wer solche Helfer zur Verfügung hat, der muss nicht überall gewesen sein, um alles selbst zu wissen.

45 Bei den Shuar gilt das sogar für nahezu alle »Kräfte«, die ein Mensch besitzt (Mader 1999: 155ff, 314ff).

46 Was nicht bedeutet, dass es nicht auch im Tiefland Ethnien gibt, bei denen die Interaktion von Menschen und Geistern auf Reziprozität beruht: Descola (1992, 1996), der sich ausgehend von den »Natur«-Vorstellungen der Shuar / Achuar eingehend mit diesem Problem beschäftigt hat, führt hier z. B. die Tukano an. Tendenziell scheint das Modell der Reziprozität im Andenraum aber erheblich stärker ausgeprägt zu sein als in Amazonien (vgl. Métraux 1949: 577f).

Originaltranskriptionen der zitierten Gesprächspassagen

Kurze Pausen des Sprechers sind mit »..«, längere mit »...« markiert. Auslassungen sind, je nachdem, ob sie ein Wort, einen Satzteil oder einen ganzen Satz und mehr betreffen, mit »[.]«, »[..]« oder »[...]« gekennzeichnet. (Die Originalzitate der Otavaleño-Heiler finden sich in Wörrle 2002: 354ff).

T1 Angel Shiguango 2.10.2000

a) *Por medio de la ceremonia el yachac limpia, quita la mala enegía y al soplar de la corona – entonces eso dicen es »coronar«, ya – entonces dan el poder o sea: la energía para que estése despierto, que no pase algo mal, no. Entonces eso es algo .. como un espíritu más fuerte. [...] Al soplar hace sentir algo bueno: [uno] está despierto, no como antes. Todo se cambia. Entonces allí sí uno [se] siente mejor. [...]. Como un doctor, un médico: después de examinar le inyecta. Así es. Sí sirve para uno. [...]. Coronar es como dar el poder.*
b) *Es como un escudo, como un sello. Y ahora acostumbro yo: Cuando estoy sin la corona, sin los collares el cuerpo siente liviano. Entonces el espíritu dice: »Pónga la corona, pónga los collares.«*
c) *Es una linda chica. [...]. Hay una cocha arriba: se llama Cotoscocha. Entonces allí saben salirse no más encima de las rocas, de las peñas. Saben estarse allí lluchito. [...]. Entonces ya cuando se acerca, no, entonces allí [..] menos pensado le jala como si fuera imán. Entonces le abraza. Entonces al abrazar yacu huarmi allí se hace un desmayo, como un sueño ya. Hace soñar un poco. Después ya pasa a otro espacio. Le lleva a otro espacio. Allí [..] primero hace sentar encima de una anaconda. [...]. Para ellos ha sido como un banco para tomar asiento. Entonces cuando llega una persona desconocida entonces [la anaconda] queda medio arisco. [..] Entonces ella le dice: »apa, apa, apa.« Para ellos [la] palabra »apa« es »quieto, quieto«. Allí se amansa. Y después [le] llevan donde que está el jefe. El es curaca, es decir como jefe. Entonces allí le hacen presentar, hacen coronarle, soplarle y hacer una limpieza como tal hacemos nosotros. [...]. Entoces ya después de hacerse coronar entonces el jefe le dice [.] que lleve, que vaya a dejar en este mismo sitio.*
d) *Adentro es como una ciudad, como la ciudad de Quito, así, unas grandes ciudades. Entonces asímismo [en las cochas] existe todo, solo las cosas que ellos tienen es diferente. Tanto hombres [como] mujeres son. Ellos para vivir [..] es como inocente, no: no necesitan la ropa, nada. Es así. [...] Como una caverna, ya. Por ejemplo desde Brasil o de otros países es como una carretera, ya, que pasa de Ecuador a Perú, a Colombia, así, por adentro de la caverna. [...]*
e) *Algunos, como es costumbre de ellos, agachando la cabeza, cogiendo agua botaban [encima] para bañarse. Nuestra costumbre es busearle y me iba para*

adentro. Y asomó como anaconda adentro. Y salía arco iris. Entonces veía clarito dentro del agua. Y abrí la boca: entraban como unas piedras, espíritus buenos. Se llenaba la boca. Y como traté de tragarme se desaparecio. [...]. Entonces me salí y sentí algo mejor.

f) *Algo malhecho de los brujos tranquilamente se asoma como unas figuras de los animales: [como] algunos aves, como peces, no. Diferentes se asoman: algunos como alambres enredados, como tijeras, así.*

g) *Aquí en el oriente existe [poder] del río, de las lagunas, de los cerros, de las cavernas y de los arboles, no, arboles grandes. Y además de las anacondas y de la pantera. En cambio en la sierra no existe este todo.*

h) *Los brujos, cuando hacen sus maldades, ahora para hacer estas curaciones, cuando uno no tiene estos poderes, no avanza a curar. Entonces [...] hay que seguir continuamente buscando estos poderes. Tal como vemos en la televisión, no. Entonces andan buscando no solo un poder, sino otros poderes, tanto en el cerro, en las lagunas, no, en las cochas.*

T2 Yachac (Tena) 19.12.2000

En cuestion de coronas ocupamos solamente en rato de fiestas, en rato de presentaciones folkloricas, danzas. Allí sí ocupamos. No ocupamos más que todo en rato de curaciones, porque hasta molesta el vestido allí. [...]. En ayahuasca sacamos camisa, lluchu - ¿sí o no? - así trabajamos. ¿Esto por qué? Para sentir. Que cualquier maleza venga: en lluchu se da cuenta uno. [...]. Si usted está vestido y algún espíritu .. A veces viene con aire: si estás vestido no sientes. Pero si estoy pelado lo siento: [..] Entonces yo ya tengo para defenderme. [...]. Es por este derecho [que] mejor trabajamos lluchu, sin poner ningún plumaje, nada. No es necesario«

T3 Camilo Guamundi 11.1.2001

a) *Yo precisamente para aprender tuve la curiosidad cuando mi abuelo [..] hizo levantar a un enfermo que estaba bastante grave, no. [...]. Yo era un muchachito aproximadamente de unos 6 años. [...]. Entonces tuve esta curiosidad y le dije al abuelo que me enseñara como curaba. [...]. Entonces él seguidamente me puso .. a aconsejar de las buenos costumbres, de los buenos ejemplos, como se curaba, como hay que hacer. [...]. De allí precisamente fue madurando poco a poco cuando ya con otros mayores .. otros abuelos me empezaban a ayudar de igual forma. Tenía esta curiosidad de seguir aprendiendo pidiendo las energías y me seguían dando las mañas: como se curaba, con que plantas se curaba, que enfermedad se curaba, todito, no. [...]. Y entonces por medio de las energías me entregaban unos poderes en la noche tomando el ayahuasca, comunmente llamado el yajé: Entonces con* *esto en la noche me aventaban, me soplaban [..]. Y debe uno mucha dieta, no: al menos de no comer ají, de no comer cosas irritosas, carne de puerco, carne de huanta, porque estos tienen grasa y le cortan, no, la ciencia que uno va aprendiendo. Entonces seguí el camino, no. Y gracias a Dios después empecé ya a salir a una edad de 16 años un poco ya de la casa. [...]. Pasé una buena temporada solo en la finca de mi papá. Y allí es cuando yo supe primeramente soñar, no. [...]. Y se me parecía en los sueños que me llegaban mujeres. Llegaban de un lado, de otro lado unas mujer bien guapas, no. [...] Y como estaba yo solito me fui [al monte] y me llevó la mujer del monte, no, así espiritualmente. [...]. Me llevó y estaba yo comunmente viendoles, así conversando, dialogando. Y allí, igualmente como se hace en las curaciones, igualmente me transmitían ellas [sus poderes]. Me presentaron enfermos: »Ya puedes soplar, le das tu energía. A ver como le vas a curar.« Entonces en este momento hacen prueba. A ver si verdaderamente cura: o va a hacer el bien, o va a hacer el mal. Todito se clasifica. Mientras esto daban de tomar, allí adentro mismo, yajé bien preparado, pero era un vasito así pequeño de puro oro, de puro oro, brillosísimo. Y ponían un poquito y daban de tomar. Y era igual como tomar aquí afuera cuando uno empieza a curar, no. De todas maneras no fui tan seguro. Ya después con el tiempo fui avanzando con otros mayores más, con otros curanderos, con otros sabios fui aprendiendo poco a poco, no. [...]. Y a la edad de los 18 años me fui a hacer el servicio militar. Salí de allí, me metí en una compañía [de petroleo por la carretera del río Tiputini], me puse a trabajar por allá. Y allí precisamente gracias a Dios también encontré otros mayores ya de la ribera. Ellos también me ayudaron. [...]. Entonces por allá también me perdí: [las mujeres espíritus] me llevaron al monte, igualmente me hicieron perder, me dieron de tomar agua dulce, me dieron de comer, me dieron de beber, todo esto, no. [..] Yo me había perdido aproximadamente a las 8 de la mañana y estuve llegando a las 10 de la noche a la carpa. Y sin conocer en el monte. Ellas mismas me fueron a dejar en el lugar. Entonces los compañeros se admiraron o sea: se asustaron porque yo había llegado a esta hora. Y todo el día sin comer. Y yo no sentía ni cansancio. [...]. De allí salí. Me fui por la zona de Limoncocha, pasé un año por allá. Llegué a hacer buenas amistades con los Secoyas, con los Sionas y con los Cofanes. Y ellos también me ayudaban a transmitir la energía y todo esto, porque fui buen amigo, como hijo de ellos. [..]. No hablan Quichua pero los hijos entendían el castellano. [...]. De todas maneras ellos también me han dado un poco de las energías de ellos. [...] O sea: me llevaron directamente a la práctica. No daban así teoricamente, escribiendo .. Tal rato que se presentaba alguna enfermedad con algún paciente, este rato [me dijeron]: »Ve, así tienes que curar, con esta planta tienes que curar, tienes que tomar esta, así tienes que controlar.« Entonces directamente. [...] Cada civilización, cada sector indígena tiene sus energías, distintas formas de curar. Entonces fui madurando poco a poco. [..]. Ya iba mezclando tanto como sabían mis abuelos, mis amigos [..] de cada civilización, no, de cada sector indígena que vivimos. Y de allí pues precisamente salí para afuera, para la zona de Cayambe. Aprendí con los Cayambeños. Sí tienen unas buenas energías también ellos. Entonces ellos me transmitieron algo del aire, algo del frío, del hielo, porque más en la Sierra existe el frío. [...]. Ellos más curan con el cuy. De allí con el huevo: hacen pasar y le ven allí. Yo al menos esto también yo sé ver muy bien, como yo más practicaba con esto [..]: con el huevo y con el cuy, ambas cosas. [...]. Cuyes [aquí] no hay, pero con huevos sí les limpio. [..] En casos específicos .. para asegurar la enfermedad. Yo [.] chequeo en mi manera que yo aprendí aquí: de repente me vaya a fallar. Digo: entonces pongo otra energía a ver como me resulta y le comparo. [...]. [La limpia con huevo] también hago con la gente de aquí cuando es necesario. O sea: yo busco la forma que sea más conveniente que esté a mi alcance. [...]. [Con el huevo] yo lo puedo identificar mejor y lo puedo demonstrar lo que es. Puede ver la otra persona. Por esto yo le limpio con el huevo, para demonstrarle, no. Vuelta [con la ayahuasca] muchas veces yo veo [..], pero ellos no pueden ver. Yo sé lo que tiene, lo voy diciendo [..], pero ellos no pueden ver. Entonces vuelta en el huevo yo les hago ver, les hago aparecer. Les ayudo más allí, porque aparece todo. Entonces lo ve con mucho más credibilidad. [...]. Y de allí precisamente otra vez por motivos de trabajo mismo estaba allá por la zona de la costa. [... Trabajaba] en una compañía de seguridad. [...]. Y como me hize amigo de unos morenos entonces me llevaron al recinto de ellos [...] en las orillas del río Esmeraldas, más o menos ha de ser a unas dos vueltas del mar para adentro, para el río, no. [...] Como laguna hace el río y había habido un morenito allá, mayor, bastante ancianito, que tenía buenas energías. [..] Un curandero. Y entonces él, como me fui así, él me detectó que estaba aprendiendo, que yo ya sabía. Entonces él me pidio que yo les ayudara con mis energías, no. Pero yo decía que no puedo. Entonces de allí él me clasificó: »Usted sí tienes buenas energías. Lo que pasa es que esto debe faltar. Y esto te va a ayudar.« Y me ayudó. Allí pasé como 8 días con él. Me enseñó, de allí me metió a la laguna de él, casi en el río Esmeraldas, y aprendí bastante. Y de allí el me sopló en la mano con el tabaco y me dijo que me puso una estrella en cada mano. Entonces era una señal que .. como nosotros encontramos aquí las piedras, encontramos cosas, no, milagrosas para nosotros - entonces él tenía la estrella. Y me dio la estrella. Según él me puso espiritualmente y [dijo] que con esto yo iba a poder a curar solamente con la mano. [...]. Por esto tengo esta energía de curar solo con la mano. Porque la mayor parte de aquí, de la región amazónica, en la mayoría todos chupan con la boca. En cambio yo hasta aquí no he chupado. Solamente con la fregada, con la sobada de las manos les curo. [...].*

b) *El huevo se le rompe, se le pone en un vaso de trago [..] y le clasifico: a ver si está hecho por daño, si es algo de natural. [...]. Se le ve por el color: Muchas veces salen pintas de sangre, salen manchas negras, salen como unas burbujitas, salen como brillos de vidrio y todo esto tiene su significado. Porque en todo huevo no sale así. Entonces depende de la persona, no. [...].*

c) *Las plantas hay buenas, pero no saben utilizarlas, no. Lo que la población va avanzando y la energía va huiéndose cada vez más. Igualmente está pasando aquí en la Amazonía. Porque más antes la energía estaba más cerca. Y conforme [a lo que] va poblándose entonces todo va huiéndose. Es como los Huaoranis, ya, la energía. Entonces mientras más sigue la colonización, más sigue el mal aliento, el humo de la fábrica, de algunas construcciones: eso va eliminando las energías. [...]. Esta es la razón que [los yachac de la sierra] no poseen muchas energías.*

d) *Muchas veces allí es flojo, pero necesitamos tener esta energía porque un curandero de aquí no puede curar así cualquier [maldad]. Cuando le hacen daño de este tipo de enfermedades es difícil curar. Por más que sea tiene que saber esta especialidad para poder curar [...]. Es lo mismo que aquí: por ejemplo [alguien] hace un daño por la zona del Coca, de por allá, y la ciencia es distinta de a la de acá, es diferente la energía. Entonces para poderles curar tenemos que contactar nosotros con ellos, tener esta energía para poderles curar. Por más bueno que sea: [si] es distinto es difícil. [..] Si le empiezo a aplicar mal [el daño se] le transmite a uno y uno se jode. Entonces por esto tenemos que saber esta ciencia para poderles aplicar. O sea: tener para poderles curar y como defensa también tenemos que tener. [...]. Entonces necesariamente hay que tener todo tipo de energías para ser bueno.*

e) *Sí quieren saber como ha aprendido, que energía no más tiene. [Pero] muchas veces es un poquito duro contar esto todo [..]: Porque si [alguien] sabe que tiene este [poder], entonces sabe que algo falta, no. Por más sabio que sea algo falta. Entonces tratan de atacar por este lado que [uno] no sabe. Entonces por esto es dificil. Mejor [..] no contar tanto de donde no más tiene, qué energía no más tiene, porque si usted les decía, entonces buscan ellos a ver qué energía no tiene: entonces lo mandan por este lado y le joden.*

f) *La energía uno se tiene y ya se mancha como una tinta que se riega en una tela. Ya queda manchado, no. Y esta energía es bien fuerte. Entonces cuando a uno se le transmite esta energía, esta mancha: le pasamos a la otra persona. Es decir: cuando ya estamos suficiente maduros, suficiente para defender, entonces esto le regalamos un poco. Y eso en su cuerpo - si es que él cumple la dieta que uno le da - va concentrándose más y más y [.] se madura.*

T4 Mariano Grefa 12.1.2001

a) *Necesitaba otra clase de aprendizaje. Aquí no existe la vista de vela .. y otros estudios más. Entonces me gustó aprender, porque este estudio había en Imbabura. En este Imbabura encontré a un maestro que había llegado [aquí hace] casi 9 años. Entonces él vino primero y luego me llevó y me invitó. Estuve un mes [...]. Taita Segundo Perugachi Cachimuela ha sido [..] de Otavalo mismo. [...]. Entonces allí él me explicó. Llegaba bastante cliente y como yo ayudaba como un ayudante para aprender, entonces [..] él me enseñaba y yo preparaba para dar a los clientes en la mesa.*
b) *Al hacer el amor dizque uno se desmaya. Y al desmayar dizque le entrega el poder, el poder de la yacu huarmi.*

Literatur

[Anonym] 1909: *Monografía del Cantón de Otavalo.* Quito: Tipografía Salesiana.

Baer, Gerhard 1992: The One Intoxicated by Tobacco. Matsigenka Shamanism. In: Langdon, E. Jean Matteson & Baer, Gerhard (Hg.): *Portals of Power: Shamanism in South America.* Albuquerque: University of New Mexico Press: 79-100.

Balladelli, Pier Paolo [1988] 1996: *Entre lo mágico y lo natural: La medicina indígena. Testimonios de Pesillo.* Quito: Abya Yala.

Barrett, S. A. [1925] 1994: *Los indios cayapas del Ecuador.* Quito: Abya Yala.

Barriga Lopez, Franklin 1986: *Etnología Ecuatoriana I: Colorados.* Quito: IECE.

Baumann, Franziska 1998: *Veränderungen im Schamanismus des ecuadorianischen Tieflandes. Der Einstieg der Schamanen in das Tourismusgeschäft unter besonderer Berücksichtigung der yachac bei den Quichua.* [Unveröffentlichte Magisterarbeit]. München.

Berg, Hans van den 1990: *La tierra no da así nomás: Los ritos agrícolas en la religión de los aymara-cristianos.* La Paz.

Briggs, Charles 1996: The Meaning of Nonsense, the Poetics of Embodiment, and the Production of Power in Warao Healing. In: Laderman, Carol & Roseman, Marina (Hg.): *The Performance of Healing.* London, New York: Routledge: 185-232.

Carneiro, Robert L. 1980: Chimera of the Upper Amazon. In: de Mille, Richard (Hg.): *The Don Juan Papers: Further Castaneda Controversies.* Santa Barbara: Ross-Erikson: 94-98.

Chaumeil, Jean Pierre 1991: Réseaux chamaniques contemporaines et relations interethniques dans le haut Amazone (Pérou). In: Pinzón, Carlos E.

& Suárez P., Rosa (Hg.): *Otra América en construcción: Medicinas tradicionales, religiones populares.* Bogotá: ICAN: 9-21.

—— 1998: El chamanismo en movimiento. In: *Ver, saber, poder: Chamanismo de los yagua en la Amazonía peruana.* Lima: CAAAP / IFEA: 15-37.

Descola, Philippe 1992: »Societies of nature and the nature of society«. In: Kuper, Adam (Hg.): *Conceptualizing Society.* London, New York: Routledge: 107-126.

—— [1993] 1996: *Leben und Sterben in Amazonien. Bei den Jívaro-Indianern.* Stuttgart: Klett-Cotta.

—— 1996: Constructing natures. Symbolic ecology and social practice. In: Descola, Philippe & Pálsson, Gísli (Hg.): *Nature and Society. Anthropological Perspectives.* London, New York: Routledge: 82-102.

Disselhoff, H. D. 1940: »Brujos« im Hochland von Ekuador. In: *Zeitschrift für Ethnologie* 71: 300-305.

Droz, Yvan 1997: Jambihuasi: une tentative d'intégration de deux pratiques médicales à Otavalo, Equateur. In: *Bulletin de la Société suisse des Américanistes* 61: 91-98.

Estrella, Eduardo 1978: *Medicina aborigen. La práctica médica aborigen de la Sierra Ecuatoriana.* Quito: Ed. Epoca.

Faust, Franz X. 1983: *Medizinische Anschauungen und Praktiken der Landbevölkerung im andinen Kolumbien.* Hohenschäftlarn: Klaus Renner Verlag.

Faust, Franz & Schindler, Helmut 1990: Interethnische Lehrbeziehungen der Heiler Südwest-Kolumbiens. In: Illius, Bruno & Laubscher, Matthias (Hg.): *Circumpacifica. Festschrift für Thomas S. Barthel.* Frankfurt a. M., Bern, New York, Paris: Peter Lang: 521-542.

Gareis, Iris 1987: *Religiöse Spezialisten des zentralen Andengebietes zur Zeit der Inka und während der spanischen Kolonialherrschaft.* Hohenschäftlarn: Klaus Renner Verlag.

Gebhart-Sayer, Angelika 1987: Die *Spitze des Bewußtseins: Untersuchung zu Weltbild und Kunst der Shipibo-Conibo.* Hohenschäftlarn: Klaus Renner Verlag.

Giese, Claudius C. 1989: *»Curanderos«. Traditionelle Heiler in Nordperu (Küste und Hochland).* Hohenschäftlarn: Klaus Renner Verlag.

Guaman Poma de Ayala, Felipe [1615] 1987: *Nueva crónica y buen gobierno.* 3 Bde. Madrid: Ed. Historia 16.

Gow, Peter 1994: River People: Shamanism and History in Western Amazonia. In: Thomas, Nicholas & Humphrey, Caroline (Hg.): *Shamanism, History and the State.* Ann Arbor: University of Michigan Press: 90-113.

Hagen, Wolfgang von 1939: *The Tsátchela Indians of western Ecuador.* (Indian Notes and Monographs 51). New York: Museum of the American Indian, Heye Foundation.

Harner, Michael J. [1972] 1994: *Shuar. Pueblo de las cascadas sagradas.* Quito: Abya Yala.

Haro Alvear, Silvio Luis 1973: Montañas sagradas del Reino de Quito. In: *Boletín de la Academia Nacional de Historia*, Vol. 56, Nr. 121. Quito: 115-142.

Hendricks, Janet 1988: Power and knowledge: discourse and ideological transformation among the Shuar. In: *American Ethnologist* 15 (2): 216-238.

Hobsbawn, Eric & Ranger, Terence (Hg.) 1983: *The Invention of Tradition.* Cambridge: Cambridge University Press.

Hudelson, John 1987: *La cultura quichua en transición: Su expansión y desarollo en el Alto Amazonas.* Quito: Abya Yala.

IEAG - Instituto Ecuatoriano de Antropología y Geografía 1953: *Ilumán: Una comunidad indígena aculturada.* (Instituto Nacional de Previsión, Informe Nr. 3). Quito.

Iglesias P., Genny 1989: *Sacha Jambi. El uso de las plantas en la medicina tradicional de los Quichuas del Napo.* Quito: Abya Yala.

Joralemon, Donald & Sharon, Douglas 1993: *Sorcery and Shamanism. Curanderos and Clients in Northern Peru.* Salt Lake City: University of Utah Press.

Karsten, Rafael [1924] 1988: Los indios colorados del oeste ecuatoriano. In: Juncosa, José (Hg.): *Tsáchila. Los clásicos de la etnografía sobre los colorados (1905-1950).* Quito: Abya Yala.

—— 1935: *The head hunters of western Amazonas. The life and culture of the Jibaro Indians of eastern Ecuador and Peru.* Helsingfors: Societas Scietiorum Finnica.

Knipper, Michael 2000: Mal Aire *und die medizinische Praxis der* Naporuna *am unteren Río Napo im Amazonastiefland von Ecuador.* [Unveröffentlichte Dissertation]. Bonn.

Knipper, Michael et al. 1999: *Mal Aire entre los Naporuna. Enfermedades por viento entre la gente que vivimos a la orilla del río Napo.* Coca: CICAME.

Kroeger, Axel & Barbira-Freedmann, Françoise 1992: *La lucha por la salud en el alto Amazonas y en los Andes.* Quito: Abya Yala.

Kvist, Lars P. & Barfod, Anders S. 1994: The curing rituals of the Cayapa Amerindians of coastal Ecuador, and their exchange of rituals and medicinal plants with other ethnic groups in the region. In: Ríos, M. & Borgtoft Pedersen, H. (Hg.): *Las plantas y el hombre. Memorias del primer simposio*

Ecuatoriano de etnobotánica y botánica económica. Quito: Abya Yala: 149-164.

Lamb, Bruce F. [1971] 1982: *Der weiße Indio vom Amazonas.* Bern, München: Scherz Verlag.

—— 1987: Der Magier vom Amazonas – Authentische oder Pseudo-Ethnographie? In: Duerr, Hans Peter (Hg.): *Authentizität und Betrug in der Ethnologie.* Frankfurt a. M.: Suhrkamp: 181-198.

Langdon, Jean 1981: Cultural Bases for Trading of Visions and Spiritual Knowledge in the Colombian and Ecuadorian Montaña. In: Francis, Peter / Kense, F. / Duke, P. (Hg.): *Networks of the Past: Regional Interaction in Archaeology.* Calgary: 101-116.

—— 1991: Interethnic processes affecting the survival of shamans: a comparative analysis. In: Pinzón, Carlos E. & Suárez P., Rosa (Hg.): *Otra América en construcción: Medicinas tradicionales, religiones populares.* Bogotá: ICAN: 44-65.

—— 1992: Dau. Shamanic Power in Siona Religion and Medicine. In: Langdon, E. Jean Matteson & Baer, Gerhard (Hg.): *Portals of Power: Shamanism in South America.* Albuquerque: University of New Mexico Press: 41-61.

Luna, Luis Eduardo 1986: *Vegetalismo: Shamanism among the Mestizo Population of the Peruvian Amazon.* Stockholm: Almqvist & Wiksell International.

Mader, Elke 1995: Die Attacke der Grünen Magie. Interkulturelle Prozesse im Schamanismus der Shuar (Ekuador). In: *Zeitschrift für Ethnologie* 120 (2): 177-190.

—— 1999: *Metamorphosis del poder: Persona, mito y visión en la sociedad Shuar y Achuar.* Quito: Abya Yala.

McCallum, Cecilia 1996: The Body That Knows: From Cashinahua Epistemology to a Medical Anthropology of Lowland South America. In: *Medical Anthropology Quarterly* 10 (3): 347-372.

McDowell, John Holmes 1989: *Sayings of the Ancestors: The Spiritual Life of the Sibundoy Indians.* Lexington: University Press of Kentucky.

Mena, Vicente 1969: Algunos aspectos de medicina popular en La Calera, Provincia de Imbabura. In: *Revista del Folklore Ecuatoriano* 3: 5-39.

Métraux, Alfred 1949: Religion and shamanism. In: Steward, Julian H. (Hg.): *Handbook of South American Indians*, Vol. 5. Washington: Smithsonian Institution, Bureau of American Ethnology: 559-591.

Muñoz Bernand, Carmen 1986: *Enfermedad, daño e ideología. Antropología médica de los renacientes de Pindilig.* Quito: Abya Yala.

Muratorio, Blanca [1987] 1998: *Rucuyaya Alonso y la historia social y económica del Alto Napo 1850-1950.* Quito: Abya Yala.

Murra, John 1946: The historic tribes of Ecuador. In: Steward, Julian H. (Hg.): *Handbook of South American Indians*, Vol. 2. Washington: Smithsonian Institution, Bureau of American Ethnology: 785-821.

Naranjo, Plutarco 1983: *Ayahuasca. Etnomedicina y mitología.* Quito: Ed. Libri Mundi.

Oberem, Udo 1956: Geister und Zauberer am Rio Napo. In: *Baessler Archiv* 4 (1): 197-202.

—— 1980: *Los Quijos: Historia de la transculturación de un grupo indígena en el Oriente Ecuatoriano.* (Colección Pendoneros 16). Otavalo: IOA.

Pineda Giraldo, Roberto & Gutiérrez de Pineda, Virginia 1984/85: Ciclo vital y chamanismo entre los indios chocó. In: *Revista Colombiana de Antropología* 25. Bogotá: 9-181.

Pinzón, Carlos E. & Suárez P., Rosa 1991: Los cuerpos y los poderes de las historias. Apuntes para una historia de las redes de chamanes y curanderos en Colombia. In: Pinzón, Carlos E. & Suárez P., Rosa (Hg.): *Otra América en construcción: Medicinas tradicionales, religiones populares.* Bogotá: ICAN: 136-184.

Rösing, Ina 1994: Opferschuld. Ein zentraler Begriff der andinen Religion. In: Baumann, Max Peter (Hg.): *Kosmos der Anden: Weltbild und Symbolik indianischer Tradition in Südamerika.* München: Diederichs: 79-109.

Rogers, Mark 1995: *Images of Power and the Power of Images. Identity and Place in Ecuadorian Shamanism.* [Unveröffentlichte Dissertation]. University of Chicago. [Paginierung B.W.].

Rubio Orbe, Gonzalo 1956: *Punyaro. Estudio de antropología social y cultural de una comunidad indígena y mestiza.* Quito: Ed. CCE.

Salomon, Frank 1980: *Los señores étnicos de Quito en la epoca de los Incas.* (Colección Pendoneros 10). Otavalo: IOA.

—— 1981: Matando al Yumbo: un drama ritual del norte de Quito. In: Whitten, Norman E. (Hg): *Transformaciones culturales y etnicidad en el Ecuador contemporáneo.* Otavalo: IOA: 225-296.

Sánchez-Parga, José & Pineda, Rafael 1985: Los yachac de Ilumán. In: *Cultura, Revista del Banco Central del Ecuador*, Vol. 7, Nr. 21b. Quito: 511-581.

Sanhueza, Ricardo 1996: Etnomedicina en la Provincia de Manabí. In: Argüello, Silvia & Sanhueza, Ricardo: *La medicina tradicional ecuatoriana.* (Colección Pendoneros 33). Quito: Ed. Banco Central del Ecuador: 209-355.

Schindler, Helmut & Faust, Franz 1988: Indianische Arzneihändler in Südwest-Kolumbien. In: *Münchner Beiträge zur Völkerkunde* 1. (Festschrift László Vajda). München: Hirmer Verlag: 177-203.

Schweitzer de Palacios, Dagmar 1994: *Cambiashun. Las prácticas médicas tradicionales y sus expertos en San Miguael del Común, una comuna indígena en los alrededores de Quito.* (Mundus Reihe Ethnologie 12). Bonn: Holos.

Seeger, Anthony / da Matta, Roberto / Viveiros de Castro, E. B. 1987: A construção da pessoa nas sociedades indígenas brasileiras. In: Oliveira Filho, João Pacheco de (Hg.): *Sociedades indígenas e indigenismo no Brasil.* Rio de Janeiro: UFRJ, Ed. Marco Zero: 11-29.

Sharon, Douglas [1978] 1987: *Magier der vier Winde. Der Weg eines peruanischen Schamanen.* Freiburg: Herman Bauer Verlag.

Silverblatt, Irene 1983: The Evolution of Witchcraft and the Meaning of Healing in Colonial Andean Society. In: *Culture, Medicine and Psychiatry* 7 (4): 413-427.

Sola, José / Bedoya, José / Paredes, Harvey 1992: Comunidad, Familia Indígena y Enfermedad. In: Cifuentes, Mauro et al.: *Medicina andina: Situaciones y respuestas.* Quito: CAAP: 183-225.

Taussig, Michael 1982: El Curanderismo popular y la estructura de la conquista en el suroeste de Colombia. In: *América Indígena* 42 (2): 559-641.

—— 1987: *Shamanism, Colonialism and the Wild Man: A Study in Terror and Healing.* Chicago & London: University of Chicago Press.

Whitten, Norman E. [1976] 1987: *Sacha runa: Etnicidad y adaptación de los quichua hablantes de la Amazonía Ecuatoriana.* Quito: Abya Yala.

—— 1985: *Sicuanga Runa. The Other Side of Development in Amazonian Ecuador.* Urbana, Chicago: University of Illinois Press.

Wörrle, Bernhard 2002: *Heiler, Rituale und Patienten: Schamanismus in den Anden Ecuadors.* Berlin: Dietrich Reimer Verlag.

Zerries, Otto 1973: Zeremonialstäbe des Medizinmannes mit figürlichen Darstellungen in Süd- und Zentralamerika. In: Tauchmann, Kurt (Hg.): *Festschrift zum 65. Geburtstag von H. Petri.* Köln, Wien: Böhlau: 542-564.

Montserrat Ventura i Oller

Schamanische Austauschbeziehungen und Identität

Das Netzwerk der Colorados[1]

Die Ethnologie hat schon seit langem aufgehört, von Akkulturation zu sprechen, wenn sie sich auf interethnische Beziehungen und den daraus resultierenden kulturellen Austausch bezieht, und es ist bereits über dreißig Jahre her, dass unsere Disziplin akzeptiert hat, dass sich ethnische Grenzen nicht in Form von kulturellen Inhalten abzeichnen. Doch von allen Institutionen, mit denen sich die Ethnologie üblicherweise beschäftigt, ist es vielleicht der Schamanismus, der diesen konstitutiven Antiessentialismus der Identitäten in der indioamerikanischen Welt am besten illustriert. Die vorliegende Untersuchung zeigt, dass die Werdegänge und die Behandlungsreisen der Tsáchila-Schamanen[2] eine unerschöpfliche Quelle für kulturelle Austauschbeziehungen bilden, die sich zugleich innerhalb eines ethnischen Bezugsrahmens abspielen, der ihre Kontinuität als Tsáchila erlaubt.

1 Diese Arbeit wurde zum ersten Mal in einem von Segundo Moreno, Edgardo Ruiz und Douglas Sharon geleiteten Symposium auf dem 49. Internationalen Amerikanisten Kongress (Quito 1997) vorgestellt. Später wurde eine gekürzte Version auf dem IV Kongress des *Centre d'Estudis d'Amèrica Llatina de Catalunya* vorgetragen, der von der Universitat Rovira i Virgili (Tarragona) im Mai 2000 durchgeführt wurde. Ich danke Dagmar Schweitzer de Palacios und Bernhard Wörrle für die Möglichkeit, den vollständigen Beitrag in seiner ursprünglichen, wenn auch geringfügig überarbeiteten Form zu veröffentlichen. Obwohl ich die neuen Daten aus meinem letzten Feldforschungsaufenthalt (Juli bis August 2000) hier nicht mehr aufgenommen habe, kann man aus ihnen schließen, dass die Tendenz, die sich in dieser Arbeit abzeichnet, fortbesteht.

2 Die Tsáchila sind sowohl in der klassischen Ethnographie, als auch bei den meisten ecuadorianischen Institutionen als *Colorados* bekannt. Aus diesem Grund haben wir die Bezeichnung im Titel beibehalten, zumal sie auch von den Protagonisten des hier analysierten Beziehungsnetzes verwendet wird.

Hierarchien schamanischer Macht

> Ich möchte nun daran erinnern, dass bei den Indianern der Beruf des Arztes zugleich auch eine Karriere als Politiker bedeutet, um in angemessener Weise das Schicksal seines Volkes zu leiten. Nur wenige im Urwald sehen die Anstrengungen, die sie in dieser Hinsicht im Laufe ihrer mühsamen Karriere unternehmen, von Erfolg gekrönt: Einige scheitern, weil sie die harten Prüfungen, denen sie von ihren Meistern unterzogen werden, nicht überstehen können. Sehr wenige sind es, die alle Studien in den verschiedenen Ausbildungszentren wie [Río] Napo, Saquisilí, Otavalo, Canelos durchlaufen haben – Zentren, zu denen der Anwärter gutwillig und voller Wissbegierde reist, unter Umgehung tausender von Schwierigkeiten, die sich bei der Durchführung ergeben. Und nur ganz wenige [sind es], die ihre Karriere schließlich mit dem Nimbus des weisen Heilers und scharfsinnigen Politikers vollenden. (P. Jacinto D. Marin im *Oriente Dominicano* vom April 1940).

Dieses Zitat eines Dominikaners, der im Jahr 1940 Missionar in der Region von Canelos war, gibt uns verschiedene Fingerzeige für den schamanischen Rundgang, den wir hier unternehmen werden: Einerseits die historische Beziehung zwischen Schamanismus und Macht, die damals auch schon R. Lowie andeutete und die trotz ihrer Bedeutung bis in die siebziger Jahre kaum beachtet worden ist, bis sie dann von verschiedenen Seiten wieder aufgegriffen wurde.[3] Andererseits der lange und harte Initiationsprozess, dem sich diese Persönlichkeiten unterwerfen und der beweist – wie seinerzeit bereits A. Métraux ([1944]) bemerkte –, dass Heiler zu sein weit mehr bedeutet, als simple Scharlatanerie oder eine schnelle Art und Weise, Prestige und ökonomischen Status zu gewinnen. Und schließlich – das ist die Spur, die uns am meisten interessiert – die Wichtigkeit der Lehrzeit in der Fremde und ihre Konsequenz: das Netzwerk der symbolischen Austauschbeziehungen.

[Río] Napo, Saquisilí, Otavalo und Canelos, die P. Marín mit seltener Modernität als »Ausbildungszentren« betrachtete, haben ihre Position in der Rangliste hochgeschätzter Zentren für schamanische Ausbildung in Ecuador auch in der Gegenwart behalten. Doch dabei darf man nicht vergessen, dass P. Marín sich auf Zentren bezog, die in der Canelos-Region im östlichen Tiefland Ecuadors geschätzt werden, und dass es sich dabei, wie bei vielen

3 S. z. B. F. Salomon (1983), Ph. Descola (1988), J.-P. Chaumeil (1990) oder M. Brown (1993).

anderen kulturellen Parametern, um die relative Sicht der jeweiligen indigenen Gruppe handelt.[4]

Historische Beziehungen

Die Tsáchila, die linguistisch zum südbarbacoanischen Zweig der umstrittenen Makrofamilie der Chibcha-Sprachen gehören, bewohnen das westliche Tiefland von Ecuador und unterhalten enge Kontakte zu ihren unmittelbaren mestizischen, schwarzen und indigenen Nachbarn an der Küste bzw. in den Anden und zu den weiter entfernten im amazonischen *Oriente*, so, wie das in der Vergangenheit schon ihre Vorfahren taten. Wie ich bereits in anderen Arbeiten gezeigt habe (Ventura 1995, 1999, 2000a, 2000b), lässt sich ein weitverzweigtes Netz von Austauschbeziehungen aus prä- und postkolumbischer Zeit nachweisen, das sich von Nord nach Süd und von Ost nach West zwischen den verschiedenen Ethnien des Andengebietes und Amazoniens

4 M. Harner ([1972]: 104-111) hat auf den symbolischen Austausch zwischen den Schamanen der Canelos und der Shuar hingewiesen, für welche die ersteren mit mächtigeren »magischen Pfeilen« als sie selbst ausgestattet sind. Obwohl indigene Gruppen, die näher an der Welt der Weißen leben, den im Wald gelegenen Quellen spiritueller Macht größeres Ansehen zuerkennen, hält P. Gow (1994: 97) an der These einer umgekehrten Hierarchie schamanischer Macht fest, in der den »städtischen« oder »akkulturierten« Indianern eine besonders große Macht zugeschrieben wird, die sich aus ihrer Mittlerposition zwischen der Welt der Indianer und der der weißen Missionare ergebe, aber, abgesehen von einigen wenigen Ausnahmen, niemals den Weißen als Gesamtheit beigemessen werde. Dieses Phänomen existiere in ganz Westamazonien insbesondere in der Nähe von Gebieten, in die mestizische *colonos* vorgedrungen sind, und charakterisiere – so der Autor – den von ihm so genannten »*Ayahuasca*-Schamanismus«. P. Gow plädiert für eine Analyse, die von der Geschichte der Kolonisation ausgeht – in dieser Gegend charakterisiert durch Kautschukausbeutung und Schuldsklaverei – sowie von der Bedeutung rassisch-sozialer Typologien in der indianischen Kosmologie. Nach J.-P. Chaumeil (1994: 45-61) muss man die Erklärung dagegen in einem traditionellen System symbolischer und kommerzieller Spezialisierung suchen: In den Beziehungen zwischen verschiedenen amazonischen Gruppen hat das zu hierarchischen Schamanennetzwerken geführt, in den Beziehungen zwischen amazonischen und andinen Gruppen zu asymmetrischen und im Verhältnis zu den Mestizen schließlich zu einem über Kreuz laufenden Beziehungsnetz mit einer bei Indianern und Mestizen jeweils umgekehrten Hierarchie. Bei den Tsáchila, die den kolonialen und postkolonialen Veränderungen weniger ausgesetzt gewesen zu sein scheinen als die Gruppen an der Grenze Amazoniens und die im Lauf ihrer Geschichte enge Austauschbeziehungen mit anderen Ethnien unterhalten haben, ist diese relative und jeweils unterschiedliche Zuschreibung von Macht an andere Gemeinschaften gleichfalls zu beobachten, wie weiter unten noch zu sehen sein wird.

entwickelte und in dem die Tsáchila – schon früh bekannt unter der Bezeichnung *Colorados* – eine herausragende Rolle spielten. Während sich die Archäologie und die Geschichtswissenschaft damit beschäftigt haben, die Rolle dieser Austauschbeziehungen im wirtschaftlichen Bereich herauszuarbeiten, interessiert uns hier ihr symbolischer Gehalt.

Laut Akten im Notariatsarchiv von Latacunga (Navas 1990: 96-97) befanden sich unter den Handelswaren, die einige Colorados zu Anfang des 17. Jahrhunderts auf dem Weg ins »Zimt-Land« (das östliche Tiefland) mit sich führten, Idole, die wahrscheinlich gegen Heilkräuter eingetauscht werden sollten. Andererseits wissen wir aus den Arbeiten von F. Salomon (1980, 1983, 1997), dass die Schamanen der westlichen Yumbos, die eine der Gruppen waren, aus denen sich wahrscheinlich die Herkunft der gegenwärtigen Tsáchila ableitet, während der Kolonialzeit eine hervorragende Rolle in der symbolischen Vorstellungswelt der Gebirgsbewohner spielten. Drittens verdanken wir die vielleicht erste Notiz über die Anwesenheit von Heilern, die im ethnomedizinischen Netzwerk der nördlichen Andenregion ausdrücklich als Colorados bezeichnet werden, paradoxerweise der spanischen Kampagne zur »Ausrottung des Götzendiensts« (*extirpación de idolatrías*), deren Gerichtsverfahren auch weiterhin eine unerschöpfliche Informationsquelle zu manchen Aspekten der indigenen Kulturen im gesamten hispanischen Amerika darstellen: Damals sagte ein indianischer Heiler von der Halbinsel Santa Elena im Jahr 1784 aus, er habe einen Heiler der Colorados als Lehrmeister gehabt (Laviana Cuetos 1996: 49). Aus diesen drei verstreuten Hinweisen könnte man eine erste Rangfolge schamanischer Macht erstellen, in der die Tsáchila auf die amazonischen Schamanen folgen, und diesen wiederum die Heiler des Hochlands und der Küste. Weiter unten werde ich die Charakteristika, die diese Machthierarchie beinhaltet, jedoch noch genauer abstufen.

Wenn die historischen Wege nahelegen, dass der Schamanismus eine Quelle des interethnischen Austauschs war – durch die Lehrzeit in der Fremde und das Heilungsritual daheim genauso wie durch den Handel mit Heilpflanzen und kurativen Paraphernalia, d. h. letztlich durch alle konstitutiven Aspekte der schamanischen Erfahrung –, dann zeigt die Gegenwart, dass dieses Phänomen in etwas modernerem Gewand bis heute fortbesteht.

Heutige Wege

Obwohl einige Autoren (Kvist & Barfod 1994) annehmen, dass die ökonomische Bedeutung des Heilens bei den Schamanen der Colorados im ersten Viertel des 20. Jahrhunderts entstand, weil R. Karsten ([1924]) der erste Anthropologe ist, der (mit Bezug auf 1917) erwähnt, dass Patienten von Quito

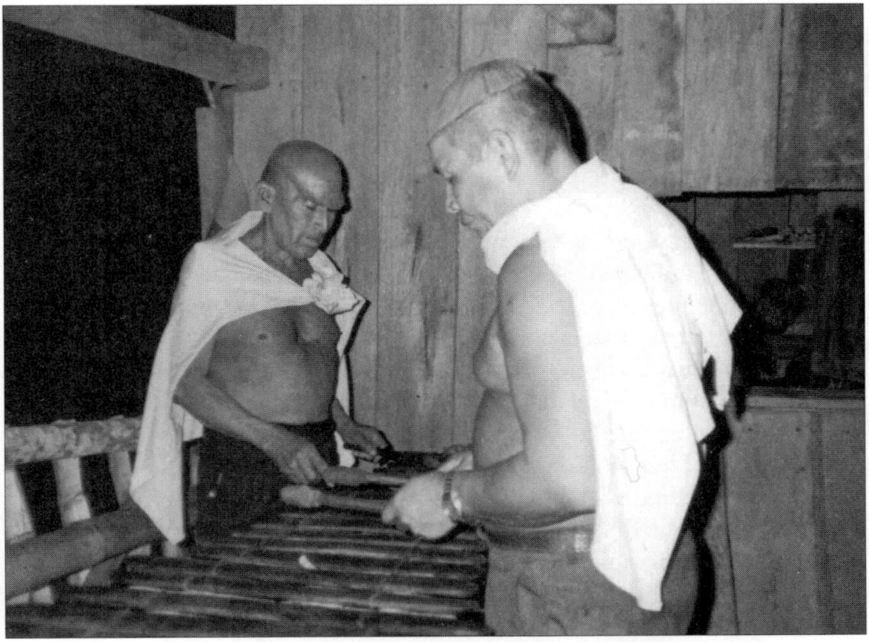

Abb. 1: Zwei Tsáchila-Heiler beim Marimbaspielen auf einem Fest. (August 1995)

nach Santo Domingo de los Colorados reisen, zeigt uns die Geschichte, dass sie älter ist. In größerem Umfang sind die Colorado-Heiler aber mit Sicherheit erst seit dem Ausbau des Straßennetzes in den 1950er Jahren bekannt geworden. Eine wichtige Rolle spielte dabei das von Santo Domingo aus sendende »Radio Zaracay«. Wie auch immer: Parallel zu den äußeren Einflüssen gewannen persönliche Beziehungen und Patenschaften zwischen den Bewohnern verschiedener geographischer Regionen Ecuadors immer mehr an Gewicht. Das bestätigen die Lebensgeschichten von Persönlichkeiten, die in den Tsáchila-Gemeinden auch heute noch als Vertreter der Außenwelt gelten. So übernahm ein alter Mestizo-Händler, der von Quichua-Großeltern aus dem Hochland abstammt, den Haus-zu-Haus-Verkauf seines verstorbenen Schwiegervaters, der dieses Geschäft seinerseits von seinen Vorfahren geerbt hatte. Auch wenn sich die Handelswaren verändert haben – vom farbigen Zwirn in den 1940er Jahren zu Brot, Bonbons und Munition in heutiger Zeit – waren diese schlichten, barfuß in einem Sack auf dem Rücken getragenen Güter doch mit einer symbolische Bedeutung aufgeladen, die den simplen Mehrwert, der auf dem Weg von den indianischen Gemeinden Quitos ins tropische Land der Tsáchila entstand, bei weitem überstieg. Jenseits von Schmuck und Süßigkeiten, die rituell von Haus zu Haus für eine Gegenleistung angeboten wurden, die sich mit der Zeit veränderte und häufig nur aus einem bescheidenen Teller Suppe bestand, war und ist der Händler immer auch ein Überbringer von realen oder fabulierten Neuigkeiten aus dem fernen Hochland und Kontaktmann zur noch unbekannteren Welt des dortigen Heilertums. Unser Protagonist, ein Bürger der Gemeinde Angamarca bei Alangasí, der seit fünfzig Jahren während der Woche Kochbananen und sonntags daheim bei seiner Frau Kartoffeln isst, gesteht, dass er dieses Wanderleben liebt, bei dem er zu Anfang auch in den *Oriente*, jetzt aber nur noch in die Tsáchila-Gemeinden reist. Bevor er zu den Evangelikalen konvertierte, war er oft Vermittler bei Behandlungsreisen, sowohl für Patienten aus dem Hochland, die zu Colorado-Heilern, als auch für Tsáchila-Patienten, die zu einigen der berühmtesten Quichua-*yachac* in seiner Gegend wollten. Während der Tage, die die Behandlung dauerte, wohnten ganze Familien der Tsáchila in seinem Haus. Im Gegenzug beherbergten diese Familien dann die seinige bei Expeditionen ins Gebiet der Tsáchila. Daraus entstand zwar keine formelles Patenschaftsverhältnis (*compadrazgo*), aber eine Beziehung aus Reziprozität und gegenseitiger Hilfeleistung, die dem durchaus vergleichbar ist.

Parallel dazu besteht seit ebenfalls fünfzig Jahren ein dauerhafter Kontakt zu einem alten Otavaleño-Weber. Im Gegensatz zum vorangegangenen Fallbeispiel begann dieser seinen Handel mit *chumbilinas* – dem traditionellen Rock der Tsáchila-Frauen (auf Tsafiki *tunan*) –, weil er in seiner Jugend einen Tsáchila-Schamanen als Lehrling besucht hatte. Nachdem er vom Ruhm Alejandro und Abraham Calazacóns gehört hatte, hatte er sich entschieden, eine Lehrzeit im Haus des letzteren zu verbringen. Dort entdeckte er, dass es für die Tsáchila-Frauen immer schwieriger wurde, ihre traditionelle Kleidung zu weben, und begann deshalb nach seiner Rückkehr nach San Pablo del Lago damit, sie auf einem der spanischen Rahmenwebstühle herzustellen, wie sie bei den Indianern von Otavalo üblich sind. Das war der Anfang seiner monatlichen Reisen nach Santo Domingo, wo er auf seinem Weg von Haus zu Haus auch seine gerade erlernte Heilkunst ausübte. Dabei kombinierte er andine Techniken mit Praktiken der Colorados, die er auch in seinem Heimatdorf anwendete.

Auch wenn die spanische Institution des *compadrazgo* bei den Tsáchila nicht sehr verwurzelt ist – die Tsáchila haben ein eigenes Ritual, um die fiktive Verwandtschaft zwischen einem Erwachsenen und einem Neugeborenen zu besiegeln –, weisen sie zahlreiche mündliche Zeugnisse als den formalen Mechanismus aus, durch den zu Beginn des 20. Jahrhunderts die ersten dau-

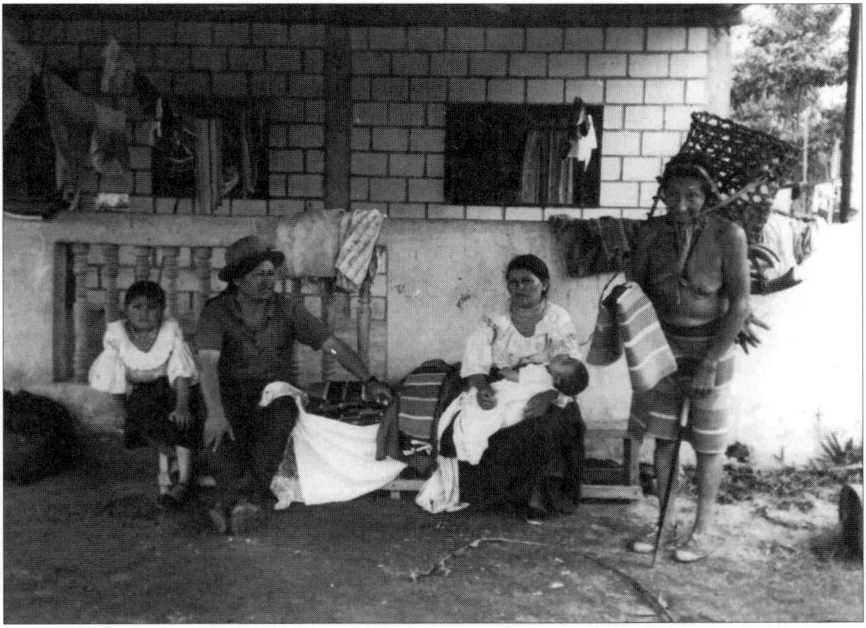

Abb. 2: Eine Familie reisender Otavaleño-Händler bietet in den Häusern der Tsáchila traditionelle Röcke (tunan) an. (September 1995)

erhaften Beziehungen zur Welt der Weißen etabliert wurden. Als Santo Domingo aus nicht mehr als einer Hazienda und drei Häusern bestand und in San Miguel de los Colorados fünf weiße Kolonisten wohnten, begannen viele Tsáchila aus der umliegenden Gegend, Wirtschaftsverträge mit ihnen abzuschließen. Von der Praxis, ein Schwein der *colonos* aufzuziehen und später dann die Ferkel aufzuteilen, reichte das bis zum Ratenkauf von neuartigen Produkten wie Zucker, Seife, Branntwein oder Kerzen, die erst vor kurzem zu einem Bestandteil des täglichen Lebens bei den Tsáchila geworden waren. Auch wenn man sich bei einigen der Weißen an den Nachnamen erinnert, kannte man die meisten einfach als »*compadres*«, und in einigen wenigen Fällen wurde diese Beziehung auch tatsächlich durch die Übernahme einer Patenschaft bei einer Taufe oder Hochzeit bestätigt. Aus dieser Zeit stammt der bei den Mestizen, die feste wirtschaftliche Beziehungen zu den Tsáchila unterhalten, übliche Brauch, die Tsáchila »*compadres*« zu nennen, ohne dass es einen rituellen Akt gegeben hätte, um dieses Verhältnis zu besiegeln. Andererseits finden wir diese in der andinen Welt sehr weit verbreitete Institution aber sehr wohl zwischen den Tsáchila und den Hochlandindianern, besonders aus der Region von Otavalo und Latacunga. In der Regel handelt es sich dabei um Beziehungen zwischen Tsáchila-Heilern und einigermaßen wohlhabenden Indianern, die Santo Domingo einmal als Patienten aufgesucht haben. Durch ihre gegenseitige Bekanntschaft eröffnet sich ein Beziehungsnetz, das die Mobilität in beide Richtungen erleichtert. Ein Tsáchila-Schamane mit *compadres* irgendwo im Hochland kann jedenfalls sicher sein, an diesem Ort eine ihm lebenslang treue Klientel zu haben, und zwar nicht nur, was seinen *compadre* selbst betrifft, sondern auch das ganze Netz von Bekanntschaften, das er durch ihn bekommen hat. Dieses Netz wird ihm erlauben, häufig in die Gegend zu reisen und nach einigen Tagen, in denen er Heilungsrituale durchgeführt hat, mit neuen Beziehungen, neuen Kenntnissen und oft auch ökonomischem Gewinn nach Hause zurückzukehren, wozu auch noch Geschenke aus im Tiefland hochgeschätzten Gütern wie Kartoffeln kommen.

Was die existierende Literatur betrifft, findet sich bei F. Ortega (1983: 13) eine interessante Textpassage über die Tracht eines Heilers aus der Provinz Cotopaxi, der nach seiner Ausbildung bei den Schamanen der Colorados als Symbol der Verbundenheit mit seinen Meistern während der Heilungsrituale einen Hut aus roter Wolle trug. An anderer Stelle bezeichnen J. Sanchez-Parga und R. Pineda (1985: 529-530) die Colorados zusammen mit den Cayapas und den Amazonasindianern als Quelle einer den Tieflandindianern zugeschriebenen, geheimnisvollen Macht, auf die die *yachac* des Hochlandes rekurrieren, um ihre Kenntnisse zu vervollständigen. Manchmal verschafft auch ein einfaches Heilungsritual auswärtigen Patienten genug formale Kenntnisse, um heilen zu können, »ohne zu verstehen«: C. Muñoz-Bernand (1986: 79-81) gibt die Geschichte des Heilers Don Vicente aus Pindilig wieder, der bei Abraham Calazacón gelernt hat, ein angesehener Schamane und Zeit seines Lebens Gouverneur der Tsáchila, den er eigentlich nur aufgesucht hatte, um sich von einem tödlichen Schadenszauber zu befreien. Laut dieser Autorin wurden angeblich auch andere Bewohner von Pindilig durch die Heiler der Colorados von solchen Hexereien geheilt.

Im Grunde genommen sind die Beziehungen zum Hochland also alles andere als ungewöhnlich, und die meisten der Tsáchila-Schamanen haben, mit dem Ziel zu lernen oder für eine rituelle Reinigung, einmal eine Reise in die Region von Otavalo unternommen und empfangen von dort auch eine Unzahl von Patienten. Die Beziehungen zum östlichen Tiefland sind heute dagegen aufgrund der größeren Entfernung und der hohen Kosten dieser Reise weniger häufig. Trotzdem gelten die amazonischen Quichua-Heiler – wie schon das einleitende Zitat zu diesem Rundgang zeigt – als besonders mächtig, und einige Tsáchila-Schamanen erzählen auch von einem Aufenthalt in dieser Gegend oder in der

Putumayo-Region als wichtigem Markstein im Lauf ihres Werdegangs. Wenn wir den Weg in die Region der Shuar[5] verfolgen, so zeigt sich auch eine gewisse Verbindungen zu dieser Gegend, und zwar jeweils zwischen Heilern, die in besonders intensivem Kontakt zur Außenwelt ihrer jeweiligen Kulturen stehen, so dass die Übertragung von Kenntnissen während des Aufenthalts hier aufgrund der größeren technischen und formalen Einheitlichkeit der jeweiligen Rituale weniger verändernd wirkt. Umgekehrt werden aber auch die Tsáchila-Schamanen von den Shuar-Schamanen für sehr mächtig gehalten. Einer von ihnen hat uns von Fällen schwerer Hexerei erzählt, die von den Tsáchila im Gebiet der Shuar verübt worden sein sollen. Auch M. Harner ([1972]) berichtet, dass manche Shuar-Schamanen wegen Hexereiproblemen Reisen über die Anden zu den Colorado-Heilern unternahmen.[6] An anderer Stelle schreiben A. Kroeger und F. Barbira-Freedman (1992:181-182), dass Ariolfo Kunam, ein Shuar-Schamane vom Upano, in seiner Jugend magische Pfeile von Colorado-Schamanen erhielt, die ihm auch den Gebrauch von Schnaps beibrachten, um die mit Halluzinogenen herbeigeführten Visionen zu intensivieren. Bleibt hinzuzufügen, dass sich die Beziehung zu dieser ethnischen Gruppe durch die Präsenz einer bedeutenden Kolonie von Shuar-Indianern in der Region von Santo Domingo ausgeweitet hat. Das hat zur Festigung der symbolischen Lehrbeziehungen mit einigen Tsáchila und manchmal sogar zu Heiratsverbindungen geführt. Dieses Extrem findet man auch bei den Otavaleños, die in der Gegend wohnen.

Weitaus enger war und ist die Beziehung zu den Chachi- oder Cayapa-Indianern[7] in der entgegengesetzten Richtung auf dem Weg zur Küste. Manche zeitgenössischen Tsáchila zählen in ihrem jüngeren Stammbaum auch Cayapa-Vorfahren auf – Frucht der Liebeleien von Colorado-Frauen mit Cayapa-Männern, die kurzzeitig in dieser Gegend waren. So, wie die Tsáchila gewöhnlich an die Küste reisten, um Holz für Balsafloße zu verkaufen, kamen die Chachis umgekehrt in ihre Gegend, um mit dem Holz Kanus zu bauen. Das Produkt wurde dann vor Ort an die Tsáchila verkauft, die für ihre Jagd- und

5 Ich danke Jorge Trujillo dafür, dass er mich 1995 bei einem Heiler der Shuar, den ich schließlich im September / Oktober 1996 interviewen konnte, auf diese Beziehung hingewiesen hat.

6 Zitiert von M. Taussig (1987: 174).

7 Die Cayapa-Indianer gehören der gleichen linguistischen Untergruppe wie die Tsáchila an (Süd-Barbacoa), und auch jenseits der Sprache ist ein großer Teil ihrer kulturellen Merkmale sehr ähnlich. Das Ethnonym, unter dem sie bei der Mehrheit der Ecuadorianer, einschließlich der Tsáchila, bekannt sind, ist *Cayapas*, auch wenn sie selbst die Bezeichnung *Chachi* revitalisieren. Aus diesem Grund benutzen wir unterschiedslos sowohl den einen wie den anderen Begriff.

Handelsexpeditionen Kanus brauchten oder sie als Gefäße für die Fermentation von *guarapo* benutzten. S. A. Barret (1925: 29) berichtet, dass ein Cayapa-Häuptling Anfang des 20. Jahrhunderts auf dem Rückweg von einer Reise nach Quito durch das Gebiet der Colorados kam und dass sein Gastgeber ihn dann seinerseits in Punta Venado, einer Siedlung der Cayapa, besuchte. Diese Beziehung besteht bis in die Gegenwart fort, da ein wichtiger Teil der Tagelöhner, die die Tsáchila heute anstellen, aus dieser ethnischen Gruppe kommt. Tatsächlich gehen die meisten der jungen Cayapas, die ihre Heimat verlassen wollen, um Arbeit zu suchen, in die Region der Tsáchila, wo sie sich sowohl durch die klimatischen, als auch durch die kulturellen Bedingungen nicht so stark entwurzelt fühlen. Manche kommen wegen der Ausbildung zum bilingualen Lehrer, die die Missionarinnen der Madre Laura in Santo Domingo anbieten, und nutzen den Aufenthalt, um sich ihren Lebensunterhalt auf den Plantagen der Tsáchila zu verdienen. Die Folge sind wieder einige gemischte Paare. Aufgrund der Regelung, die die Statuten der Tsáchila-Gemeinde diesbezüglich vorschreiben, ließen sich die meisten davon im Territorium der Cayapa nieder, wo es außerdem auch noch genügend freies Land zum Siedeln gibt. Trotzdem kommen über die wirtschaftlichen Beziehungen auch hier wieder schamanische Lehrbeziehungen zustande. In dem sie die Kontakte im näheren Umkreis nutzen, kommen die Tsáchila bis zu den Siedlungen der Cayapa-Heiler, denen sie nicht nur die Macht zuschreiben, Schadenszauber abzuwehren, sondern auch die Kenntnis mancher, ihnen, wie sie bedauern, leider unbekannten Technik, wie z. B. das Heilmittel für Schlangenbisse.[8] So wurde einer der jungen Tsáchila-Lehrlinge, der heute in der Gemeinde von Naranjos praktiziert – eine der wenigen Gemeinden, in der es an Schamanen fehlt –, sieben Jahre lang ausschließlich von einem Chachi-Heiler ausgebildet, der in der Nähe von Santo Domingo lebt. Er behandelt hauptsächlich Tsáchila-Patienten, die ihn wegen der besonderen Macht schätzen, die man den Geistern der Cayapa zuschreibt, und wegen der bereits erwähnten Therapie für Schlangengift. Nicht selten findet man auch einen jungen Chachi, der gegen eine geringe Entlohnung und die Möglichkeit, sich einen neuen Bereich medizinischer Kenntnisse anzueignen (z. B. Pflanzen, die für Bäder geeignet sind),[9] bei einem Tsáchila-Heiler als Helfer tätig ist. Rampidal, Santa Maria de Cayapas und Zapallo Grande sind gegenwärtig die drei Siedlungen der Chachi mit den meisten

8 Wie verschiedene mündliche und bibliographische Quellen zeigen (vgl. Holm-Nielsen et al. 1983), ist diese Unkenntnis neu.

9 Sowohl Barrett (1925) und Kvist & Barfod (1994), als auch die in den Tsáchila-Gemeinden lebenden Chachis bestätigen, dass die Heiler dieser Ethnie, im Gegensatz zum breiten, phytotherapeutischen Wissen der Tsáchila, über die medizinischen Eigenschaften vieler Pflanzen nicht viel wissen.

nisse anzueignen (z. B. Pflanzen, die für Bäder geeignet sind),[9] bei einem Tsáchila-Heiler als Helfer tätig ist. Rampidal, Santa Maria de Cayapas und Zapallo Grande sind gegenwärtig die drei Siedlungen der Chachi mit den meisten Kontakten zu den Tsáchila-Gemeinden. Bei den Tsáchila werden die meisten Cayapa-Arbeiter dagegen von den Gemeinden Cóngoma und Chigüilpe aufgenommen.

Wieviele andere indigene Gruppen diese Beziehungen noch umfassen, ist theoretisch völlig offen, da die Kette indirekter Einflüsse schließlich *ad infinitum* weiterwachsen kann. M. Taussig (1987: 174) berichtet, dass ein indigener Schamane aus dem Cauca-Tal, den er bei seiner Forschung kennenlernte, von einem Cholo-Schamanen aus Quibdó (der Hauptstadt des Chocó) unterrichtet worden ist, der in Wirklichkeit wiederum ein Colorado war, von dem nicht genau fest steht, ob er im Chocó wohnte oder ob er sich dort nur zeitweise im Rahmen seiner interethnischen Lehrbeziehungen aufhielt. L. P. Kvist und A. S. Barfod (1994) weisen unter Berufung auf S. A. Barrett (1925) darauf hin, dass Anfang des 20. Jahrhunderts (1908 – 1909) einige Schamanen aus dem Chocó bei den Cayapa lernten.[10] A.-M. Losonczy (1990: 79) berichtet wiederum von den weiten Reisen der Embera-Schamanen des Chocó als Teil ihrer Initiationserfahrung mit der Außenwelt. Zu ihren häufigsten Reisezielen gehören die Indianer des Sibundoy-Tals und der Guajira, sowie die Ingas und Tucanos, deren Rituale, vielleicht als Folge dieser ständigen Kontakte, gewisse Ähnlichkeiten zeigen.

Dass ich mich bis jetzt auf die Reisen der Indianer beschränkt habe, bedeutet nicht, dass es solche Initiationsbeziehungen nicht auch bei Heilern mit anderer ethnischer Herkunft gibt, wie z. B. bei den Schwarzen oder den Mestizen. Beide Gruppen stellen gleichermaßen einen bedeutenden Teil der üblichen Klientel der Colorado-Schamanen. Aus dem gleichen Grund suchen manche Tsáchila auch mestizische Heiler auf, die der hispanischen Tradition zufolge unterschiedliche Spezialisierungen verfolgen, und (aber, wegen der Furcht, die sie ihnen einflößen, in sehr viel geringerem Maß) auch die Schwarzen von Esmeraldas. Ein junger Tsáchila-Schamane, der auf kommunaler Ebene weithin anerkannt ist, hat nicht nur zwei der gefürchtetsten und ruhmreichsten (inzwischen allerdings verstorbenen) Tsáchila-Schamanen auf der Liste seiner Lehrmeister, sondern auch Indianer aus dem kolumbianischen Putumayogebiet, einen *yachac* aus Carabuela und einen schwarzen Heiler aus Esmeraldas. Obwohl die auswärtigen Lehraufenthalte stets kürzer als die Lehrzeit in der Heimat sind, bleibt hervorzuheben, dass sein Lebenslauf eine deutliche

10 Die Indianer des kolumbianische Chocó waren früher auch unter dem Namen *Cholos* bekannt (Telbán 1988: 78). Diese Bezeichnung wird auch von Barrett verwendet.

Spezialisierung auf Schadenszauber und das, was er als »schwarze Magie« bezeichnet, zeigt. Eine Entwicklung, die er schon von seinem ersten Meister übernommen hat, der sich nicht nur im Putumayogebiet, sondern auch durch Bücher und verschiedene Broschüren, wie sie z. B. von den Rosenkreuzern veröffentlicht werden, in der Kunst des Schadenszaubers ausgebildet hatte.

Schließlich muss auch noch darauf hingewiesen werden, dass einige Tsáchila-Schamanen, die sich als katholisch bezeichnen, zu religiösen Zentren von hoher symbolischer Bedeutung fahren und unter ihren Heilparaphernalia auch Marienbilder und andere christliche Gemälde haben. Gleichzeitig suchen einige Tsáchila-Patienten mestizische Heiler oder Heilerinnen auf, die ihre Fähigkeit durch eine besondere Beziehung zur heiligen Jungfrau oder einem bestimmten Heiligen bekommen haben und ihre Heilkunst in der näheren Umgebung dieser katholischen Heiligtümer ausüben.

Austausch

Es würde in diesem Rahmen zu weit führen, eine Karte mit den Austauschbeziehungen zu zeichnen, die auf diesen Reisen stattfinden. Außerdem liefen wir Gefahr, damit in die Chimären unserer difusionistischen Vorfahren zu verfallen. Im Zusammenhang mit dem Thema, das uns hier beschäftigt, und angesichts der Bedeutung, die interethnische Beziehungen bei der Konstruktion von Identitäten haben und hatten, wäre es sinnlos zu versuchen, die Essenz des schamanischen Komplexes bei den Tsáchila an einen Ort zu binden und von externen Inkorporationen zu befreien. Das würde ja bedeuten anzunehmen, dass die Tsáchila in irgendeinem Moment der Vergangenheit, als sie bereits Tsáchilas waren, noch nicht in den Lauf der Geschichte eingebunden waren, und dass Geschichte und Evolution bei ihnen mit Akkulturation gleichzusetzen sind. Angesichts der Kombinationen kultureller Merkmale, die die Ethnologie jeder Region zuweist, ist es aber dennoch interessant, einige Fakten auszubreiten, die uns den Sinn und die konjunkturellen Hierarchien, die durch die Austauschbeziehungen hervorgebracht werden, sowie die Debatte, die daraus entstand, erhellen.

Bei den Tsáchila finden wir ein medizinisches System, das auch bei anderen indigenen Gruppen Südamerikas im Allgemeinen und insbesondere in Ecuador verbreitet ist. Das beginnt mit der Existenz von *enfermedades de dios* (»Krankheiten von Gott«) bzw. *del doctor* (»für den Arzt«), sowie von Krankheiten, die durch das hervorgerufen werden, was wir als »Hexerei« bezeichnen würden, wobei diese Klassifizierung in keiner Weise erschöpfend ist und beide Typologien in ein und demselben Fall koexistieren können. Autoren mit großer Erfahrung bei der Erforschung interkultureller Medizin wie A. Kroeger und F. Barbira-Freedman (1992) bestätigen jedoch, dass sich diese Klassifizierung auch an Orten mit mestizischen *colonos* findet, und die Untersuchung von D. Pedersen und C. Coloma (1983) zeigt, dass Hexerei auch in den urbanisiertesten Gegenden der Küste und des Hochlands eine einflußreiche Erklärung für die Ursache von Krankheiten darstellt. Natürlich sagt uns diese Klassifizierung, die schon die ersten spanischen Kolonialärzte verwendeten und die, wie G. Aguirre Beltrán ([1963]) zeigt, der klassischen Tradition entstammt, nur wenig über das indigene Krankheitskonzept und seine Variationen. Wenn man den großen Einfluss, den die indianische Tradition im Lauf der Kolonialzeit auf die Bevölkerung hispanischer Abstammung ausübte, bedenkt (vgl. Gruzinski 1991), gilt das um so mehr.

Eine andere große Debatte dreht sich um den Ursprung der Klassifikation von Krankheiten und Heilpflanzen in »kalt« und »heiß«, die auch bei den Tsáchila mit ihrem breiten ethnobotanischen Wissen zu finden ist. Gewiss, in den ethnographischen Beschreibungen aus dem ersten Viertel des 20. Jahrhunderts ist von der Existenz dieses Klassifikationssystems bei den Tsáchila noch nicht die Rede. L. P. Kvist und A. S. Barfod (1994) kamen deshalb zum Schluss, dass es sich dabei um eine rezente Übernahme aus dem Hochland handelt. Andere Autoren wie Foster (1980: 125ff) führen den Ursprung dieser Klassifikation sogar auf einen spanischen Einfluss zurück, da das gleiche System damals auch im spanischen Mutterland verbreitet war, wo es seinerseits aus der hypokratischen Humoraltradition hervorgegangen ist. Allerdings wurde dieser extreme Standpunkt unter anderem von A. Butt Colson und C. de Armellada (1983) in Frage gestellt, die den Bedeutungsinhalt, der sich hinter diesem Konzept verbirgt, angesichts seiner Verbreitung in weiten Teilen des indianischen Südamerika, als indigen betrachten. Ohne in byzantinische Diskussionen verfallen zu wollen, deuten unseres Erachtens sowohl die Verbreitung und die Uniformität von Sitzbädern wie die Kalt-heiß-Klassifikation von Heilmitteln, die aus autochthonen Heilpflanzen der Tsáchila gefertigt werden, darauf hin, dass eine tiefergehende Analyse nötig ist, um hier zu einem abschließenden Ergebnis zu kommen – und zwar unabhängig davon, dass die Beziehungen zum Hochland nicht nur in den letzten fünfzig Jahren, sondern schon erheblich früher existierten und dass sich die Tsáchila geographisch wie historisch in einem Schnittpunkt von Kontakten und Beziehungen befinden.

Unter den Techniken, die für gewöhnlich einem andinen Einfluss zugeschrieben werden und die ihren Ursprung nach Foster (1980) – vor allem, wenn es darum geht, den bösen Blick zu heilen – ebenfalls in der spanischen Volksmedizin haben, findet sich auch die Reinigung von Krankheiten mit Hilfe eines Hühnereis. Bis in die Mitte des 20. Jahrhunderts scheint die allgemein übliche Methode allerdings die Extraktion gewesen zu sein, indem man die durch einen

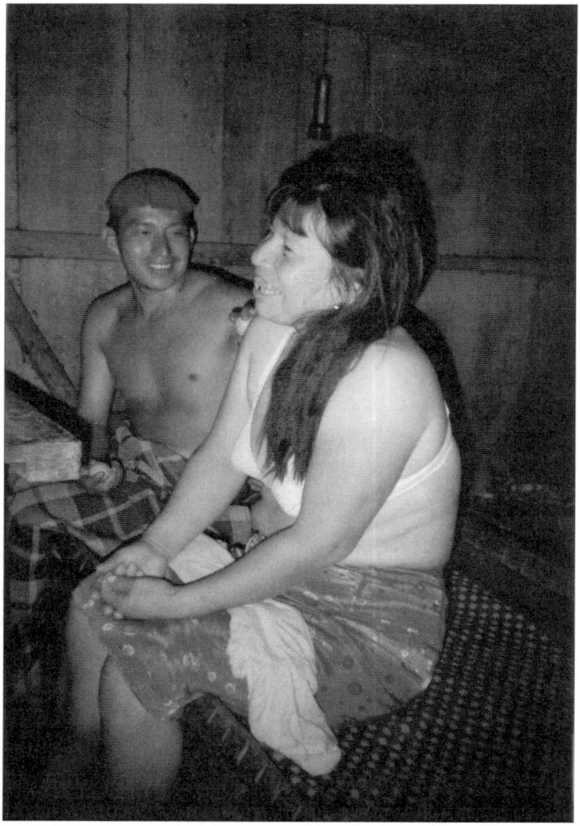

Abb. 3: Der pone Ignacio Calazacón führt eine Reinigung mit einem Ei bei einer Tsáchila-Patientin durch. (August 1994)

Stachel der Chontapalme (Karsten [1924]: 70-72) oder ein anderes pathogenes Objekt repräsentierte Krankheit aus dem Körper saugte. Das wird durch die heutigen Schamanen bestätigt, die diese Methode jedoch ablehnen, weil sie das Leben des Schamanen selber in Gefahr bringe.[10] In Amazonien ist der Gebrauch dieser Methode weit verbreitet (Chaumeil 1993). Wie ich selbst feststellte, saugen auch einige Heiler des Hochlandes die Krankheit aus, wie im Fall eines *ya-*

10 In der von C. Muñoz-Bernand (1986: 81) wiedergegebenen Geschichte aus den 70er-Jahren des 20. Jahrhunderts (s. o.) heißt es, dass Abraham Calazacón einen Wurm aus dem Körper eines Schadenszauberkranken aus dem Hochland entfernte, indem er die Gliedmaßen des Patienten besaugte und ihn mit Eiern abrieb.

chac aus Carabuela, der auch Lehrmeister eines Tsáchila-Schamanen war. Die Krankheit erscheint hier jedoch nicht in irgendeiner materialisierten Form, und in den klassischen Beschreibungen der Heilungsrituale im Hochland findet sich diese Methode nicht.[11]

Die Heilungen der Tsáchila werden nachts durchgeführt, und nur in Fällen äußerster Dringlichkeit oder, wenn es mestizische Patienten so verlangen, kann tagsüber behandelt werden. Ansonsten heilen die Tsáchila-Schamanen an jedem beliebigen Wochentag, aber da viele ihrer Kranken aus dem Hochland kommen, haben sich Dienstag und Freitag als die Tage mit der »höchsten Konzentration an Heilkraft« – so die Erklärung einiger Schamanen – eingebürgert. J. Sanchez-Parga und R. Pineda (1985: 539-540) beschreiben den umgekehrten Prozess für die andinen *yachac*, und stellen fest, dass diese Tradition, obwohl sie eigentlich indianisch ist, die mestizischen Vorstellungen inzwischen derart überlagert hat, dass nun auch diese Bevölkerungsgruppe hauptsächlich an diesen zwei Wochentagen zu den *yachac* geht. Dies ist eine weitere Tradition, die Foster dem Einfluss der Spanier zuschreibt, da sie –vor allem bei der Behandlung des bösen Blicks – genauso auch in Spanien und ganz Lateinamerika zu finden ist (Foster 1980: 134). Trotzdem zögern die Tsáchila nicht, den *pone* auch weiterhin an jedem beliebigen Tag der Woche aufzusuchen, und versuchen Dienstag und Freitag sogar eher zu meiden, um der Masse von Patienten aus dem Weg zu gehen.

Der andere große Gegenstand des Streits ist die *mesa* – eine Art »Heilaltar«, der sich in weiten Teilen des südamerikanischen *curanderismo* findet. Durch die vergleichenden Arbeiten von D. Sharon ([1978]: 200-228) und D. Joralemon & D. Sharon (1993) über die Verbreitung der *mesa* in verschiedenen eingeborenen Traditionen und bei verschiedenen zeitgenössischen Mestizo-Heilern Nordperus erscheint es als erwiesen, dass die *mesa* ein Allgemeingut im lateinamerikanischen Schamanismus ist und dass die Bezeichnung eher mit dem Wort *misa* (»Messe«) als mit *mesa* (»Tisch« als Symbol des Altars) in Verbindung steht. Die Tsáchila-Schamanen, die R. Karsten ([1924]) am Anfang des 20. Jahrhunderts beschrieben hat, pflegten im Haus des Kranken zu behandeln. Wenn sich dieser in einem wirklich schlimmen Zustand befand, wurde er in den Wald gebracht, wo dann das Heilungsritual stattfand. Ihre magischen Objekte, die sich anscheinend auf schwarze Steine und Chonta-Stacheln beschränkten, transportierten die Schamanen in einem Sack und legten sie dann auf einen kleinen Tisch. Heute erzählen die Alten allerdings, dass die *pone* früher genau wie heute in eigens dafür errichteten Hütten heilten, die sich weitab von jeder bewohnten Niederlassung befan-

11 Siehe z. B. Y. Droz (1988).

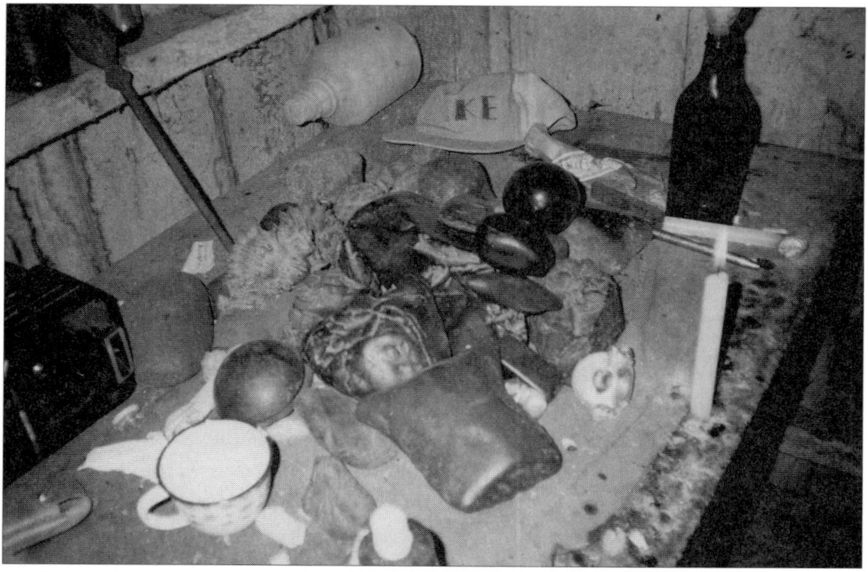

Abb. 4: Elemente einer Tsáchila-mesa. (August 1994)

den. Doch unabhängig davon, ob die *mesa* so wie heute war oder nicht: es existierte jedenfalls ein Konzept der *mesa* als symbolischer Ort der Konzentration von magischen Objekten, und schon damals stellten schwarze Steine, wie heute, eines ihrer fundamentalen Elemente dar. Die Stacheln der Chontapalme sind dagegen verschwunden. Sie wurden durch andere spitze Objekte wie Pfeile, die man aus dem östlichen Tiefland importierte, oder durch Dolche ersetzt. Hinzu kamen anthropomorphe Statuetten in der Art präkolumbischer Figürchen, wie man sie aus dem Hochland kennt, christliche Bilder und Gebetsbücher, sowie Objekte aus Amazonien (wie z. B. *tsantsas*, Schrumpfköpfe, der Shuar), oder von der Küste (wie z. B. Muscheln). Dazu kommen noch Gegenstände neoschamanischer Herkunft wie Pyramiden und Kristalle, die auch bei nordperuanischen Heilern zu finden sind. Im Gegensatz zur multiethnischen und multikulturellen Herkunft dieser neuen magischen Elemente beschränkt sich die tatsächliche Veränderung allerdings auf die Vermehrung der Geister, die in ihnen wohnen. Eine Transformation ihrer Bedeutung geht damit nicht einher. Andererseits: Wenn heute ein Schulranzen verwendet wird, um die Objekte an einen anderen Ort zu transportieren, dann setzt sich hier die Mobilität der Tsáchila-Schamanen fort, die schon von R. Karsten ([1924]) beschrieben wurde. Der Schamane wählt in diesem Fall die unentbehrlichsten Objekte aus – die bedeutendsten Steine und einige Pfeile oder spitze Objekte – und lässt den Rest, der offensichtlich nur ergänzende Funktion besitzt, in seinem Haus zurück.

Aber auch, wenn die Steine als Element der *mesa* fortbestehen, pflegen ihre Geister nach wie vor nur durch die Einnahme von *ayahuasca* – bei den Tsáchila *nepi* – sichtbar zu werden. Das ist ein weiteres, unverzichtbares Element ihrer schamanischen Tradition. *Ayahuasca* ist Bestandteil der meisten Rituale im westlichen Amazonien, und an der Küste wird sie auch von den Cayapas eingenommen. Einige der bei den Tsáchila angepflanzten *ayahuasca*-Lianen stammen aus dem *Oriente* und gelten als stärker als die autochthonen. Das erinnert uns an die bereits erwähnte Quelle aus dem 17. Jahrhundert, die davon berichtet, dass die Colorados Objekte gegen Kräuter aus dem *Oriente* tauschten, und an die relative Rangfolge der Ethnien, die aus der Sicht der Tsáchila schamanische Macht besitzen. Angesichts des eindeutigen Austauschs mit dem Hochland bei anderen Heilungselementen scheint es merkwürdig, dass es keine Hinweise auf den Gebrauch von *ayahuasca* bei den andinen Indianern gibt. Allerdings entdeckte Parsons (1945, zitiert in Sharon [1978]) *ayahuasca* auf dem Markt von Otavalo, und obwohl sie auch weiterhin kein Bestandteil ihrer Rituale ist, traf ich im Haus eines Tsáchila-Schamanen auf eine Gruppe Otavaleños, die die Liane kaufen wollten, um sie in ihre Heimat mitzunehmen.

Wir haben es also mit einem klaren Fall von Übertragung und Austausch von Heilungselementen zu tun, bei dem es möglicherweise zu sehr viel mehr formalen Übernahmen aus dem Hochland durch die Tsáchila gekommen ist als umgekehrt, während andere Indianer von ihnen vielleicht eher phytotherapeutische Kenntnisse übernommen haben. Auf jeden Fall besteht zwischen der Basis des schamanischen Systems der Tsáchila, nämlich ihrer Kosmologie, und der ihrer Nachbarn nach wie vor ein eindeutiger Unterschied, was einmal mehr bestätigt, dass Austausch nicht gleichbedeutend ist mit Akkulturation. Die Auswirkung eingeschleppter, neuer Krankheiten und die Frage, inwieweit auch die westliche Medizin Eingang ins kosmologische und ethnomedizinische System der Tsáchila gefunden hat, bleibt dagegen noch zu untersuchen.

Krankheit[12]

Bei den Tsáchila finden wir (gewöhnlich als Volkskrankheiten spanischen Ursprungs betrachtete) Erkrankungen wie *susto* und *espanto* (*wepana kika*), *mal aire* (*seiton wuu kika*) und den bösen Blick (*kaka kika*), für deren Behandlung man populäre Techniken, wie die Verwendung eines roten Armbändchens (vgl. Ortega 1996), mit andinen Praktiken kombiniert, die wahrscheinlich im Hochland erlernt worden sind, wie z. B. Litaneien auf Quichua. Dazu kommen Krankheiten, die auch in den Tieflandregionen bekannt sind, wie z. B. *mal de arco iris* (»Regenbogenkrankheit«, *suyu kiyan*).

Daneben existiert ein autochthones Klassfikationssystem für die Krankheiten der Weißen – auch Krankheiten »von Gott« bzw. »für den Arzt« genannt –, für die es zum Teil einheimische Heilmittel und Namen gibt, z. B. *ofo* (Grippe), *ofo seka* (Lungenentzündung) oder *chiyaku* (Tetanus). Das autochthone Krankheitskonzept hat sich also im Grunde genommen kaum verändert. Die Kosmologie der Tsáchila betrachtet *Tsabo Ayan*, die Mutter der Sterne, als Wächterin über die Krankheiten, und das Handeln des Schamanen, der sie schickt, ist gleichsam die Öffnung eines Wegs zu ihr. Jede Krankheit hat in dieser schamanischen Welt eine »Verkörperung«. Im Einklang mit der Kosmologie der Tsáchila wurden deshalb auch die neuen Krankheiten mit anthropomorphen Bildern belegt: Zur klassischen Ikonographie, die sich die potentiellen Träger von Krankheit eher in Form von Tieren vorzustellen pflegte, kamen nun alte Otavaleñas, kleine Hochlandbewohner, Indianer aus dem *Oriente*, Cayapas und Schwarze hinzu. Manche dieser »Träger« folgen dabei nach wie vor dem traditionellen Muster: Tetanus ist beispielsweise keine Krankheit »von Gott«, sondern wird von einem bösen Geist (*seiton oko*) hervorgebracht. Dieser wird von einem bekannten Schamanen als körperlose Masse beschrieben, die bestimmte Bäume des Waldes bewohnt, die von den Schamanen als »*du tsachi*« (Leute aus dem Hochland) wahrgenommen werden. Sie greift insbesondere schwache Geschöpfe wie Neugeborene an, die zufällig vorüberkommen. Obwohl es eine spezifische Pflanze gegen diese Krankheit gibt (*chiyaku tape*), betrachtet man heutzutage die Impfung der Babys gegen Tetanus als unabdinglich, da sich die Krankheit, die früher angeblich weniger verbreitet war, durch die Weißen ausgebreitet und verschlimmert hat. *Chiyaku* dringt als Staub in den Körper ein, deshalb zieht man sich die Krankheit leichter zu, wenn man eine Wunde hat. Auf die gleiche Art und Weise, auf die das traditionelle Heilungsritual (*patso kika*), um das Eindringen von Krankheiten zu verhindern, einen Schutzschild um den Körper aufbaut, der sich in der Körperbemalung mit *huito* materialisiert, schafft auch die Spritze eine Art Barriere, die vom Tetanus nicht mehr durchdrungen werden kann. Vielleicht ist es also gerade der präventive Charakter der großen traditionellen Rituale im Schamanismus, der eine schnelle Annahme der Impfung bei den Tsáchila erleichtert hat:

12 Wir gehen hier nicht auf den Einfluss des Katholizismus auf die Behandlung von Krankheiten ein, da dieses Thema schon in anderen Arbeiten behandelt wurde (Ventura 2000a und 2000b). Wir wollen nur andeuten, dass Heiligenbilder und andere symbolische Elemente des Katholizismus – wie Weihwasser oder der Brauch, für die Gesundheit eine Messe lesen zu lassen – und in geringerem Maß auch andere ideologische Aspekte des Christentums in das medizinische System der Schamanen integriert worden sind.

Schließlich hatten die wenigen Programme, die in den Gemeinden meist über die Schulen durchgeführt wurden, ganz massiven Zulauf.

Etwas Ähnliches hat sich bei den Machiguenga abgespielt: In einer Geschichte, die B. Bennett (1996) wiedergibt, stellt diese Ethnie sich die Gestalt der Pocken als eine Frau in Rot vor. Das Eindringen neuer Krankheiten hat bei den Machiguenga zur Diskreditierung der Schamanen geführt, und man kann feststellen, dass rasch Elemente aus der westlichen Medizin, wie z. B. Impfungen, übernommen worden sind. Ähnlich haben auch die Tsáchila die westliche Medizin, soweit sie Zugang zu ihr haben, akzeptiert – in ihrem Fall allerdings, ohne die Wirksamkeit des Schamanen zu negieren.

Bei den Tsáchila haben sich noch keine Inkompatibilitäten in der medizinischen Praxis ergeben, wie sie von J. Kempf (1996) im Fall der Awa-Coaiquer beschrieben worden sind. Bei dieser Gruppe wurden Körperproben, die zum Zweck der Analyse mit dem Namen des Probanden versehen wurden, als Beweis dafür erachtet, dass die Ärzte sie verhexen wollten. Auch manche Tsáchila betrachten Namen, Fotos und intime Kleidungsstücke als Material, um gegen einen Menschen Schadenszauber zu verüben. Der Mehrheit ist die Funktion der Ärzte jedoch wohlbekannt. Es besteht sogar eine klare Trennung zwischen autochthoner und westlicher Medizin, die sich auch bei den Mestizen zeigt. So kann ein Fall von Hexerei auf keinen Fall vom Arzt behandelt werden, da dieser das Übel noch verschlimmern würde. Gleichzeitig müssen andere Krankheiten aber unbedingt von einem Arzt behandelt werden. Statt Synkretismus oder Überlagerung, gibt es gewissermaßen zwei Systeme, die parallel funktionieren können.

Natürlich findet man bei den Tsáchila, was die Fähigkeiten der heutigen Heiler angeht, sowohl Skeptiker wie treue Anhänger. Aber auch bei den letzteren zeigt sich eine rasche Übernahme von Elementen aus der westlichen Medizin, wie z. B. die bereits erwähnte Idee der Prävention – wahrscheinlich, weil sie zugleich Teil der indigenen Vorstellung von Krankheit ist. Oder auch das Konzept der Diät, das ebenfalls schon vorher existierte, und das der Hygiene, denn auch Bäder sind bei den Tsáchila eine weit verbreitete Form der Therapie. Auf ähnliche Weise ist zur üblichen, jeder Diagnose vorausgehenden Analyse – die bei den Tsáchila von der Konsultation der Geister durch Einnahme von *ayahuasca* bis zum Lesen in der Kerze reicht – die Untersuchung des Urins hinzugekommen, mit der die Schamanen bestimmen, ob die Krankheit in ihren Zuständigkeitsbereich oder in den des Arztes fällt. Diese Untersuchung wird mittels visueller Analyse bei jedem Patienten durchgeführt, der mit bestimmten Schmerzen zum Schamanen kommt. Gleichzeitig hat die Idee der »Schwäche« – auch sie ist in der Tradition präsent, da sich Hexerei durch Austrocknung und allgemeine Schlappheit des Körpers manifestiert – gestattet, neue medizinische

Praktiken wie die Einnahme von Vitaminen aufzugreifen, die häufig sogar von den Heilern selbst empfohlen wird.

Dass die westliche Medizin in vielen Patientenwegen als Instanz auftaucht, ist längst Realität, und wenn die Tsáchila sie nicht häufiger in Anspruch nehmen, liegt das an Zugangsschwierigkeiten sowohl wirtschaftlicher wie geographischer und sozialer Art. Auch dieser letzte Faktor ist relevant, wenn man bedenkt, dass Heilungsrituale bei den Tsáchila immer Gruppenereignisse darstellen und keine Familie sich erlauben kann, einen Kranken seinem Schicksal zu überlassen, ohne ihn bei der Behandlung und Genesung zu begleiten. Die westliche Medizin dagegen individualisiert die Krankheit.

Schlussfolgerungen

Der präsentierte Rundgang, bei dem wir die verschiedenen, realen oder ideellen Wege der Tsáchila-Schamanen und ihrer Patienten nachvollzogen haben, bestätigt unsere in der Einleitung skizzierte Überzeugung, dass die historischen und zeitgenössischen Austauschbeziehungen weder als Akkulturation, noch als Resultat irgendeines Globalisierungsprozesses zu verstehen sind. Im Gegenteil, sie sind Teil einer Tradition, die sich gerade so erhält, dass die Bevölkerung ihrer Kosmologie treu bleiben kann, ohne sich dadurch anderen Alternativen zu verschließen, die, wie die Biomedizin, parallel oder komplementär dazu für ihre Gesundheit und ihr Fortbestehen sorgen.

Übersetzung: Dagmar Schweitzer de Palacios / Bernhard Wörrle

Literatur

Aguirre Beltrán, Gonzalo [1963] 1992: *Obra antropológica VIII: Medicina y magia. El proceso de aculturación en la estructura colonial.* México: Fondo de Cultura Económica.

Barrett, S. A. 1925: *The Cayapa Indians of Ecuador*. (Indian Notes and Monographs Nr. 40). New York: Museum of the American Indian, Heye Foundation.

Bennett, Beverly 1996: La traída y el destierro de Inaenka. Transformaciones en la salud y la medicina entre los Machiguenga. In: Santos Granero, Fernando (Hg.): *Globalización y cambio en la Amazonía indígena*, Vol. I. Quito: Abya-Yala: 341-367.

Brown, Michael F. 1993: Facing the State, Facing the World: Amazonia's leaders and the New Politics of Identity. In: *L'Homme* 126-128, XXXIII (2-4): 307-326.

Butt Colson, Audrey & Armellada, Cesáreo de 1983: An amerindian derivation for Latin American creole illnesses and their treatment. In: *Social Science and Medicine*, Vol. 17, Nr. 17: 1229-1248.

Chaumeil, Jean-Pierre 1990: Les ›nouveaux chefs‹...: pratiques politiques et organisations indigènes en Amazonie péruvienne. In: *Problèmes d'Amérique Latine* 96: 93-113.

—— 1993: Del proyectil al virus. El complejo de dardos mágicos en el chamanismo del oeste amazónico. In: Pinzón, Carlos / Suarez P., Rosa / Garay A., Gloria (Hg.): *Cultura y salud en la construcción de las Américas.* Bogotá: Instituto Colombiano de Cultura: 261-277.

—— 1994: Las redes chamánicas contemporáneas y las relaciones interétnicas en el Alto Amazonas. In: *Revista de Antropologia* 1 (1), UNMSM: 45-61.

Descola, Philippe 1988: La chefferie amérindienne dans l'anthropologie politique. In: *Revue Française de Science Politique* 38 (5): 818-827.

Droz, Yvan 1988: Première approche d'une thérapie traditionnelle dans les Andes septentrionales de l'Équateur. In: *Ethnologica Helvetica* 12: 73-92.

Foster, George M. 1980: Relaciones entre la medicina popular española y latinoamericana. In: Kenny, M. & Miguel, J. M. de (Hg.): *La antropología médica en España*. Barcelona: Anagrama: 123-147.

Gow, Peter 1994: River People: Shamanism and History in Western Amazonia. In: Thomas, Nicholas & Humphrey, Caroline (Hg.): *Shamanism, History and the State.* Ann Arbor: University of Michigan Press: 90-113.

Gruzinski, S. 1991: *La colonización de lo imaginario. Sociedades indígenas y occidentalización en el México español. Siglos XVI-XVIII*. México: Fondo de Cultura Económica.

Harner, Michael J. [1972] 1977: *Les Jivaros. Hommes des cascades sacrées*. Paris: Payot.

Holm-Nielsen, Lauritz et al. 1983: Las investigaciones etnobotánicas entre los Colorados y los Cayapas. Informe preliminar. In: *Miscelánea Antropológica Ecuatoriana* 3. (Boletín de los Museos del Banco Central del Ecuador). Cuenca, Guayaquil, Quito: 89-116.

Joralemon, Donald & Sharon, Douglas 1993: *Sorcery and Shamanism. Curanderos and Clients in Northern Peru.* Salt Lake City: University of Utah Press.

Karsten, Rafael [1924] 1988: Los indios colorados del oeste ecuatoriano. In: Juncosa, José (Hg.): *Tsáchila. Los clásicos de la etnografía sobre los colorados (1905-1950).* Quito: Abya Yala.

Kempf, Judith 1996: Collecting medical specimens in South America: a dilemma in medical ethics. In: *Anthropological quarterly* 69 (3): 142-148.

Kroeger, Axel & Barbira-Freedmann, Françoise 1992: *La lucha por la salud en el alto Amazonas y en los Andes.* Quito: Abya Yala.

Kvist, Lars P. & Barfod, Anders S. 1994: The curing rituals of the Cayapa Amerindians of coastal Ecuador, and their exchange of rituals and medicinal plants with other ethnic groups in the region. In: Ríos, M. & Borgtoft Pedersen, H. (Hg.): *Las plantas y el hombre. Memorias del primer simposio Ecuatoriano de etnobotánica y botánica económica.* Quito: Abya Yala: 149-164.

Laviana Cuetos, María Luisa 1996: *Brujas y curanderas de la Colonia*. Guaranda: Universidad Estatal de Bolívar / Centro para el Desarrollo Social.

Losonczy, Anne-Marie 1990: La maîtrise du multiple. Corps et espace dans le chamanisme embera du Choco (Colombie). In: *L'Homme* 114, XXX (2): 75-100.

Marin, P. Jacinto D. 1940: La medicina en la región oriental. In: *El Oriente Dominicano* Nr. 85: 120-121.

Métraux, Alfred [1944] 1967: Le chamane dans les civilisations indigènes des Guyanes et de l'Amazonie. In: *Réligions et magies indiennes d'Amérique du sud.* Paris: Gallimard: 81-101.

Muñoz Bernand, Carmen 1986: *Enfermedad, daño e ideología. Antropología médica de los renacientes de Pindilig.* Quito: Abya Yala.

Navas de Pozo, Yolanda 1999: *Angamarca en el siglo XVI.* Quito: Abya-Yala.

Ortega, Fernando 1983: Ethnomédecine en Equateur: recherche et developpement. In: *Bulletin d'Ethnomédecine* 23: 5-23.

—— 1996: *Mal de ojo*. [Manuskript].

Pedersen, Duncan & Coloma, Carlos 1983: Traditional Medicine in Ecuador: The Structure of the non-formal Health Systems. In: *Social Science and Medicine* 17 (17): 1249-1255.

Salomon, Frank 1980: *Los señores étnicos de Quito en la epoca de los Incas.* (Colección Pendoneros 10). Otavalo: IOA.

—— 1983: Shamanism and politics in late colonial Ecuador. In: *American Ethnologist* 10 (3): 413-428.

—— 1997: *Los Yumbos, Niguas y Tsatchila o Colorados durante la colonia española. Etnohistoria del Noroccidente de Pichincha, Ecuador.* Quito: Abya-Yala.

Sánchez-Parga, José & Pineda, Rafael 1985: Los yachac de Ilumán. In: *Cultura, Revista del Banco Central del Ecuador*, Vol. 7, Nr. 21b. Quito: 511-581.

Sharon, Douglas [1978] 1988: *El chamán de los cuatro vientos.* Madrid: Siglo XXI.

Taussig, Michael 1987: *Shamanism, Colonialism and the Wild Man: A Study in Terror and Healing.* Chicago & London: University of Chicago Press.

Telbán, Blaz 1988: *Grupos étnicos de Colombia. Etnografía y bibliografía.* Quito: Abya-Yala / MLAL.

Ventura i Oller, Montserrat 1995: En el camino. Los Tsachila en el complejo étnico de la selva occidental del Ecuador. In: Alvarez, A. et al. (Hg.): *Primer encuentro de investigadores de la costa ecuatoriana en Europa.* Quito: Abya-Yala: 433-465.

—— 1999: Langue, mythes, chamanisme – une vieille histoire: représentations du passé et du contact interethnique dans l'occident équatorien. In: *Bulletin de la Société Suisse des Américanistes* 63: 63-70.

—— 2000a: *À la croisée des chemins. Identité, rapports à autrui et chamanisme chez les tsachila de l'Équateur.* Thèse de Doctorat, École des Hautes Études en Sciences Sociales, Paris.

—— 2000b: Transformations formelles d'une cosmologie réceptive. Notes sur la colonisation chrétienne du chamanisme tsachila (Équateur). In: Aigle, D. / Brac de la Perrière, B. / Chaumeil, J.-P. (Hg): *La politique des esprits. Chamanismes et religions universalistes.* Nanterre: Société d'Ethnologie: 209-226.

Elke Mader

Kultur, Raum und Macht im Schamanismus der Shuar

Raum und Kultur sind auf vielfältige Weise miteinander verbunden. Zu den verschiedenen Dimensionen dieser Verflechtungen gehören Beziehungen zwischen Natur und Kultur im Sinne von kulturell geprägten Wahrnehmungsweisen des Raums, die eine Relation zwischen dem physischem und dem symbolischem Raum, zwischen Bezeichnetem und Zeichen darstellen. So nehmen Weltbilder großen Einfluss auf das jeweilige Verständnis von Raum, Landschaft oder Objekten in einer Gesellschaft (vgl. z. B. Gingrich und Mader 2002). Eine andere Dimension der Beziehungen zwischen Kultur und Raum kommt in den Bewegungen von Menschen, Waren und Ideen zum Ausdruck, die in letzter Zeit besonders intensiv im Rahmen von Migration und Globalisierung diskutiert werden. Ein wichtiges Thema bildet dabei die *»location of culture«* (Bhabha 1994)[1] in Zusammenhang mit transnationalen Verflechtungen sowie mit Prozessen von Hybridisierung oder Kreolisierung. Beide Formen der Beziehungen zwischen Kultur und Raum sind eng mit dem Verständnis und der Ausübung von Macht verbunden: Macht wohnt symbolischen Räumen inne, ist in ideellen Landschaften verortet und prägt die Beziehungen zwischen verschiedenen Zonen und Akteuren im Rahmen von transkulturellen Prozessen, u. a. im Zusammenhang mit der Globalisierung.

Im anthropologischen Diskurs rund um Kultur, Raum und Macht kommt der Diskussion des Kulturbegriffs und seiner Implikationen großer Stellenwert zu. Dabei fordern viele AutorInnen eine Dekonstruktion des Kulturbegriffs der amerikanischen *cultural anthropology*, der einmalige und voneinander getrennte kulturelle Einheiten, die an bestimmten Orten lokalisiert sind, postuliert. Laut Hastrup und Fog Olwig (1997) dient dieses Konzept lediglich dazu, Ordnung in eine ansonsten ungeordnete Welt zu bringen,

1 Zu dieser Thematik vgl. u. a. auch Hannerz (1992), Appadurai (1996), Gupta & Ferguson (1997).

und etabliert den Rahmen für ein bestimmtes Verständnis von kultureller Differenz. Unter diesen Prämissen will man Kulturen von innen heraus, von einem lokalen Blickwinkel aus verstehen und danach einer allgemeineren vergleichenden Analyse unterziehen, die wiederum einen Blick von außen auf die jeweilige Kultur wirft. Dem gegenüber steht die Forderung nach einem neuen Verständnis von Kultur, das sowohl den Verflechtungen als auch der Deterritorialisierung von Kultur Rechnung trägt: In diesem Zusammenhang wird argumentiert, dass die Menschen heute nicht getrennten kulturellen und räumlichen Einheiten angehören, sondern vielmehr Teil einer vernetzten globalen Ökumene bilden. Eine klare Unterscheidung von Innen und Außen ist unter diesem Gegebenheiten nicht möglich. Anstelle von Kulturen, die in bestimmten Landschaften und Räumen lokalisiert sind, tritt uns heute eine transnationale Kultur von Tönen und Bildern entgegen (ebd.: 1-3).

Die beiden Betrachtungsweisen von Kultur schließen sich meiner Ansicht nach nicht aus, sondern ergänzen einander. Sie sprechen unterschiedliche Dimensionen der Beziehungen von Raum, Kultur und Macht an, die in verschiedenen Zusammenhängen und Situationen wirksam werden und auch immer wieder anders instrumentalisiert werden können (vgl. Parkin 1998). Beide Kulturkonzepte sind erforderlich, um die komplexen Prozesse von Verwurzelung und Bewegung, Verflechtung und Abgrenzung zu analysieren, die das Miteinander verschiedener Personen, Gruppen und Ideen prägen.

Schamanische Traditionen in Lateinamerika bieten ein breites Feld zum Studium solcher Prozesse. Eine große Zahl von ethnographischen Arbeiten zeigt, dass schamanische Konzepte und Praktiken einen inhärenten Bestandteil des Gefüges von Ideen, Diskursen und Praktiken von bestimmten lokalen Kulturen darstellen. Sie bilden einen wichtigen Aspekts des Weltbilds und geben Aufschluss über die Konzeption der Beziehungen zwischen Mensch, Natur und Übernatürlichem. Besondere Bedeutung für das Verhältnis von Kultur, Raum und Macht kommt den schamanischen Weltbildern zu, die unter anderem die Beziehung der SchamanInnen zu dem physischen und spirituellem Raum, in dem sie agieren, festschreiben. So wird etwa spirituelle Macht oft an oder von bestimmten Zonen des Raums und der Landschaft, denen besondere Kräfte innewohnen, erlangt und ist demnach stark lokalisiert.[2] Schamanen kommen auch unterschiedliche soziale Rollen und Aufgaben zu, die wiederum in den spezifischen gesellschaftlichen Struk-

2 Für Südamerika vgl. u. a. Polia Meconi (1996: Vol 1), Reichel Dolmatoff (1981, 1996).

turen und Organisationsformen verankert sind. Somit sind sie Teil eines Gefüges von Konzepten, Bedeutungen und Handlungsformen, das sich von anderen solchen Gefügen unterscheidet.[3]

SchamanInnen sind aber auch wichtige Akteure in verschiedenen Kontexten von transkultureller Kommunikation und Interaktion, welche unterschiedliche ethnische und soziale Gruppen der lateinamerikanischen Gesellschaft verbinden. Zu nennen sind hier unter anderem die politischen Aufgaben von SchamanInnen bei Konflikten zwischen indigenen Völkern und der kolonialen bzw. postkolonialen hispanoamerikanischen Gesellschaft oder ihre Rolle als »Kulturvermittler« im Sinne von Norman Whitten (1985): Als »Kulturvermittler« tragen SchamanInnen zum einen dazu bei, jene Probleme zu behandeln, die den Mitgliedern traditioneller Gemeinschaften aus der Expansion der dominanten Gesellschaft erwachsen, zum anderen tragen sie Elemente ihrer eigenen Kultur in andere Sektoren der Gesellschaft hinein (vgl. u. a. Salomon 1983, Taussig 1980, 1987, Chaumeil 1998). Ein weiterer transkultureller und überregionaler Aspekt des Schamanismus sind Lehr- und Allianzbeziehungen zwischen verschiedenen Traditionen. Es handelt sich dabei um den Austausch und die Aneignung von Wissens- und Machtelementen, Ritualgegenständen oder Heilmitteln. Darüber hinaus partizipieren SchamanInnen am Prozess der Neuordnung von sozialen Identitäten in verschiedenen Regionen Lateinamerikas (Chaumeil 1998: 17). Diese Aktivitäten stehen oft in Zusammenhang mit Migration und Globalisierung und führen auch zu Veränderungen der rituellen und sozialen Praxis von SchamanInnen. Migration brachte sie immer wieder in Verbindung mit Klienten oder Patienten aus anderen Regionen und Kulturen, oder bewirkte eine Verlagerung ihres Handlungsraums aus kleinen indianischen Gemeinschaften in *frontier-towns* oder urbane Metropolen.

Auf den nachfolgende Seiten möchte ich am Beispiel der Shuar genauer auf verschiedene Dimensionen der Verflechtungen von Kultur, Raum und Macht in bezug auf das schamanische Handeln eingehen. Zu diesem Zweck lade ich Sie ein, mir in das ecuadorianische Amazonasgebiet zu folgen, dort möchte ich Sie mit den Shuar und dem Schamanen Marcelino Wampiu bekannt machen.[4]

3 Viele Studien zu lokalen schamanischen Traditionen bringen diese Dimension des Schamanismus deutlich zum Ausdruck, vgl. unter anderem Reichel Dolmatoff (1975), Baer (1984), Perrin (1992), Chaumeil (1998).

4 Die Forschungsarbeiten zu diesem Artikel wurden in erster Linie in den Jahren 1998 und 1999 bei den Shuar im ecuadorianischen Amazonasgebiet durchgeführt und vom FWF (Fond zur Förderung der wissenschaftlichen Forschung) in Wien finanziert, dem ich an dieser Stelle herzlichst dafür danken möchte.

Die Kultur schamanischer Macht

Die Shuar bilden mit den Achuar, Shiwiar, Huambisa und Aguaruna die sogenannte Jivaro-Sprachfamilie, gemeinsam sind sie – mit ungefähr 120 000 Personen – eine der größten indigenen Gruppen im Amazonasraum. Sie leben traditionellerweise in kleinen verstreuten Siedlungen in den tropischen Waldgebieten der Montaña, der Übergangszone zwischen Anden und Amazonastiefland, in Ecuador und Peru. Die Lebenswelt der Shuar ist Teil eines größeren sozialen, ökonomischen und ideellen Gefüges, das man – selbst in einer Zeit der postkolonialen Theorien – als Grenzzone der Kolonisation (*colonial frontier*) bezeichnen muss. Die Kolonisation der Shuar und ihres Territoriums steht modellhaft für die Art und Weise, wie sich viele (Macht)Beziehungen zwischen verschiedenen Akteuren in der Region gestalten. Die Anzahl von Siedlern bzw. Kolonisatoren, die Präsenz von Mission, NGO´s, Militär und transnationalen Ölkonzernen sowie der Grad der Erschließung durch Straßen und Flugverkehr variiert regional. In den landwirtschaftlich ertragreichen Gebieten (z. B. in der Upano-Paute Region) stellen die Shuar heute eine Minderheit dar, 70% der Bevölkerung sind Siedler aus verschiedenen Landesteilen Ecuadors. Seit 50 Jahren ist die Kultur der Shuar durch Prozesse der Hybridisierung gekennzeichnet, die sich unter anderem im Rahmen der materiellen Kultur (Gebrauchsgegenstände, Kleidung, Architektur), der religiösen Praktiken (Schamanismus; Parallelismus und Synkretismus mit katholischen und evangelikalen Lehren) sowie der sozialen und politischen Institutionen manifestiert. Hand in Hand mit diesen Prozessen geht eine verstärkte Artikulation ethnischer Identität, die mit Forderungen nach territorialen Rechten, nach mehr Selbstbestimmung und nach der Akzeptanz der indigenen Kultur im nationalstaatlichen Gefüge verbunden ist.[5]

In diesem Umfeld lebt und arbeitet der Schamane Marcelino Wampiu. Er war zur Zeit der Datenerhebung (1998) 35 Jahre alt, spricht fließend Shuar und Spanisch, und praktiziert seit 1990 in Sucúa, einer Siedlerstadt in der Provinz Morona Santiago in Ecuador. Er stellt in diesem Aufsatz den Protagonisten für die neue Form der *uwishín* dar, es kommen aber auch andere Schamanen aus Sucúa und Umgebung zu Wort, die ähnliche Positionen ein-

5 Zur den Shuar vgl. Harner (1972), Münzel (1977), Hendricks (1988), Rubenstein (1995), Mader (1994, 1999), Mader & Gippelhauser (2000). Eine ausgezeichnete Analyse der Verflechtungen der Lebenswelt eines Schamanen mit den historischen Prozessen der vergangenen Jahrzehnte bietet die biographische Studie über A. Tsakimp (der auch in dieser Arbeit an einigen Stellen zu Wort kommt) von Steve Rubenstein (2002).

nehmen. Sucúa (ca. 15.000 EinwohnerInnen, davon ca. 15% Shuar) ist die Hauptstadt des gleichnamigen politischen Bezirks (*cantón*). Die Stadt liegt im Upano-Tal auf 1027 m ü. M. an der Straße Macas-Cuenca, die die wichtigste Verkehrsader der Provinz darstellt: Sie verbindet die Dörfer und Kleinstädte des Upano-Paute Gebiets sowie Andenhochland und Amazonasgebiet (vgl. Moncayo 1987: 110).

Das Haus von Don Marcelino liegt zwischen Feldern und Viehweiden in einem Vorort von Sucúa, 10 Minuten zu Fuß von der Straße entfernt. Vor dem Haus steht eine Bank, auf der Dienstag und Freitags, den beliebtesten Behandlungstagen, immer etliche PatientInnen warten. Don Marcelino verfügt über zwei Behandlungsräume: Ein Raum liegt in seinem Haus, hier empfängt er die PatientInnen, macht die Anamnese und führt auch kleinere Rituale durch. Der zweite Raum ist eine einfache freistehende Konstruktion neben dem Haus; er ist für längere Heilrituale gedacht, weiters können Patienten hier übernachten.

Don Marcelino lebt mit seinen drei Frauen, die auch teilweise bei der Betreuung seiner Patienten mithelfen.[6] Er behandelt bis zu 20 Personen pro Woche: Sie kommen in erster Linie aus Sucúa und aus anderen Dörfern des Upanotals, ca. 70% seiner Patientenschaft sind Frauen und Kinder, etwa 65% sind SiedlerInnen, der Rest Shuar und Achuar. Er gehört einer Generation von Shuar-Schamanen an, die in einem komplexen und differenzierten plurikulturellen Umfeld agieren.[7] Kolonisation, Migration und Globalisierung brachten unterschiedliche Menschen, Ideen und Kulturen in das Upanotal, darunter auch eine Reihe von spirituellen und therapeutischen Traditionen, und führten zu einer Diversifikation in diesem Bereich. Diese Gegebenheiten kommen in verschiedenen Dimensionen des schamanischen Handlungsraums zum Ausdruck, der einen multikulturellen Raum darstellt und die Diversität von Kulturkontakten in der Lebenswelt der Shuar reflektiert.

Bekannte Schamanen werden hier keineswegs nur von Shuar aufgesucht: Ihre Klienten bzw. Patienten umfassen Achuar aus entlegenen traditionellen Gemeinschaften ebenso wie Mestizen- und Quichua-Siedler aus verschiedenen Orten des Upanotals, mittelständische Bürger aus Cuenca und Quito

6 Die Shuar waren vor dem massiven Missionseinfluss (seit ca. 1950) teilweise polygyn. Bei den Achuar am Rio Huasaga (Peru) waren 1980 ca. 25% der Männer mit mehreren Frauen verheiratet. Die Shuar sind heute meist formell monogam, einige Männer (oft Schamanen) leben jedoch weiterhin offen in einer polygynen Ehe.

7 Zum Schamanismus der Shuar vgl. u. a Harner (1972), Pellizzaro (1978), Perruchon (1997), Mader (1995, 1999), Rubenstein (2002).

oder vereinzelte *Gringos*. Während berühmte Shuar-Schamanen auch in früheren Zeiten immer von Personen aus entfernten Siedlungen aufgesucht wurden, stellt die große Heterogenität der Patientenschaft eine Neuerung und eine Anpassung ihrer Rolle an Veränderungen in ihrer Lebenswelt dar. Ein Schamane äußerte sich dazu folgendermaßen:

> »Zu mir kommen Menschen aus verschiedenen Gegenden. Sie kommen, weil sie wissen, dass ich ein guter *uwishin* (Schamane) bin, der viel gelernt hat und wirklich heilen kann. So kommen sie oft von weit her, sie kommen zu mir, wenn sie andere Schamanen nicht heilen konnten. ...
>
> Oft kommen Menschen, die schon lange an einer Krankheit leiden. Sie verbrachten viele Jahre damit, von einer Apotheke zur anderen zu gehen, um ein Heilmittel zu finden. Sie waren bei Ärzten, bei Spiritisten und Okkultisten, doch sie wurden nicht geheilt. Denn oft ist ihre Krankheit angehext, sie wird z. B. durch einen magischen Pfeil verursacht, der im Magen plaziert wurde. So schmerzt ihr Magen, es ist ihnen ständig übel und sie empfinden Schwindel. Also stelle ich meine Diagnose und sauge den Pfeil aus ihrem Körper. Dann gebe ich ihnen manchmal noch ein (pflanzliches) Heilmittel, ich reinige ihren Körper und sie können geheilt nach Hause gehen.« (Alejandro Tsakimp, Utunkus, 1994)

Die Vielfalt der Klientel bewirkt eine Modifikation der sozialen Kontexte schamanischen Handelns: Dieses ist nur noch partiell mit der gesellschaftlichen Dynamik der Shuar verbunden, es erstreckt sich ebenfalls auf Personen, die anderen Bevölkerungsgruppen angehören. Ihnen gegenüber nimmt der *uwishin* eine andere Position ein: Hier verbinden ihn keine engen sozialen oder verwandtschaftlichen Beziehungen mit seinen Klienten bzw. Patienten, in ihrem Umfeld ist er vielmehr ein *curandero* unter vielen, der aufgrund seiner besonderen Kenntnisse aufgesucht oder gerufen wird. Behandelt wird ein breites Spektrum von Beeinträchtigungen: Dazu gehören physische und psychische Krankheiten, die Beeinflussung von Liebesangelegenheiten oder Beziehungsproblemen sowie die Manipulation wirtschaftlichen Erfolges.

Besonders deutlich manifestieren sich diese Veränderungsprozesse auch in der kulturellen Vielfalt der Lehrbeziehungen, die ein Schamane im Lauf seines Lebens eingeht. Marcelino Wampiu skizzierte mir seinen Bildungsweg folgendermaßen:

»Ich habe seit meiner Kindheit von meinem Vater gelernt, er lehrte mich das Traditionelle (*enseñanza tradicional*), denn wenn man Heiler (*curandero*) werden will, muss man zuerst die Traditionen der Shuar beherrschen. Man muss *ayahuasca* und *malicoa* (Datura) beherrschen, das Fasten und die Träume. Ich habe das alles gemacht, denn ich habe schon als Kind daran gedacht, *curandero* zu werden. ....

Das war der Anfang, so habe ich Schritt für Schritt mehr gelernt. Als ich schon etwas älter war und etwas mehr gelernt hatte, begann ich die Medizin zu praktizieren. Dann starb mein Vater – vor 12 Jahren. Durch das Wissen, das ich von meinem Vater hatte, konnte ich mich jetzt auch anderen Personen anschließen. Ich hatte schon Macht von meinem Vater, ich meine spirituelle Macht (*poderes espirituales*), er hatte mir schon seine Macht übertragen.

So konnte ich mich auf dieser Basis weiterbilden. Ich schloss mich zunächst R.C. (Shuar) an, ich habe dort meine *dieta* gut eingehalten und machte dann Studien bei einem anderen Meister, A.K (Quichua), dann schloss ich mich einer Freundin vom Rio Napo an (Quichua). Als ich das gut bestanden hatte, schloss ich mich einer anderen Person an, und zwar J.C. (Shuar). Dann ging ich wieder zum Rio Napo und schloss mich dort noch einem Meister (Quichua) und später auch S.Z. (Mestize) an. So kam ich weiter und erlangte eine große Zahl von spirituellen Machtelementen (*poderes*).

Dann lernte ich Naturmedizin (*medicina natural*). Ich schloss mich einer Vereinigung für Naturmedizin an, der *Asociación Tsunki*, der gehöre ich seit fünf Jahren an. So konnte ich viel über verschiedene Krankheiten und Heilmittel lernen, ich habe dort den ganzen Kurs absolviert. So habe ich auch diese Ausbildung gemacht.

Ich habe auch noch anderes gelernt, denn in meinem Beruf bin ich Schamane (*chamán*), ich bin Naturheiler (*naturista*), ich bin Sonnen-Tänzer (*danzante del sol*) und ich habe noch einen Weg, den man Visionssuche (*búsqueda de visiones*) nennt. Ich habe vier Wege für meinen Beruf. Sonnen-Tänzer bin ich durch andere Leute geworden. Sonnen-Tänzer sein heißt, dass man dem roten Weg folgt, dem Weg des Blutes. Sieh hier, das ist das Opfer, da sind meine Narben. Sie stecken dir Pfeile durch die Haut und binden dich an einen Baum, und die Kraft der Haut muss dein Gewicht aushalten. Der Tänzer muss auch eine Pfeife haben, ich bin Träger der Pfeife. Ein Sonnen-Tänzer muss auch eine besondere Tradition haben. Ich persönlich gehöre der mexikanischen Tradition an, denn ein Mexikaner hat mir diesen Weg gezeigt. Es war Zufall, ich habe ihn durch Leute von der Indianischen Kirche (*Iglesia Nativa*) aus Quito kennengelernt, ich bin auch Mitglied der *Iglesia Nativa*. Die gleiche Person lehrt mich auch die Visionssuche. Damit habe ich gerade erst begonnen, ich bin im ersten Jahr. Da muss man 5 Tage fasten, 5 Tage und 5 Nächte ohne Nahrung und ohne Wasser.« (Sucúa 1998)

In Bezug auf die Ausbildung und das Selbstverständnis von Don Marcelino stellen sich verschiedene Fragen in Zusammenhang mit der Verbindung von Kultur, Raum und Macht, auf die ich nun näher eingehen möchte: Diese betreffen die Konzeption schamanischer Macht und ihre Verbindungen mit dem räumlichen und kulturellen Gefüge der Lebenswelt der Shuar und – damit aufs engste verknüpft – den Stellenwert dieser Konzepte im Rahmen der Lehr- und Allianzbeziehungen von Schamanen.

Wie die meisten Shuar Schamanen[8] durchlief Don Marcelino seine Initial-Lehre bei seinem Vater und bekam in diesem Prozess verschiedene Machtelemente übertragen, die seither in seinem Körper »wohnen« oder zu ihm in enger geistiger Verbindung stehen. Später suchte er mehrere Meister auf um sekundäre Lehrbeziehungen einzugehen, und zwar sowohl Vertreter seiner eigenen kulturellen Tradition als auch Repräsentanten anderer ethnischer Gruppen. In seinem Fall handelte es sich dabei um einen Shuar, drei Quichua aus dem ecuadorianischem Amazonastiefland, einen Otavaleño und einen Mestizen, der in Sucúa lebte – von ihnen erlangte er ein breites Spektrum von Machtelementen. Die multiplen Lehrbeziehungen stehen in engem Zusammenhang mit der Konzeption schamanischer Macht bei den Shuar. Diese konstituiert sich im Rahmen eines mehrdimensionalen Prozesses, in dem der Schamane Beziehungen zu verschiedenen spirituellen Kräften aufbaut:

»Da kommen mehrere Faktoren zum tragen: zunächst braucht man eine Berufung, vielleicht ist es jemandem auch von Natur gegeben, dass er diese Gabe hat. Man kann nicht aus eigenem Antrieb Schamane werden. Es geht nicht, dass irgend-

8 Fast alle Schamanen bei den Shuar und Achuar sind Männer, wenngleich Frauen vereinzelt anerkannte Schamaninnen werde können. Aus diesem Grund behalte ich in der Folge die männliche Form bei.

welche Personen diese Dinge tun, das Resultat wäre nicht richtig. Manche wollen Schamanen werden, weil sie sehen, dass ein Schamane berühmt ist und großes Ansehen genießt. Wenn eine solche Person es versucht, kann sie nie dasselbe erreichen wie jemand, der eine Berufung hat. Entweder sie bringt es zu nichts oder sie fügt anderen und sich selbst Schaden zu. Das ist der erste Faktor.

Der nächste Faktor: Es gibt *curanderos* (Heiler), die haben zwei oder drei Mächte (*poderes*)[9] erlangt, mit denen arbeiten und arbeiten sie und glauben, sie seien große Meister. Ich hingegen habe mein ganzes Leben meiner Ausbildung gewidmet. Ich habe immer wieder neue Macht (*poderes*) von anderen Personen, von guten Meistern, von anderen Kulturen erlangt. Ich habe Kräfte von Quichuas, Huoaranis, Secoyas, von den Colorados, den Tschachis, Otavaleños, von Kolumbien, von Argentinien, andere aus Peru, von den Cocam(a).

Und darüber hinaus lese ich Texte. Ich nehme auch Extrakte ein, die ich selbst aus meinen Pflanzen zubereite. Die Pflanzen haben besondere Kräfte, sie sind stärker als ein Mensch, stärker als ein *uwishin* (Schamane). Sie sind rein, seit dem Gott sie geschaffen hat, sind sie unberührt geblieben, niemand kann sich mit ihnen vergleichen. Ich mische viele Pflanzen und trinke diese Essenz, das mache ich zusätzlich zu den anderen Dingen.[10] Mein Körper fühlt sich danach jedesmal wieder stärker an, es ist eine Möglichkeit, Energie aufzuladen. Also, das ist ein weiterer Faktor.« (Ricardo Tsakimp, Sucúa, 1998)

Im Rahmen der Konstruktion schamanischer Macht kommen also zwei Prinzipien zum tragen, die im obigen Interviewausschnitt deutlich zum Ausdruck kommen: Individuelle spirituelle Kapazitäten und das Erlangen von verschiedenen Machtelementen. Zu den individuellen spirituellen Kapazitäten zählen Begabung und Berufung, die als Voraussetzungen für erfolgrei-

9 Die Schamanen verwenden im Spanischen meist zwei Ausdrücke zur Bezeichnung ihrer Macht bzw. Machtelemente: *poderes* (Mächte, Machtelemente) und *energías* (Energien), letzterer entstammt dem Vokabular neo-schamanischer Gruppierungen, die oft von der New Age Bewegung beeinflusst sind.

10 Das Konzept von Pflanzen als Machtgeber und Lehrmeister der Schamanen ist vor allem von mestizischen Schamanen im peruanischen Amazonasgebiet dokumentiert (Luna 1986). Im Rahmen der Tradition der Shuar kommt Pflanzen begrenzter Stellenwert zu. Die große Bedeutung, die mein Gesprächspartner hier den Pflanzen zumisst, bildet in dieser Region eine Ausnahme.

ches und richtiges schamanisches Handeln gelten. Die Berufung zum Schamanen wird häufig im Rahmen einer Visionssuche erfahren, manchmal stellen auch Verwandte eine Begabung fest und fordern die Person dazu auf, eine schamanische Ausbildung zu durchlaufen. Ferner geben Schamanen oft einem ihrer Söhne, den sie für begabt halten, bestimmte Machtelemente schon als Kleinkind weiter. Das Prinzip der Aneignung stellt die zweite Grundlage für die Konstruktion schamanischer Macht dar. Es bezieht sich auf das Erlangen von Machtelementen von anderen Schamanen oder auch direkt von Geistwesen, die oft mit Pflanzen, Bergen, Flüssen oder Seen verbunden sind:

> »Es gibt nicht nur eine Macht, es gibt unzählbar viele Energien. So wie es hunderte verschiedene Pflanzen und Tiere gibt, so gibt es eine große Diversität von Energien. Man kann nicht nur 5 oder 10 Energien besitzen, man muss sich ständig bemühen, neue zu erlangen.« (Ricardo Tsakimp, Sucúa 1998)

Schamanische Macht hat hier – wie auch in vielen anderen amazonischen Gesellschaften – akkumulativen Charakter (vgl. u. a. Chaumeil 1995, 1998, Luna 1986). In der Tradition der Shuar umfassen diese Machtelemente Kraftpfeile (*tsentsak*), Hilfsgeister (*pasuk*), eine magische Flüssigkeit (*chunta*) sowie magische Steine (*nantar*) und im weiteren Sinne Gesänge. In bezug auf die Klassifikation von überregionalen schamanischen Systemen kann die Shuar-Tradition dem »Pfeil-Schamanismus« (*chamanisme de fléchettes*) – wie ihn Chaumeil definiert – zugerechnet werden (Chaumeil 1995: 65-75). Pfeil, Hilfsgeist und Flüssigkeit wirken zusammen und befähigen den Schamanen, eine bestimmte Krankheit oder ein anderes Ereignis hervorzurufen oder zu beseitigen. Durch die Aneignung verschiedener spiritueller Kräfte baut jeder Schamane seinen individuellen Macht-Raum auf, der ihn befähigt, ein bestimmtes Spektrum vom Krankheit und Unglück zu heilen. Machtelemente werden also von außen bzw. von Anderen angeeignet und nach innen – ins Eigene im Sinne von Körper und Person des Schamanen – synthetisiert. Dieses Prinzip kann sich auf verschiedene Dimensionen des Anderen erstrecken: Es bezieht sich primär auf andere Personen, von denen man Machtelemente übernimmt, dabei handelt es sich in erster Linie um physische menschliche Personen – andere Schamanen – aber auch um Geister bzw. um Pflanzen- oder Tier-Personen. Jeder Shuar-Schamane konstruiert demnach seinen persönlichen Macht-Raum aus Fragmenten von Macht-Räumen anderer Schamanen sowie aus der direkten Inkorporation von Macht aus der spirituellen Welt. Die transkulturelle Dimension dieser Prozesse kommt dann zum tragen, wenn es sich bei den Anderen, von denen ein Schamane spirituelle Kräfte erhält, um kulturell Andere handelt, also um Schamanen, Ritualisten und/oder Geister, die einer fremden Tradition zugehören oder über Elemente aus einer anderen Tradition verfügen.

Konfrontationen und Verflechtungen: Die verschiedenen spirituellen Traditionen.

Shuar-Schamanen bezeichnen sich in ihrer eigenen Sprache als *uwishin* und meinen damit einerseits eine Berufsgruppe, die häufig mit *curandero* ins Spanische übersetzt wird, andererseits benennen sie damit ihre kulturelle und ethnische Identität, nämlich ihre Zugehörigkeit zur schamanischen Tradition der Shuar und anderer Jivaro-Sprecher. Diese Tradition zeichnet sich durch einen spezifischen Berufungs- und Ausbildungsweg sowie durch bestimmte Machtelemente und Arbeitsweisen aus und ist in der Mythologie und Kosmologie der Shuar verankert.

Besondere Bedeutung kommt dabei Tsunki, dem primordialen Schamanen und »Herrn der Pfeile« zu, der einen wichtigen Platz im Selbstverständnis der Shuar-Schamanen einnimmt. Eine Mythe erzählt den Werdegang des ersten Schamanen als geheime Ehe mit der schönen Tsunki-Frau:[11] In der vergangenen Zeit, als ein Shuar am Flussufer Wild nachstellte, stieg plötzlich eine wunderschöne Frau, die Tsunki-Frau, aus dem Wasser. Von ihrer außerordentlichen Schönheit in Bann gezogen folgte ihr der Mann in das Unterwasserreich ihres Vaters, des Alten Tsunki, der in seinem prächtigen Haus am Grund des Flusses auf einer eingerollten Anakonda thronte. Der Shuar erbat seine Tochter als Frau, in ihrer Person erlangte er schamanische Kräfte vom Alten Tsunki (in einigen Versionen erhielt der Shuar auch von weiteren Tsunki-Schamanen Pfeile und andere Machtelemente). Unter der Bedingung, seine Frau gut zu behüten, konnte er sie in sein Haus auf der Erde mitnehmen, in dem er mit zwei Shuar-Frauen lebte. Hier verwandelte sich die Tsunki-Frau tagsüber in eine kleine rote Schlange (*tinkishap*), die der Mann in einem Korb versteckt hielt. In der Nacht nahm sie wieder menschliche Gestalt an und teilte das Bett des Shuar, der seine Menschen-Frauen vernachlässigte. So ging eine seiner Frauen eines Nachts in den Männerteil, um ihren Mann zu beobachten: "Da sah sie ihn mit einer wunderschönen Frau, sie war von ungewöhnlicher Schönheit, ihr Körper war von einem blauen Strahlen umgeben, alles war in glänzendes blaues Licht getaucht, wie das Glitzern des Wassers in der Sonne. Die Frau trug ein schönes Kleid und war in einen betö-

11 Die folgende Zusammenfassung orientiert sich an einer Erzählung von Alejandro Tsakimp, Utunkus, 1990. Veröffentlichte Versionen dieser Mythe: u. a. Pellizzaro (1978/5).

renden Duft gehüllt.« Der Shuar versagte jedoch bei seiner Aufgabe, die Tsunki-Frau gut zu behüten: Eines Tages fiel sie durch seine Nachlässigkeit der Neugier und Eifersucht seiner Menschen-Frauen zum Opfer: Sie entdeckten Tsunki in ihrer Schlangengestalt und wollten sie mit brennenden Scheiten erschlagen. Sie rettete sich, indem sie um sich herum Wasser entstehen ließ und durch das Wasser zu ihrem Vater zurückkehrte. Die Misshandlung der Tsunki-Frau führte zur erbitterten Rache ihres Vaters: Durch Unwetter, Flut, Kaimane und Anakondas vernichtete er fast vollständig das Leben auf der Erde.

Die Mythe thematisiert verschiedene Elemente von Machtübertragung und Verhaltensvorschriften im Rahmen der Ausbildung: Sie bringt unter anderem die symbolische Verbindung von Tsunki mit den Flüssen und Lagunen zum Ausdruck, sowie mit der Anakonda, welche die Verkörperung seiner Kräfte darstellt. Tsunki gab nicht nur dem ersten Schamanen seine Kräfte, sondern beherrscht auch weiterhin die Macht der Schamanen: »Die Pfeile des Tsunki kann man nicht zählen, Tsunki ist die gesamte Energie.«[12] Einige Berufungsvisionen folgen dem mythischen Muster und implizieren eine Kraftübertragung von Tsunki. So erzählte mir ein junger Shuar, dass er sich im Zuge einer Vision mit Freunden am Ufer eines großen Sees befand. Trotz der Warnung seiner Freunde ging er immer weiter in den See hinein, bis das Wasser über seinem Kopf zusammenschlug. Da sah er plötzlich ein großes, traditionelles Haus, das auf einem kleinen Hügel am Grund des Sees stand. Er trat ein und traf den Alten Tsunki, der ihm sagte, dass er ein guter Schamane werden könne. Der visionäre Kontakt mit Tsunki – verbunden mit einer spirituellen Reise in die Unterwasserwelt sowie manchmal mit einer erotischen Begegnung mit der Tsunki-Frau – gilt als Zeichen für besondere Fähigkeiten. Er ist nicht auf das Berufungserlebnis beschränkt, sondern kann auch von praktizierenden Schamanen erfahren werden. Den Pfeilen, die man im Rahmen solcher Visionen erlangt, wohnt eine besondere Kraft inne. Die Macht des bzw. der Tsunki wird auch in den Gesängen beschworen, welche die Heilzeremonien begleiten:

> Ich, Ich, Ich, Ich, Ich, Ich
> Ich bin mächtig
> Ich bin eine Tsunki-Person
> Ich bin wie Tsunki
> Glänzend und strahlend

12 Aus einem Gespräch von Florian Teubl mit dem Schamanen Julio Tiwiram, Gualaquiza, 2000.

Fliege ich durch das Licht

Ich, ich, ich
Ich bin der Machtvolle
Die Pfeile des Tsunki
Die glitzernden Pfeile Tsunkis
Umgeben mich mit strahlendem Licht.

In strahlenden Glanz gehüllt
Bin ich
Der Machtvolle.[13]

Tsunki gilt also als Ursprung, Quelle und Inbegriff der Macht der Shuar-Schamanen. So nennt sich auch die moderne Schamanen-Vereinigung in Sucúa, die formal nach dem Vorbild der indigenen Föderationen konzipiert ist, *»Asociación Tsunki«*. Die spirituelle und symbolische Verbindung mit Tsunki verankert – neben anderen Konzepten und Praktiken – die Schamanen in der Kultur der Shuar: In dieser Tradition erfahren sie nicht nur ihre Initial-Lehre, sondern die meisten Schamanen identifizieren sich ein Leben lang mit ihr. Das gilt selbst für jene Kosmopoliten, die an internationalen Kongressen und Seminaren in Amerika und Europa teilnehmen, mit tibetischen Lamas Beziehungen pflegen und/oder wichtige Funktionäre der *Iglesia Nativa* sind. Auch Don Marcelino spricht von *»la tradición antigua, la madre medicina antigua«* bzw. *»la medicina propia (shuar)«*, die er deutlich von anderen Traditionen unterscheidet. Verschiedene Aspekte der Macht und der Heilmethoden der Shuar-Schamanen sind demnach kulturspezifisch und werden von den Protagonisten auch so verstanden und instrumentalisiert.

In sekundären Lehrbeziehungen eignen sich jedoch heute viele Shuar-Schamanen ein breites Spektrum von Machtelementen aus unterschiedlichen Traditionen an. Unter Traditionen verstehe ich schamanische, volksmedizinische und andere rituelle Handlungsweisen und Konzepte, die voneinander unterschieden und bestimmten ethnischen Gruppen und/oder Regionen zugeordnet werden. Nicht gemeint ist, dass diese verschiedenen Systeme – etwa im indigenen Bereich – seit präkolumbischer Zeit unverändert geblieben sind und primordiale kulturelle Formen darstellen. Vielmehr haben sich einzelne Handlungsweisen und Konzepte im Lauf der Geschichte immer wieder verändert und wurden neu gestaltet. Heute präsentieren sie

13 Gesang von Jua, aufgenommen 1975 in Chiguaza, in Pellizzaro (1978/3: 163-164).

eine Reihe von Traditionen, die von den Beteiligten klar voneinander unterschieden werden. Im schamanischen Weltbild der Shuar werden den einzelnen Traditionen bestimmte Kräfte zugeschrieben – je mehr verschiedene solche Machtelemente ein Schamane besitzt, umso größer ist seine Macht. Dies steht in engen Zusammenhang mit der Dynamik von Hexen und Heilen, die große Bereiche des schamanischen Handlungsraums prägt: So kann ein Schamane eine Krankheit dann am besten heilen, wenn er über jene Machtelemente verfügt, welche die Krankheit herbeigeführt haben. Die spirituelle Dynamik einer Heilzeremonie stellt einen Machtkampf zwischen gegnerischen Schamanen dar, in deren Verlauf diese Kräfte aggressiv und defensiv eingesetzt werden.

> »Die Schamanen von Otavalo haben nicht dieselbe Macht, die wir haben, ihre Heilmethoden sind auch andere. Wir heilen indem wir den Pfeil aussaugen, sie trinken kein *natem* (*banisteriopsis caapi*) – ich kann mir gar nicht vorstellen, wie sie so arbeiten können – aber gut, sie rauchen nur Tabak, trinken starken Schnaps und reinigen (den Patienten). Sie können das heilen, was von ihrer eigenen Kultur gemacht (gehext) wurde. Wenn aber ein Shuar einen Pfeil in den Körper einer Person gesteckt hat, so können sie das dort nicht heilen. Darum kam unlängst ein Meister aus Otavalo hierher, um Machtelemente (*poderes*) zu bekommen. Deshalb versuche ich auch, von so vielen Kulturen als möglich zu lernen. Ich tue das, um gut gerüstet zu sein.« (Ricardo Tsakimp, Sucúa, 1998)

Schamanen übernehmen also Machtelemente aus verschiedenen Kulturen und integrieren sie in ein hybrides Gefüge von Kräften, mit dem sie agieren. Bevor ich auf diesen Prozess näher eingehe, möchte ich die verschiedenen Traditionen skizzieren, die dabei von Bedeutung sind.

Shuar-Schamanen klassifizieren andere Traditionen vor allem in bezug auf zwei Kriterien: Kultur bzw. Ethnizität und Tätigkeitsfeld. In bezug auf die therapeutischen Aktivitäten unterscheiden sie Traditionen, die Krankheiten mit spirituellen Ursachen (Hexerei, *daño*, schwerwiegende Einwirkungen von Geistwesen etc.) heilen können, von solchen, in denen das nicht möglich ist. In der ersten Gruppe unterscheiden sie wiederum verschiedene kulturelle Traditionen, die mehr oder weniger von ihrer eigenen differieren. Während den Konzepten und Praktiken der benachbarten indigenen Völker des Amazonasgebiets große Gemeinsamkeiten zugeschrieben werden, konstatieren die Shuar-Schamanen in bezug auf den Andenraum und die Pazifikküste größere Unterschiede. Die »Magie« (*magia*) gehört ebenfalls zu dieser Gruppe und wird der hispanoamerikanischen Kultur (*apachi*) zugeordnet. Während die anderen Traditionen oral weitergegeben werden, ist die Magie in Texten kodifiziert, die von Magiern, in Buchhandlungen oder am Markt gekauft werden können.

Es bedarf einer eigenen Studie, um die Vielfalt an Konzepten und Praktiken zu untersuchen, die in Ecuador unter dem Begriff *magia* subsumiert werden. Die Bandbreite reicht vom Liebeszauber, den jugendliche Schüler auf ihre Mitschülerinnen ausüben bis zu berüchtigten Zentren der schwarzen Magie. Als besonders gefährlich gelten in ganz Ecuador die Magier der Stadt Ambato.[14] Sie verhexen angeblich eine Person und tragen den Namen des oder der Betroffenen in ein Buch ein. Die Hexerei wird nur aufgehoben, wenn man – gegen hohe Bezahlung – den Namen aus dem Buch streichen lässt. Die Zahl der Fälle von Magie im Umfeld der Shuar scheint proportional mit der Zahl von *apachi* (Hipanoamerikaner) bzw. *colonos* (Siedler) zu wachsen und reflektiert auch die interethnischen Spannungen und Konflikte in der Region. Shuar-Schamanen diagnostizieren *magia* häufig als Kranheitsursache ihrer PatientInnen, dieser Tradition kommt daher ein hoher Stellenwert in bezug auf die interkulturelle Aneignung von Machtelementen zu.[15]

VertreterInnen anderer Tätigkeitsfelder können keine oder nur wenige angehexte Krankheiten oder Unglücksfälle behandeln. Dazu zählt u. a. das Hebammenwesen *(partera, comadrona)*, die Naturheilkunde *(naturista)* und die Schulmedizin. Diese SpezialistInnen gehören verschiedenen ethnischen Gruppen an, wobei die Hebammen/Heilerinnen meist aus dem Andenraum kommen und indianischer oder mestizischer Herkunft sind. Sie behandeln verschiedene Probleme im Bereich von Schwangerschaft und Geburt sowie Kinderkrankheiten (etwa *susto* oder *mal de ojo)*; sie verwenden dabei rituelle Heilmethoden, Pflanzenmedizin und Heilbäder. Der Begriff *naturista* umfasst ebenfalls ein breites Feld von therapeutischen Tätigkeiten: Dazu zählt die Behandlung von Krankheiten und Unglücksfällen auf der Basis von Heilpflanzen, Bädern, Massagen und ritueller Medizin, aber auch der Handel mit Naturheilmitteln und rituellen Paraphernalia. In diesem Tätigkeitsbereich werden auch Kurse von indigenen Organisationen und anderen Institutionen veranstaltet. So bietet die *»Asociación Tsunki«* in Sucúa eine mehrjährige formelle Ausbildung zum *naturista* an, die Kurse werden unter anderem auch von vielen Schamanen – so z. B. von Don Marcelino – besucht und absolviert.

14 Ambato (ca. 200 000 EinwohnerInnen) ist ein Handelszentrum im Hochland Ecuadors.

15 Zur Interaktion von Shuar-Schamanen mit *magia* vgl. auch Mader (1995).

Zur Schulmedizin zählen neben Ärzten auch Apotheker, Krankenschwestern und medizinische Hilfskräfte (*auxiliares de enfermería)* – Personen, die in ländlichen Gemeinschaften die Bevölkerung schulmedizinisch betreuen. Die einzelnen Tätigkeitsfelder schließen sich nicht aus, ein und dieselbe Person kann durchaus in mehreren Bereichen gleichzeitig tätig sein: So haben sich viele Schamanen mit verschiedenen Aspekten der Naturheilkunde und der Schulmedizin beschäftigt und integrieren diese Kenntnisse in ihre therapeutische Tätigkeit.

Ein Quelle schamanischer Macht für die Shuar sind auch spirituelle Traditionen wie das Christentum, die Indianische Kirche (*Iglesia Nativa*), asiatische Religionen oder die New Age Bewegung. Dem Christentum kommt dabei besondere Bedeutung zu: Viele Shuar-Schamanen haben christliche Elemente in ihre Konzepte und Praktiken integriert, diese werden jedoch nicht als eine Tradition unter anderen gesehen, sondern als ein neuer spiritueller Raum, der mit dem schamanischen Handlungsraum auf verschiedenen Ebenen vernetzt wird. Das Verhältnis zwischen Schamanismus und christlichen Kirchen bildet jedoch auch ein Szenario für Auseinandersetzungen: Während Schamanen viele Elemente des Christentums übernommen haben, grenzen sich Prediger oder Priester oft scharf von ihnen ab und versuchen, ihnen weiterhin »das Handwerk zu legen«, wie es bis vor wenigen Jahrzehnten ständig der Fall war:

> »Viele Padres waren gegen uns Schamanen. In meiner Jugend (ca. 1970) haben uns die Salesianer ständig bekämpft, sie behaupteten, was wir tun, sei nichts wert, wir könnten nicht heilen, es existiere alles nur in unserer Phantasie. Viele wollten, dass wir unsere (schamanischen) Tätigkeiten aufgeben, so wie sie wollten, dass wir viele unserer Bräuche aufgeben. Sie sagten, es gilt nur die Bibel, das Wort Gottes, dann sagten sie, was wir tun, ist Sünde, es ist eine Todsünde. Einige von uns sind getauft, da sagten sie, wir sind verdammt in alle Ewigkeit, weil wir so etwas tun. Andere waren nicht so streng, sie sagten, wenn wir uns zur Bibel bekehren wollen, so ist das gut, aber sie versuchten nicht, uns dazu zu zwingen. So kam es auch zum Streit zwischen den Padres wegen uns. Denn die meisten von ihnen verabscheuten uns, sie sagten wir sind Teufel, die *brujos* (Zauberer, Schamanen) sind Teufel, sie sind Söhne des Sangay[16], Söhne der Hölle. So sprachen sie.

16 Sangay: Ein Vulkan in Ecuador, in dem – gemäß indianischer Tradition – Dämonen und Hilfsgeister der Schamanen leben.

> Einige schreckten vor nichts zurück: Wenn sie hörten, dass irgendwo ein Schamane ein Ritual abhielt und *ayahuasca* nahm, kamen sie mit dem Bürgermeister (*teniente político*) und brachten den Schamanen ins Gefängnis. So wollten sie uns Angst einjagen, damit wir aufhören, unsere Zeremonien durchzuführen. Auch die *Evangelistas* wollen nichts mit den Schamanen zu tun haben, sie haben z. B. den Mädchen verboten, einen Schamanen zu heiraten. Wie oft habe ich mit ihnen diskutiert, und auch mit den Padres, aber bis auf einige wenige sind sie völlig verbohrt.« (Alejandro Tsakimp, Macas, 1999)

Doch auch hier gibt es andere Tendenzen: Im Zuge zur Enkulturation der christlichen Lehren und des Ritus, wie sie etwa von den Salesianern bei den Shuar und Achuar betrieben werden, kommt es zu einer Aneignung lokaler religiöser Elemente durch das Christentum. Hier werden – ähnlich wie im umgekehrten Fall von den Schamanen – bestimmte Konzepte, Begriffe, mythische Figuren oder rituelle Formen übernommen und in das Gefüge der katholischen Kirche integriert. Diese Verflechtungen werden von einigen Shuar-Christen begrüßt, andere finden es befremdlich, wenn der Pater bei der Messe den Palmwedel der Schamanen verwendet und seine Lieder große Anklänge an schamanische Gesänge aufweisen. Ein anderes Szenario des Austausches findet sich auf internationaler Ebene: Dazu gehören Konferenzen für interreligiösen Dialog, die u. a. von buddhistischer Seite organisiert werden und – neben vielen anderen Religionen – auch Christen und (Shuar)Schamanen an einen Tisch bringen.[17]

Kontakte zu spirituellen Traditionen indianischer Kulturen Nordamerikas eröffneten sich im vergangenen Jahrzehnt durch die Expansion der *Native American Church*. Sie besteht seit ca. 1890 in den USA und entstand im Zuge des Widerstands der *Native Americans* gegen die Verfolgung der indianischen Kulturen und ihrer religiösen Praktiken, die schließlich im Rahmen einer formellen Institutionalisierung als Kirche staatliche Anerkennung fanden. Besonders aktiv ist sie seit ca. 1985 in Lateinamerika (insbesondere in Mexiko), wo sie – unter dem Namen *Iglesia Nativa* – viele Menschen aus indianischen Gemeinschaften, vor allem jedoch aus der urbanen Mittel- und Oberschicht anzieht. Die Zeremonien der *Iglesia Nativa* beruhen auf Traditionen der Lakota Sioux, besonders des Schamanen Wallace Black Elk, und stehen in Zusammenhang mit der Sonnentanz-Bewegung (vgl. Black Elk und Lyon 1990).

17 Vgl. u. a. http://www.unitedtraditions.org (4.2.2002).

Der spirituelle Führer der *Iglesia Nativa de Itzachilatlan* (auch das »Heilige Feuer von Itzachilatlan« genannt) ist Aurelio Diáz Tekpankalli aus Mexiko: Er ist toltekischer Herkunft und verbrachte in seiner Jugend lange Zeit in den USA (Chicago), wo er zunächst als Maler und *muralista* bekannt wurde. Dort schloss er sich der *Native American Church* an, wurde als *Sun Dance Chief* der Rosebud Sioux (Lakota Territories) initiiert und zum spirituellen Oberhaupt der Kirche des »Heiligen Feuers von Itzachilatlan« ernannt.[18] Sein wichtigstes Anliegen ist die Gründung der »Konföderation des Adler und des Kondors«, in der sich alle indianischen spirituellen Traditionen zusammenschließen sollen: Die Idee geht auf eine Prophezeiung zurück:

> »Es gibt eine Petroglyphe, ich glaube sie stammt von den Maya, sie stellt einen Adler und einen Condor dar, deren Hälse miteinander verschlungen sind. Das ist sehr schön, diese Umarmung von Adler und Condor. Der Adler symbolisiert den Norden, der Condor den Süden, gemeinsam bedeuten sie die Bruderschaft aller indianischen Völker, die durch die *Conquista*, die spanische Invasion, zerbrochen wurde. Doch es gab eine Prophezeiung, es wird erzählt, dass dieser Zustand nur 500 Jahre andauern soll, danach sollen sich Adler und Condor wieder begegnen und die Bruderschaft soll sich wieder vereinigen.« (Aus einem Gespräch mit Nelson Díaz, Quito, 1999[19])

Aurelio Diaz Tekpankalli bereist seit 1990 mit seinem Stab verschiedene Länder Südamerikas und veranstaltet gemeinsame Rituale mit lokalen SchamanInnen. Im Zuge dieser gemeinsamen Feiern übergibt er den Einheimischen einen Kraftstab (*bastón de poder*), der sie in Zukunft mit dem »Feuer von Itzachilatlan« verbindet. Das Verhältnis zu ihren Alliierten, den lokalen Schamanen und Schamaninnen, ist jedoch nicht immer harmonisch: Es in einigen Fällen kommt es zu Meinungsverschiedenheiten, unter anderem über die Gestaltung der Rituale, wobei die Forderung der *Iglesia Nativa*, die Vorgaben der Lakota Sioux genau einzuhalten, oft als »spiritueller Kolonialismus« kritisiert wird. Andere empfinden die Zeremonien als Bereicherung ihrer eigenen spirituellen Tradition und übernehmen in einzelnen Fällen

18 Vgl. http://web.uccs.edu/library/tekpankalli.htm (4.2.2002).

19 Zur Prophezeiung und ihrer Bedeutung für die *Iglesia Nativa* vgl. auch http://www.peace-dignity2000.net/proph2.htm (4.2.2002). Nelson Díaz ist Tänzer und Choreograph, Leiter des Kulturinstituts »Humanizarte« sowie Begründer und Leiter des »Ballett Andino« in Quito, das indianische Tänze revitalisiert und neu gestaltet. Er war mehrere Jahre ein wichtiger Akteur der *Iglesia Nativa* in Ecuador.

auch wichtige Funktionen in Ritual und Organisation der *Iglesia Nativa.*[20] So etwa der Shuar-Schamane Hilario Chiriap, der auf nationaler und internationaler Ebene Veranstaltungen durchführt und leitet. Er organisierte unter anderem eine große Zeremonie der Begegnung in Sucúa, die eine Woche dauerte und an die 200 Personen involvierte: darunter etliche Shuar-Schamanen, aber auch VertreterInnen verschiedener spiritueller Traditionen aus Ecuador, aus anderen Ländern Lateinamerikas sowie aus den USA, weiters waren viele AnhängerInnen der *Iglesia Nativa* aus Quito präsent.

Seit dieser Zeremonie entwickelten einige Shuar-Schamanen ein enges Verhältnis zur *Iglesia Nativa*, deren Lehren auch im Rahmen der *Asociación Tsunki* durch Vorträge und Seminare Verbreitung fanden. Auch Don Marcelino nahm an der Begegnungszeremonie in Sucúa teil, er steht seither in Kontakt mit Aurelio Diáz Tekpankalli und praktiziert regelmäßig verschiedene Rituale der *Iglesia Nativa* – u. a. Sonnentanz-Rituale und eine Visionssuche im Stil der Lakota Sioux. Er empfindet diese Tradition als eine Erweiterung seiner Kenntnisse und Erfahrungen, aus denen er neue Kraft für seine Heilrituale schöpft. Im Zuge unsere Gespräche betonte er immer wieder, dass er sich mehreren Traditionen verbunden fühlt, deren Kombination seine besondere spirituelle Kapazität ausmacht. Auch die Rituale der *Iglesia Nativa* versteht er als Machtelemente, die er (gemeinsam mit anderen Bausteinen aus verschiedenen Traditionen) in den Schamanismus der Shuar integriert. Die kulturelle Vielfalt seines spirituellen Umfelds kommt auch in der Gestaltung seines Behandlungsraums zum Ausdruck, eines Raums von Objekten, Machtelementen, Zeichen und Bildern. Begeben wir uns auf eine kurze Reise durch dieses besondere »Reich der Hyperrealität« (vgl. Eco 1987: 36-101).

Objekte, Kräfte und Kulturen im Behandlungsraum von Don Marcelino

Bevor wir auf diese kleine Reise aufbrechen, möchte ich mich kurz der Bedeutung von Objekten im traditionellen Schamanismus der Shuar zuwenden. Im Rahmen einer Heilzeremonie kommen verschiedene Objekte zur Anwendung, die man grob drei Gruppen zuordnen kann. Die erste Gruppe möchte ich als »materielle Paraphernalia« bezeichnen: Dazu zählen etwa Musikinstrumente, wie der Musikbogen (*tumank*), der oft vor und auch während der Rituale angestimmt wird, um Hilfsgeister zu beschwören. In diese Gruppe fällt auch ein Bündel aus Plamblättern (*shishink*), das als Rhythmus-Instrument die Gesänge des Schamanen begleitet und auch dazu

20 Zu dieser Thematik vgl. auch Mader (2002).

dient, den Körper der Patienten zu kühlen und negative Einflüsse von ihnen fernzuhalten. Die zweite Gruppe nenne ich »materielle Machtobjekte«: Dazu zählen in erster Linie magische Steine (*namur*), welche der Schamane in der Natur findet, nachdem er im Traum oder in einer Vision einen Hinweis auf die Existenz eines solchen Steine an einem bestimmten Ort erhalten hat. Sie verkörpern die Macht des einzelnen Schamanen und sind ein Produkt seines Kontakts mit der spirituellen Welt. Er bewahrt sie in einem speziellen Korb auf, der nur im rituellen Rahmen geöffnet wird.

Die dritte Gruppe schamanischer Objekte umfasst »spirituelle Machtobjekte«[21]: Dabei beziehe ich mich primär auf Kraftpfeile (*tsentsak*), die nur von Schamanen in veränderten Bewusstseinszuständen wahrgenommen werden. Unter diese Kategorie von Objekten subsumieren die Shuar eine Vielzahl von Machtelementen, durch welche u. a. Krankheiten hervorgerufen oder geheilt werden können. Sie haben verschiedenen Gestalten und Formen, dazu zählen Tiere, Pflanzen oder mythische Wesen ebenso wie Objekte aus Gold, Holz, Stein oder Eisen, etwa Scheren, Messer etc. (vgl. auch Pellizzaro 1978 Bd. 3: 22-23). Solche »Pfeile« werden keinesfalls als leblose Objekte im westlichen Sinn verstanden, sie sind vielmehr transformative Wesen, die im Körper des Schamanen leben und sich dort vermehren, aber auch außerhalb seines Körpers agieren können, wo ihre instrumentelle Dimension als Waffe – als Pfeil – zum Ausdruck kommt. Einige Aspekte dieses »Multinaturalismus« im Sinne von Viveiros de Castro (1998) beschreibt ein Schamane aus Gualaquiza folgendermaßen:

> »Der Pfeil ist nichts Materielles, der Pfeil ist spirituelle Energie. Nur durch den Glauben materialisiert sich der Pfeil und wird für dich sichtbar, er materialisiert sich, um vor dir Gestalt anzunehmen, damit du ihn sehen kannst. Er präsentiert sich vor dir, er zeigt sich als Pfeil, der verschiedene Farben haben kann. Manchmal sieht man ihn auch nicht als Pfeil: Im Inneren, im Körper, da sieht man ihn als Blut, dort ist er reines Blut und besteht aus Zellen. Dann will er sich dir plötzlich zeigen, und in diesem Moment nimmt er die Gestalt eines Pfeiles an ..., oder er zeigt sich dir am Firmament, als ein Regenbogen, oder er zeigt sich als rote, züngelnde Flammen und dann erscheint plötzlich in diesem Feuer das Antlitz eines Jaguars, und daraus formt sich der Pfeil des Jaguars. (Julio Tiwiram, Gualaquiza, 2000)«[22]

21 Die »materiellen Machtobjekte« verfügen natürlich auch über spirituelle Komponenten, die »spirituellen Machtobjekte« hingegen verfügen über keine (im Wachbewusstsein wahrnehmbare) materiellen Komponenten.

22 Interview: Florian Teubl

Kehren wir nun zu Don Marcelino zurück und wenden wir uns der Funktion und Bedeutung der Objekte in seinem Raum zu: Wenn ein Patient den Raum betritt, nimmt er vor dem Schreibtisch Platz, der mit einer Vielzahl von Objekten bedeckt ist (Abb. 1). Dort liegen verschiedene Steine – ein roter, ein schwarzer Stein und einige Quarzkristalle. Don Marcelino erklärt mir, dass die Steine ihm einerseits Kraft verleihen, andererseits übertragen sie den Patienten positive Energien und reinigen von negativen spirituellen Einflüssen. Manchmal benützt er sie für eine »Reinigungsmassage«, wobei er den Körper des Patienten mit einem Stein abreibt. Die Verwendung der Steine weicht in einigen Aspekten vom Konzept der *namur*-Steine ab, und bringt sowohl eine Veränderung als auch eine Erweiterung ihrer Funktionen und ihres Bedeutungsspektrums zum Ausdruck. Steine werden zwar als persönliches Machtobjekt des Schamanen verstanden, dennoch werden sie öffentlich zu Schau gestellt, wobei ihrer repräsentative Dimension besonders zur Geltung kommt. Die »Stein-Massage« erinnert hingegen eher an andine Heilrituale (*limpia*) als an die Traditionen der Shuar. Die Verwendung von Quarz-Kristallen verweist auf Einflüsse der New Age-Szene im urbanen Ecuador, könnte aber auch mit der Bedeutung von Kristallen in schamanischen Traditionen des westlichen Amazonasgebiets, etwa bei den Desana in Kolumbien, in Verbindung stehen.[23]

Neben den Steinen sind Federn aufgestellt, darunter zwei Condor-Federn, die Don Marcelino im Zuge eines Sonnentanz-Rituals erhielt. Er versicherte mir, dass ihm die Federn Macht geben: Sie stellen einen Teil der Macht der Natur dar, wie die Macht der Tiere in den alten Traditionen der Shuar. Er deutet auf einen Affenschädel auf seinem Schreibtisch und erzählt von der Bedeutung des Kopfes als Sitz der spirituellen Kraft einer Person – das früher in den *tsantsa*-(Schrumpfkopf)-Zeremonien in Zusammenhang mit intertribalen Konflikten zum Ausdruck kam. Dann erklärt er mir die Bedeutung eines Bärenschädels, der neben ihm an der Wand hängt: Er gibt ihm Kraft und beschützt ihn vor feindlichen spirituellen Kräften. Den selben Zweck erfüllt eine kleine indische Elefantenstatue auf seinem Schreibtisch: Die Honigwabe neben dem Bärenschädel hat wiederum positive Auswirkungen auf seine Patientenschaft: Sie strahlt süße, wohltuende Energie aus.

Ein weiteres Machtobjekt auf seinem Schreibtisch ist eine präkolumbische Steinskulptur, der ein mächtiger Geist innewohnt. Sie steht neben einem Messingdolch, der mit einer menschlichen Figur verziert ist: Don Marcelino verwendet ihn, um seine Patienten spirituell zu reinigen. Er legt den Dolch

23 Zur Interaktion von andinem Schamanismus und New Age in Ecuador vgl. Rogers (1997), zur Bedeutung von Kristallen im Schamanismus der Desana vgl. Reichel Dolmatoff (1979, 1981).

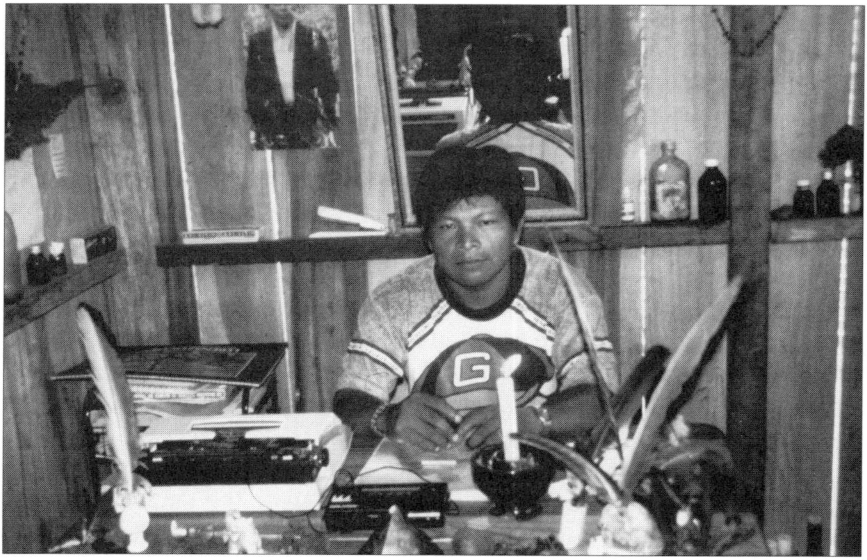

Abb. 1

einige Zeit in ihre Hände – das verleiht ihnen neue Kräfte – dann nimmt er ihn wieder an sich und umkreist damit ihren Körper, um – wiederum im Sinne einer *limpia* – alle negativen Energien zu entfernen. In ähnlicher Weise benützt er den Dolch auch für sich selbst. Die Verwendung eines Dolchs oder Schwerts wurde – soweit sich das genau lokalisieren lässt – von den verschiedenen Formen der *mesa* in den schamanischen Traditionen des Hochlands und der peruanischen Pazifikküste übernommen[24], hat aber auch konzeptuelle Entsprechungen in den Heilritualen der Shuar. So müssen die pathogenen Pfeile, die im Körper eines Kranken festsitzen, mit verschiedenen Mitteln entfernt werden. Der Schamane versucht sie einerseits durch seine Anziehungskraft zu bewegen und an sich zu binden, andererseits zerschneidet er die Fäden und Kräfte, welche diese Pfeile mit dem Hexer verbinden, der die Krankheit hervorgerufen hat. Dazu verwendet er scharfe spirituelle Objekte wie »Messer-Pfeile«, »Schwert-Pfeile« oder »Scheren-Pfeile«.

24 Einige Shuar Schamanen bereisen diese Regionen oder haben indirekt Kontakt zu den entsprechenden schamanischen Traditionen (zu schamanischen Praktiken im Andenraum und an der Costa Norte vgl. z. B. Polia Meconi 1996, Sharon 1978, Wörrle 2002).

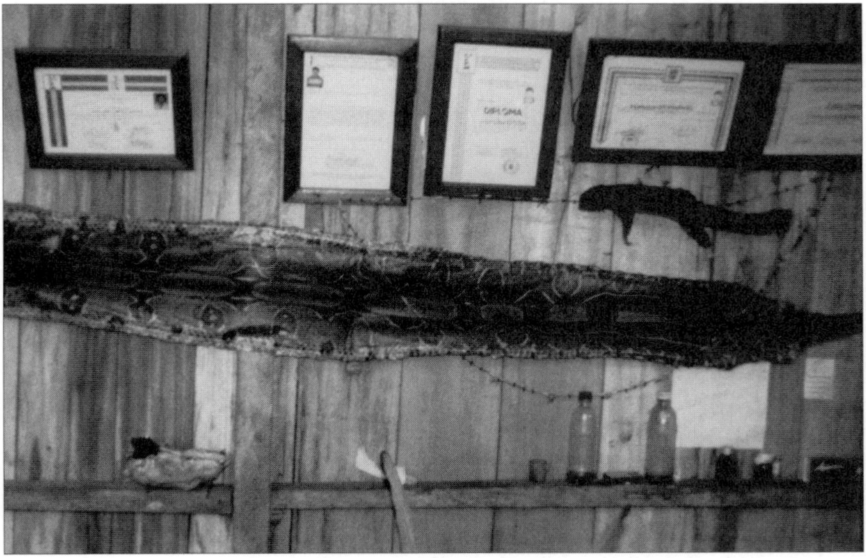

Abb. 2

Ein weiterer wichtiger Gegenstand am Schreibtisch von Don Marcelino ist eine Pyramide aus Plexiglas, in ihrem Inneren glitzern bunte Flocken: Dieses Objekt entstammt der Welt der Esoterik-Läden und wird von Don Marcelino als ein Diagnose-Orakel eingesetzt. In einigen Fällen stellt er vier Kerzen in Kreuzform um die Pyramide, der Patient muss jetzt mit den Händen über die Kerzen streichen und sie dann auf die Pyramide legen. Aus dieser Handlung erwachsen eine Reihe von Zeichen und Deutungen: Sind dunkle Flecken vom Rauch der Kerzen an den Händen, so hat der Patient Schuld auf sich geladen, er hat etwas Falsches getan. Wird die Pyramide durch die Berührung heiß, so wurde die Person verhext; werden die Hände warm und beginnen zu schwitzen, so ist das nicht der Fall. Die Pyramide ist für Don Marcelino aber nicht nur ein Hilfsmittel zur Diagnose, sie beschützt ihn auch vor *contra*, vor Attacken gegnerischer Schamanen oder Magier, die versuchen, seine Behandlungen zu stören und ihn zu vernichten.

Richten wir nun unsere Aufmerksamkeit auf die Wände, die den Schreibtisch umgeben: Linkerhand findet sich wieder eine Auswahl an Objekten, die Don Marcelino Kraft geben und ihn beschützen: Hier fällt zunächst die Haut einer Anakonda auf, die ca. 2 m Länge misst (Abb. 2). Sie ist für Don Marcelino besonders bedeutsam: Sie gewährt ihm gleichermaßen Schutz und

Macht, sie hüllt ihn ein und gibt ihm ihre Kraft. Manchmal lässt er auch einen Patienten mit der Hand darüber streichen, um etwas von ihrer Kraft zu erlangen.

Die besondere Bedeutung der Anakonda in diesem Kontext ist für jeden Shuar eine Selbstverständlichkeit: Tsunki, der mythische Herr aller schamanischen Kräfte, sitzt in seiner Unterwasserwelt auf einer eingerollten Anakonda und sendet sie aus, um seine Feinde zu vernichten. Das gewaltigste Tier des Amazonasgebiets steht sowohl für zerstörerische Gewalt als auch für charismatische Anziehungskraft. Die Macht der Anakonda wirkt wie ein Magnet, der alles in seinen Bann zieht – ein Sinnbild schamanischer Macht. Auch hier darf wieder berührt werden, der körperliche Kontakt mit der Schlangenhaut ist Teil der Behandlungsmethoden von Don Marcelino.

Sehen wir uns weiter um: Über der Anakonda präsentiert Don Marcelino eine Reihe von gerahmten Diplomen, ausgestellt von der *Asociación Tsunki,* für das Absolvieren verschiedener Kurse im Rahmen einer Ausbildung in Naturmedizin – formale Nachweise, die seine offizielle Berechtigung zum Heilen demonstrieren. Dazwischen und darüber weitere Kraftobjekte: Ein ausgestopftes Eichhörnchen, der schon erwähnte Bärenschädel und die Honigwabe, Ketten aus Samen und Tierzähnen.

An der Wand hinter seinem Schreibtisch weist mich Don Marcelino als erstes auf eine alte Fotographie seines Vaters hin. Er erzählt, dass sein Vater ihm nicht nur sein Wissen übertrug, sondern auch einige Objekte vermachte. Hinter dem Schreibtisch glänzt ein großer Spiegel, ihm gegenüber ziert ein zweiter Spiegel die Wand: Der doppelte Spiegel öffnet der Blick auf den Raum hinter den Patienten. Das ist für Don Marcelino wichtig, so kann er die Personen gleichzeitig von allen Seiten betrachten. Er hat immer alles im Blick, alles ist sichtbar, nichts bleibt verborgen, auch wenn er sich vom Patienten wegdreht, kann er ihn doch sehen. So muss ein Schamane sein, kommentiert er, er muss alles erkennen, die Vergangenheit und die Zukunft, er muss in die Menschen hinein und durch sie durch sehen, er muss alles von allen Seiten betrachten. Auch an dieser Wand finden sich verschiedene Diplome, dazwischen viele kleine und größere Flaschen mit Heilmitteln. Dabei handelt es sich in erster Linie um Pflanzen-Extrakte, die Don Marcelino selbst herstellt oder von anderen HeilerInnen kauft. Ferner wird der Preis einer Beratung (ca. 4 $) bekanntgemacht. Die Preise für Behandlungen, die sich oft über mehrere Tage oder Wochen erstrecken, variieren sehr stark: Je nach Schwierigkeit des Falls betragen sie ca. 10 $ – 100 $.[25]

25 Die Angaben beziehen sich auf das Jahr 1998.

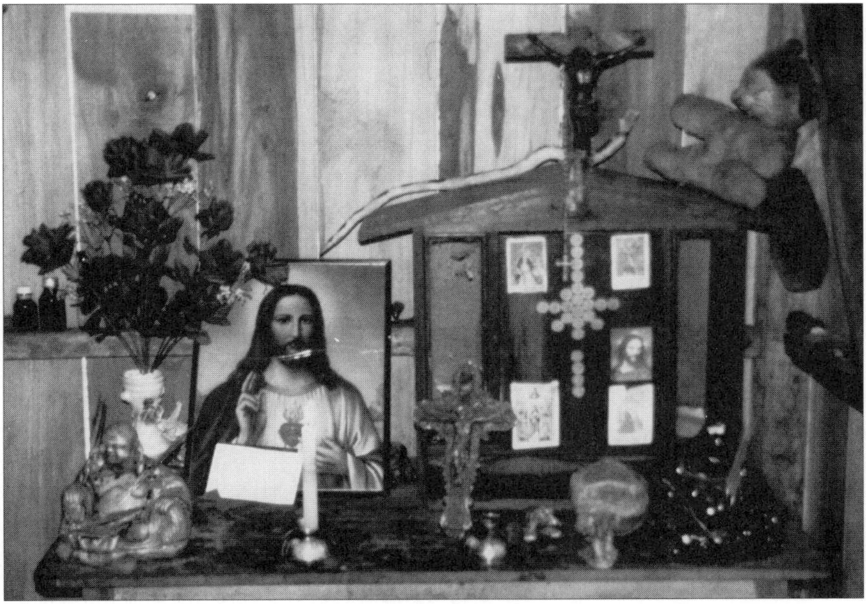

Abb. 3

Gehen wir ein paar Schritte weiter und wenden wir uns der rechten Raumhälfte zu. Hier beherrscht der »Altar« den Raum (Abb. 3): Eine Installation bestehend aus einem Tisch und einem Kästchen darauf, Don Marcelino hat die beiden Gegenstände von seinem Vater geerbt und sie bedeuten für ihn einen Hort spiritueller Kraft. Diese Zone wird durch christliche Symbole beherrscht: Das Kästchen bezeichnet Don Marelino als Tabernakel, ein Kruzifix, das mit einer Kette geschmückt ist, steht auf dem Kästchen, Heiligenbildchen und zwei Bilder der Madonna zieren die Ecken der Verglasung: Auch wenn manche Menschen nicht an die Madonna glauben, stellt sie doch für ihn eine wichtige Quelle spiritueller Kraft dar, versichert mir Don Marcelino.

Christliches findet sich auch unter den Objekten, die auf dem Tisch gruppiert sind. Das große Christusbild stellt ein besonders machtvolles Objekt dar, und davor findet sich auch eine kleine therapeutische Installation: zwei Fotos stehen mit ihrer Bildseite Christus zugewandt, die abgebildeten Personen werden so von seiner Heilkraft umhüllt. Daneben steht eine Vase mit einem Strauß roter Stoffrosen: Rosen bedeuten das Erblühen der Gesundheit, erklärt Don Marcelino, das Erblühen der Gefühle und des Wohlbefindens, sie sind wichtig für die Patienten. Das gilt auch für die Blumen und Blumenessenzen, die er im Rahmen von bestimmten Behandlungen verwendet, etwa bei einem »Zauberbad« (*baño del encanto*) – einer Heilmethode gegen Unheil (*mala suerte*): Er bringt die vom Unglück verfolgte Person zu einem Bach in der Nähe des Hauses, dort sprüht er Essenzen und Blüten von 30 verschiedenen Blumen über sie, taucht sie dann ins Wasser, um sie neu zu taufen, und wiederholt diese Behandlung dreimal. Danach muss die Person ihre alten Kleider und damit das Unglück, das an ihnen haftet, am Ufer des Baches zurücklassen, und in neuen Kleidern nach Hause gehen.

Doch zurück zum Christusbild: In schwierigen Fällen dürfen die Patienten das Bild berühren und so – wie bei der Anakonda-Haut – Körperkontakt mit seiner Heilkraft aufnehmen. Auch das Kruzifix, das am Kästchen lehnt, ist ein Machtobjekt, das im Verlauf von Ritualen von Patienten berührt werden kann. Seine Funktion weist große Ähnlichkeiten mit jener des Dolchs auf: Die Kranken sollen das Kruzifix in einigen Fällen in ihren Händen halten, in anderen Fällen verwendet es Don Marcelino für die rituelle Reinigung, die zu allen Behandlungen gehört. Die hilfesuchende Person sitzt dabei auf einem Schemel vor dem Altar, betet drei Vaterunser und drei Avemaria, dann streicht der Schamane mit drei Kerzen über ihren Körper, stellt sie auf den Altar und zündet sie an. Er beginnt ein Gespräch mit dem Kranken und bespricht mit ihm seine Probleme und Beschwerden. Nach dem Gespräch führt er eine »multikulturelle« Reinigungszeremonie (*limpia*) durch: Er reinigt den Patienten zuerst mit einem Ei und einer Kerze, dann greift er zu einem Büschel von Palmblättern (*shishink*), das von Shuar-Schamanen traditionellerweise zum Reinigen und Kühlen des Körpers verwendet wird, und setzt so das Ritual fort. Er bläst Tabak über den Kranken, als letztes greift er zum Kruzifix und streicht damit ebenfalls über den Körper um die Reinigung so abzuschließen. Dann lässt er den Patienten – wie er es ausdrückt – »ein bisschen meditieren«. Nach der Meditation ist diese Vorbehandlung abgeschlossen: Bevor er am nächsten Tag zur Hauptbehandlung wiederkommt, soll er noch drei Kerzen kaufen, diese in der Kirche anzünden und Gebete dazu sprechen.

Auf dem Altar befinden sich aber nicht nur Objekte christlicher Provenienz: Zwei dickbäuchige Buddhafiguren chinesischer Herkunft stehen in wichtiger Position am Tisch vor dem Tabernakel, etwas Geld liegt in ihrem Schoß. Sie sind ausschließlich für Don Marcelinos Wohlergehen zuständig, sie bringen ihm Glück und beschützen ihn. Ebenfalls am Altar verteilt sind verschiedene Steine, Energiequellen für den Heiler und seine Patienten. Schließlich sitzt auf dem Tabernakel noch ein alter Teddybär, der wiederum die Kraft des Bären verkörpert, neben ihm liegt eine Schlange aus Holz: »Das bin ich«, beendet Don Marcelino seine Erklärungen, »das ist meine Kraft.«

Die Objekte im Behandlungsraum von Don Marcelino stellen eine (für Shuar Schamanen außergewöhnliche) Art der Machtdemonstration dar. Der spirituelle Raum des Heilers – ein Kaleidoskop von Machtelementen, die verschiedenen Kulturen, therapeutischen und spirituellen Traditionen entstammen – wird in diesem konkreten Raum verkörpert und »materialisiert« sich vor den Augen der KlientInnen. Alle drei Kategorien von Objekten, die im traditionellen Schamanismus der Shuar von Bedeutung sind (vor allem auch die »unsichtbaren«, etwa die Macht von Tsunki bzw. der Anakonda), werden in materieller Form präsentiert, wenngleich oft stark verschlüsselt und in einer veränderten bzw. erweiterten Funktion. Das Bild des Vaters des Schamanen verweist auf seine Verankerung in der Tradition der Shuar und erfüllt einerseits eine legitimierende Funktion, andererseits repräsentiert es jene Machtelemente, die Don Marcelino von seinem Vater erlangt hat. Aus diesem Erbe stammt nicht nur spirituelle Macht der Shuar, sondern bereits eine Form von Synkretismus mit der dominanten Religion des Nationalstaats, dem Katholizismus. Dazu kommen Objekte, die eine Verbindung zu den verschiedenen spirituellen Traditionen darstellen, denen sich Don Marcelino verbunden fühlt, zu denen er Lehrbeziehungen unterhielt und die seine Behandlungsmethoden beeinflussen – etwa die Federn von Zeremonien der *Iglesia Nativa* oder die Diplome über seine Kenntnisse der Naturheilkunde. Andere Objekte ergänzen dieses Bild und verweisen auf die kreative Dimension des schamanischen Handelns, das immer wieder neue Elemente aufnimmt und diese in eine sehr persönliches Gefüge von spirituellen Kräften und Ritualen integriert. Der spirituelle Raum und der Raum der Objekte reflektiert dabei verschiedene Dimensionen Lokalität und Translokalität, von Begrenzung und Grenzüberschreitung.

Abschließende Bemerkungen

Verlassen wir das Haus von Don Marcelino und wenden wir uns der Frage zu, wie sich in diesem Kontext das Verhältnis von Raum, Kultur und Macht gestaltet. Der Raum des ecuadorianischen Oriente, in dem die Schamanen den Großteil ihres Lebens verbringen, ist zu einem guten Teil noch immer durch den tropischen Regenwald geprägt: Diese spezifische lokale Landschaft bildet die Matrix für die Lebenswelt der Shuar und die Szenerie für Kosmovision und Mythologie. In bezug auf die Schamanen ist sie unter anderem ein »Wald der Symbole« im Sinn von Victor Turner (1967), aber gleichzeitig auch eine Welt der Geister und Kräfte, die auf das engste mit der Person des Schamanen vernetzt ist. Die Lebenswelt der Shuar ist aber auch Teil einer »*colonial frontier*«, die einen liminalen Raum darstellt, in dem verschiedene Kulturen unterschiedliche Bedeutungsschemata reproduzieren und etablieren, die miteinander in Verbindung treten und interagieren.

Während verschiedene Menschen, Ideen und Institutionen in den angestammten Raum der Shuar eindringen und in vielen Bereichen Macht über die Shuar etablieren und ausüben, dehnen die Shuar-Schamanen ihren Machtbereich in den sozialen, aber vor allem spirituellen Raum der anderen aus – eine Dynamik die Michael Taussig an anderen Orten in Lateinamerika analysiert hat (vgl. Taussig 1980, 1987). Im Fall der Shuar bildet in diesem Prozess die eigene kulturelle Tradition die Matrix für eine Expansion und Diversifikation von Kenntnissen und Machtelementen, die unterschiedlichen Kulturen bzw. Traditionen zugehören und von den Shuar in das eigene spirituelle Gefüge inkorporiert werden. In diesem Prozess werden Kultur, Raum und Macht auf verschiedenen Ebenen miteinander verwoben: So steht jeder Shuar-Schamane im Zentrum eines spirituellen Raums, der sein spezifisches, persönliches Machtgefüge darstellt. Die verschiedenen Kulturen bilden in diesem Kontext verschiedene kosmische Räume mit deren Geistern er sich verbündet und von deren Schamanen er Machtelemente erlangt. Je mehr verschiedene »Kulturen« in diesem Sinne ein Schamane beherrscht, um so größer ist seine Macht. Kultur stellt also in diesem Zusammenhang einerseits eine Form von Macht dar, zum anderen einen Raum und ein symbolisches und spirituelles Gefüge, das sich von anderen unterschiedet. Die Aneignung von Machtelementen aus anderen Traditionen ermöglicht es den Shuar-Schamanen in der kulturellen Vielfalt ihrer Lebenswelt effizient zu agieren. Dabei nehmen sie einen traditionellen Aufgabenbereich wahr: Das Überschreiten von Grenzen zwischen verschiedenen Welten und den Transfer von Macht aus anderen Zonen des Kosmos in ihren persönlichen Handlungsraum.

Literatur

Appadurai, Arjun 1996: *Modernity at Large. Cultural Dimensions of Globalization.* Minneapolis and London: University of Minnesota Press.

Baer, Gerhard 1984: *Die Religion der Matsigenka (Ost-Peru): Monographie zur Kultur und Religion eines Indianervolkes am Oberen Amazonas*. Basel: Wepf.

Bhabha, Homi K. 1994: The *Location of Culture*. London & New York: Routledge.

Black Elk, Wallace & Lyon, William 1990: *Black Elk: The Sacred Way of a Lakota*. San Francisco: Harper & Row.

Chaumeil, Jean-Pierre 1995: Del proyectil al virus. El complejo de las flechas mágicas en el chamanismo del oeste Amazónico. In: Lagarriga, Isabel / Galinier, Jacques / Perrin, Michel (Hg.): *Chamanismo en Latinoamérica. Una revisón conceptual.* Mèxico D. F.: Plaza y Valdés Editores: 21-44.

—— 1998: *Ver, saber, poder. El chamanismo de los Yagua de la Amazonía Peruana.* Lima: IFEA / CAAAP / CAEA / CONICET.

Eco, Umberto 1987: *Über Gott und die Welt. Essays und Glossen*. München: dtv.

Gingrich, Andre & Mader, Elke (Hg.) 2002: *Metamorphosen der Natur. Sozialanthropologische Studien zum Verhältnis von Natur und Weltbild.* Wien und Köln: Böhlau Verlag.

Gupta, Akil & Ferguson, James 1997: Introduction. In: dies. (Hg.): *Culture, Power, Place: Ethnography at the End of an Era.* Durham: Duke University Press: 1-29.

Hannerz, Ulf 1992: *Cultural Complexity.* New York: Columbia University Press.

Harner, Michael 1972: *The Jivaro: People of the Sacred Waterfalls.* London: Robert Hale & Company.

Hastrup, Kirsten & Olwig, Karen Fog 1997: Introduction. In: dies. (Hg.): *Siting Culture: The Shifting Anthropological Object*. London & New York: Routledge: 1-15.

Hendricks, Janet W. 1988: Power and Knowlegde: Discourse and Ideological Transformation among the Shuar. In: *American Ethnologist* 15 (2): 216-238.

Luna, Luis Eduardo 1986: *Vegetalismo: Shamanism among the Mestizo Population of the Peruvian Amazon.* (Stockholm Studies in Comparative Religion 27). Stockholm: Almqvist & Wiksell International.

Mader, Elke 1994: Indigene Naturpolitik. Kultur, Ökologie und territoriale Rechte in Ekuador. In: Cech, Doris / Mader, Elke / Reinberg, Stefanie (Hg.): *Tierra – indigene Völker, Umwelt und Recht.* Frankfurt & Wien: Brandes & Apsel / Südwind: 133-146.

—— 1995: Die Attacke der Grünen Magie. Interkulturelle Prozesse im Schamanismus der Shuar (Ekuador). In: *Zeitschrift für Ethnologie* 120: 177-190.

—— 1999: *Metamorfosis del poder. Persona, mito y visión en la sociedad Shuar y Achuar (Ecuador/Peru)*. Quito: Abya Yala..

—— 2002: Reisende zwischen den Welten. Schamanismus und Globalisierung in Lateinamerika. In: Gabbert, Karin et. al. (Hg.): *Religion und Macht*. (Jahrbuch Lateinamerika Analysen Berichte 26). Münster: Westfälisches Dampfboot: 69-86.

Mader, Elke & Gippelhauser, Richard 2000: Power and Kinship in Shuar and Achuar Society. In: Schweitzer, Peter (Hg.): *The Dividends of Kinship.Meanings and Uses of Social Relatedness.* London & New York: Routledge: 61-91.

Moncayo, Dalia et. al. 1987: *Monografía de la Provincia de Morona Santiago.* Macas: Dirección Provincial de Educación de Morona Santiago.

Münzel, Mark 1977: *Schrumpfkopfmacher? Jibaro Indianer in Südamerika.* Frankfurt/Main: Museum für Völkerkunde.

Parkin, David 1998: Foreword. In: Lovell, Nadia (Hg.): *Locality and Belonging.* New York & London: Routledge: VIII-XIV.

Pellizzaro, Siro 1978: *Mitologia Shuar*, 12 Bände. (Mundo Shuar, Serie F). Quito: Abya Yala.

Perrin, Michel 1992: *Les practiciens du Rêve. Un Exemple de Chamanisme.* Paris: PUF.

Perruchon, Marie 1997: Llegar a ser una Mujer-Hombre. Chamanismo y relaciones de género entre los shuar. In Perrin, Michel & Perruchon, Marie (Hg.): *Complementariedad entre hombre y mujer. Relaciones de genéro desde la perspectiva amerindia.* Quito: Abya Yala: 47—76.

Polia Meconi, Mario 1996: *»Despierta, remedio, cuenta..«: adivinos y médicos del Ande.* 2 Bde. Lima: Pontifica Universidad Cathólica del Perú, Fondo Editorial.

Reichel Dolmatoff, Gerardo 1975: *The Shaman and the Jaguar. A Study of Narcotic Drugs Among the Indians of Columbia.* Philadelphia: Temple University Press

—— 1979: Desana Shaman´s rock Crystals and the Hexagonal Universe. In: *Journal of Latin American Lore* 5 (1): 117-128.

—— 1981: Algunos conceptos de geografía chamanista le los indios Desana de Colombia. In: *Contribuiçoes à Antroplogia em homenagemao Professor Egon Schaden.* São Paulo, Coleçao Museu Paulista: 255-270.

—— 1996: *The Forest Within. The World-View of the Tukano Amazonian Indians.* Themis Books.

Rogers, Mark 1997: *Ethnospiritual Tourism and Religious Change: Andean Shamanism Meets the "New Age".* Vortrag am 49. Amerikanistenkongress, Quito.

Rubenstein, Steve L. 1995: *Death in a Distant Place or the Politics of Shamanism.* PhD Dissertation, Columbia University.

—— 2002: *Alejandro Tsakimp. A Shuar Healer in Margins of History.* Lincoln & London: University of Nebraska Press.

Salomon Frank, 1983: Shamanism and Politics in Late-Colonial Ecuador. In: *American Ethnologist* 10: 413-428.

Sharon, Douglas 1978: *Wizard of the four Winds. A Shaman's Story.* New York & London: The Free Press.

Taussig Michael 1980: *The Devil and Comodity Fetishism in South America.* Chapel Hill: University of North Carolina Press.

—— 1987: *Shamanism, Colonialism, and the Wild Man. A Study in Terror and Healing.* Chicago & London: The University of Chicago Press.

Turner, Victor 1967: *The Forest of Symbols: Aspects of Ndembu Ritual.* Ithaca: Cornell University Press.

Viveiros de Castro, Eduardo 1998: Cosmological Deixis and Amerindian Perspektivism. In: *Journal of the Royal Anthropological Institute* (N.S.) 4: 469-488.

Whitten, Norman 1985: *Sicuanga Runa. The Other Side of Developement in Amazonian Ecuador.* Urbana & Chicago: University of Illinois Press.

Wörrle, Bernhard 2002: *Heiler, Rituale und Patienten: Schamanismus in den Anden Ecuadors.* Berlin: Dietrich Reimer Verlag.

Michael Knipper

Der »Kollege *yachac*«
Anmerkungen zum Verhältnis zwischen Schamanen und Ärzten im Amazonastiefland von Ecuador[1]

> »Es wäre sehr wichtig, so dachte ich mir, neben einer kritischen Haltung auch Respekt und Anerkennung gegenüber der Weisheit dieser indianischen Ärzte zu bewahren, die – obwohl erfüllt von einer geheimnisvollen Wissenschaft – so schwierig gerecht zu beurteilen ist.« (Amunárriz 1993: 37, Übersetzung M. K.)

Mit diesen nachdenklichen Worten kommentiert der Arzt Manuel Amunárriz in den Erinnerungen an seine Zeit am Río Napo die Geschichte einer aus seiner Sicht unerklärlichen Heilung. Er hatte bei einem 14-jährigen Mädchen Tuberkulose in der Wirbelsäule festgestellt, besaß in dem kleinen Krankenhaus von Nuevo Rocafuerte jedoch nicht die Möglichkeiten, ihr zu helfen. Also schlug er die Weiterbehandlung des Kindes in Quito vor und organisierte die Reise in die Hauptstadt. Aber der Platz der kleinen Chabela und ihrer Eltern in der Militärmaschine nach Quito blieb leer. Sie hatten der Behandlung zwar zunächst zugestimmt, brachten die Patientin dann aber doch lieber zu einem *yachac*[2] in eines der Dörfer am Fluss.

Erst Wochen später erfuhr der Arzt, wem sich Chabela und ihre Eltern anvertraut hatten, und einige Monate später bekam er sogar die Gelegenheit, seine ehemalige Patientin noch einmal zu untersuchen: Die Behandlung seines »Kollegen« *yachac* war offensichtlich erfolgreich gewesen. Sogar die Röntgenbilder zeigten, dass sich die Veränderungen in der Wirbelsäule von Chabela weitgehend zurückgebildet hatten.

Kollegen?

Die Beziehung zwischen Schamanen und Ärzten als ein »kollegiales« Verhältnis zu bezeichnen, ist aus verschiedenen Gründen attraktiv. Zunächst einmal scheint diese Sichtweise der unmittelbaren Alltagserfahrung zu entsprechen,

1 Der Beitrag fußt auf Erfahrungen verschiedener Feldforschungsaufenthalte am unteren Río Napo in Ecuador zwischen den Städten Coca und Nuevo Rocafuerte, u. a. 1997-1999 sowie im Herbst 2000 und im Frühjahr 2002, vgl. Knipper (2003).

2 Der Quichua-Begriff *yachac* wird auch am Río Napo synonym zum Ausdruck »Schamane« benutzt; vgl. die Beiträge von Baumann und Wörrle in diesem Band.

dass kranke Menschen wie die kleine Chabela häufig von Ärzten und »traditionellen Heilern« abwechselnd oder gar gleichzeitig behandelt werden.[3] Ausgehend von der Vorstellung, dass die »traditionelle Medizin« der indigenen Bevölkerung gleichsam wie ein »paralleles medizinisches System« neben der formal institutionalisierten »westlichen Medizin« existieren würde (vgl. Bichmann 1995: 47), gewinnen die »Heiler« dabei einen den Ärzten vergleichbaren, formalen Status. Darüber hinaus suggeriert die »kollegiale« Sichtweise die Gleichwertigkeit der verschiedenen »Mediziner« und damit eine interkulturelle Zusammenarbeit auf gleicher Augenhöhe. Die ehemalige Dominanz der institutionalisierten und akademisch etablierten Biomedizin[4] gegenüber der lange Zeit unterdrückten und – von ärztlicher Seite aus – nicht selten verfemten Heilkunde der indigenen Bevölkerung scheint damit endgültig überwunden zu sein. In einem plurikulturellen Land wie Ecuador gewinnt gleichzeitig die Frage des Verhältnisses zwischen der »traditionellen Medizin« auf der einen Seite und der institutionalisierten Biomedizin auf der anderen eine weit über die konkrete medizinische Praxis hinaus reichende politische Dimension. Die mit der kollegialen Sichtweise ausgedrückte Anerkennung der »indianischen Ärzte« wird in diesem Zusammenhang zu einem wichtigen Symbol für die gesellschaftliche Emanzipation der indianischen Bevölkerung.

Es sprechen also verschiedene Gründe dafür, das Verhältnis zwischen Schamanen und Ärzten als »kollegial« zu bezeichnen. Während meiner Zeit als Arzt am Río Napo konnte ich als Akteur im lokalen medizinischen Pluralismus schließlich auch selber entsprechende Erfahrungen sammeln: So erfuhr ich gelegentlich von einigen Patienten, dass ihnen der Besuch bei mir von einem *yachac* angeraten worden war, und gleichzeitig legte auch ich einigen Kranken den Besuch bei Don Horacio, Don Valentín, dem jungen Rodrigo oder seinem Lehrer Don Elías ans Herz. Nicht selten erörterte ich sogar den Zustand eines Kranken mit einem meiner »indianischen Kollegen«, und in einem Fall saßen Valentín und ich sogar eine ganze Nacht über gemeinsam am Krankenlager eines kleinen Mädchens. Nachdem unser beider Heilkunde bei ihrem Vetter in der vorangegangenen Nacht noch versagt hatte, waren unsere gemeinsamen Bemühungen zumindest bei ihr von Erfolg gekrönt.[5]

3 Vgl. z. B. Bichmann (1991), Cosminsky & Scrimshaw (1980), Kroeger & Barbira-Freedmann (1992: 319ff), Wörrle (2002: 310ff).

4 Als »Biomedizin« bezeichne ich hier und im Folgenden die akademisch etablierte, an den Naturwissenschaften orientierte Medizin mit der Biologie als Leitwissenschaft.

5 Die Namen aller hier genannten Informanten meiner Forschung sind Pseudonyme. Der Fall des Mädchens ist ausführlich dargestellt in Knipper (2001: 309ff).

Trotz dieser Erlebnisse und meiner freundschaftlichen Beziehung zu manchen *yachac* am Río Napo kann ich jedoch ein gewisses Unbehagen gegenüber der Klassifizierung unseres Verhältnisses als transkulturelle »Kollegen« nicht verbergen. Und auch die nachdenklichen Worte von Manuel Amunárriz, der immerhin gut 20 Jahre Zeit hatte, sich in der alltäglichen medizinischen Praxis am Río Napo eine Meinung zu bilden, weisen auf eine gewisse Unsicherheit im Urteil hin.

Diesem Unbehagen will ich in diesem Beitrag nachspüren. Meine Erörterungen werden sich dabei an den folgenden Fragen orientieren: Wird die Beurteilung als »indigene Ärzte« den *yachac* oder Schamanen tatsächlich gerecht? Kann diese Sichtweise einen sinnvollen Beitrag zu einem besseren Verständnis der Handlungsweisen sowohl der *yachac* als auch der sie konsultierenden Menschen bieten? Welche Prämissen konstituieren diese Sichtweise und welche Folgen hat ihre Anwendung oder gar Institutionalisierung beispielsweise in gemischten medizinischen Institutionen, wo Ärzte, Schamanen und andere Vertreter der »traditionellen Medizin« Tür an Tür arbeiten? Wo und auf welche Weise findet hier schließlich ein transkultureller Austausch zwischen »traditioneller« und »westlicher« Medizin statt?

Kollegen...

Kranke Menschen gehen in Ecuador mit ihren Beschwerden häufig sowohl zum Arzt als auch zu einem Schamanen. Zuerst gibt der eine und dann der andere sein Urteil ab, und jeder führt in der Regel auch eine Behandlung durch. Hier ist die »Kollegialität« aus der Beobachterperspektive heraus im wahrsten Sinne des Wortes *offensichtlich*, auch wenn sie von den behandelnden Akteuren nicht unbedingt geteilt wird.

Regelrecht paradigmatisch für diese transkulturelle Kollegialität sind dabei solche Institutionen, wo die Behandlung von Schamanen und Ärzten nebeneinander erfolgt – wie beispielsweise in dem inzwischen zu überregionaler Bekanntheit gelangten *Jambi Huasi* von Otavalo im andinen Hochland von Ecuador (vgl. Wörrle 2002: 297f). Hier arbeiten Allgemeinmediziner, Zahnärzte sowie Schamanen und andere Vertreter der »westlichen« und der »indianischen Medizin« im selben Haus: Der *yachac* und die biomedizinisch ausgebildete Ärztin auf einem Flur, Antibiotika und Heilkräuter unter einem Dach. Der Vergleich zu einer biomedizinischen Poliklinik, wo hinter der einen Tür ein Internist und hinter der anderen ein Radiologie, ein Kinderarzt oder ein Zahnarzt sitzen, drängt sich förmlich auf. In Institutionen wie dem *Jambi Huasi* scheint somit das Ideal einer integrierten, interkulturellen Gesundheitsversorgung, in der die »traditionelle« und die »westliche« Medizin Hand in Hand zum Wohle der Patienten arbeiten, Wirklichkeit geworden zu sein.

Auf der Seite der behandelnden Akteure – der Schamanen und Ärzte – finden sich jedoch noch weitere Gründe, die für eine Aufnahme des jeweils anderen in den eigenen Kollegenkreis sprechen: Jenseits einer simplen Anerkennung des allgegenwärtigen medizinischen Pluralismus geht es hier vor allem um die Konstruktion von professioneller Legitimität und Autorität gegenüber den (potentiellen) Patienten und ihren Angehörigen.

Als ich meine Arbeit am Río Napo begann und der alte *yachac* Don Elías mich eines Tages bei einem Fest als seinen Kollegen bezeichnete, fühlte ich mich persönlich geehrt und beruflich anerkannt. Don Elías hatte Autorität am Fluss und mit dieser legitimierte er nun auch meine medizinische Arbeit. Als Vertreter der Biomedizin gewann ich damit an Autorität unter den *Indígenas* und konnte mir einigermaßen sicher sein, dass meine Aktivitäten von den Kollegen *yachac* nicht als Bedrohung oder gar Konkurrenz angesehen würden. Vor meiner Ankunft in dieser Region war das nicht unbedingt zu erwarten gewesen, denn die Gerüchte über Spannungen zwischen »traditionellen Heilern« und Ärzten hatten mich schon erreicht, bevor ich überhaupt zum ersten Mal den Fuß in den Sand am Río Napo gesetzt hatte.

Aber auch mein transkultureller »Kollege« gewann selbstverständlich Respekt und Autorität durch unsere gegenseitige Anerkennung. Schließlich war ich einer der wenigen Repräsentanten der Biomedizin am Fluss, kam aus einem entfernten Land und hatte enge Beziehungen zum Gesundheitsprojekt der regionalen indianischen Föderation und der katholischen Kirche. Während dem *yachac* also die Anerkennung durch einen Vertreter der institutionell machtvollen und unter den *Naporuna* sehr geschätzten Biomedizin nützlich war, profitierte ich als fremder Arzt von seiner »traditionellen« Autorität. Wir öffneten unseren potentiellen Patienten auf diese Weise mit einer demonstrativen Geste die Türe zum jeweils anderen. Da diese den Menschen in der Praxis allerdings ohnehin schon offen steht, liegt die Bedeutung dieser Geste vor allem in einer Art transkultureller Zuschreibung von Autorität, und zwar in einem ähnlichen Sinne, wie Wörrle es in seinem Beitrag über die Beziehung zwischen Hochland- und Tieflandheilern beschreibt.

Um das Gleiche geht es, wenn ein *yachac* wie Don Horacio sich damit brüstet, vom Arzt des Krankenhauses in Nuevo Rocafuerte Patienten zugewiesen bekommen zu haben. Und jeder *yachac* mit einer offiziellen Anstellung in einem Gesundheitsprojekt gewinnt auf diese Weise selbstverständlich – und mit gutem Recht! – einen legalen und vielleicht sogar wirtschaftlichen und sozialen Status, der dem seiner biomedizinischen »Kollegen« entspricht. Umgekehrt versuchen von offizieller Seite durchgeführte Gesundheitsprogramme, die sich beispielsweise im Sinne der *Primary-Health-Care*-Strategie der WHO um eine »Integration« von »traditionellen

Heilern« in ihre ansonsten weitgehend biomedizinisch determinierten Projekte bemühen, auch deren spezifische Autorität unter der Bevölkerung für das Gesamtprojekt nutzbar zu machen[6].

Kollegialität als Konsequenz der zwischen *yachac* und Biomediziner hin und her wechselnden Patienten ist also nur ein Aspekt der hier diskutierten Sichtweise. Mindestens ebenso wichtig sind die reziproke Aneignung von Autorität und Legitimität, sowie die eingangs angesprochene politische Dimension.

Sind *yachac* »indigene Ärzte«?

Es gibt also vielfältige Gründe, das Verhältnis zwischen Schamanen und Ärzten als »kollegial« zu definieren. Und alle Beteiligten – Patienten, *yachac* und Biomediziner – scheinen davon zu profitieren. Aber selbst die unbestrittene Kompetenz vieler *yachac* zur Behandlung kranker Menschen und das Vertrauen, das sogar Patienten anderer ethnischer Gruppen – Nachbarethnien, Mestizen, Touristen – ihnen entgegen bringen, sollte über die grundlegenden Unterschiede zwischen Ärzten und Schamanen nicht hinweg täuschen: Die *yachac* der Quichua, die *Uwishines* bei den Shuar und Achuar, die *Ido* der Huaorani und all die anderen *»hombres de sabiduría de la tradición«*[7] (DNSPI 2001: 15) sind zwar in ihren Gemeinschaften unter anderem als »Heiler« anerkannt, aber die vorschnelle Einordnung in eine wie auch immer geartete »ärztliche« Kategorie wird ihnen höchstens teilweise gerecht. So schlüssig und respektvoll diese Sichtweise auf den ersten Blick auch erscheinen mag – sie greift in wesentlichen Aspekten zu kurz und ordnet die *yachac* in einen fragwürdigen »medizinischen« Kontext ein, der ein differenziertes Verständnis ihrer Bedeutung, gerade auch im Verhältnis zur Biomedizin, eher behindert als fördert. Ist es wirklich sinnvoll, die *yachac* als eine Art »indigene Ärzte« zu begreifen?

Der Ausdruck *yachac* bedeutet zunächst ja nichts anderes als »Wissender« (vgl. Mugica 1979: 111, Cordero 1992: 129). Dabei bezieht sich das Wissen der *yachac* auf sehr umfassende Bereiche des menschlichen Daseins: Am Río Napo steht dabei insbesondere die über die Einnahme der rituellen Droge *ayahuasca* vermittelte Fähigkeit zur aktiven Kommunikation mit den Wesen und Kräften der mit bloßem Auge nicht sichtbaren Welt im Vordergrund.[8] Die Präsenz von Totengeistern (*aya*) und diverser Geister des Waldes, des Flusses oder der Berge

6 Zur *Primary-Health-Care*-Strategie der WHO vgl. die aktuelle Darstellung von Diesfeld (2001: 45ff); zur Frage der »Integration« von »traditionellen Heilern« in die Gesundheitsversorgung vgl. u. a. Bannerman et al. (1983), Bichmann (1987), Maier (1988), van der Geest (1995).

7 »Männer des traditionellen Wissens« (Übersetzung: M. K.).

8 Vgl. Iglesias (1989: 82), Kohn (1992: 39f), Oberem (1980: 277, 301), Palacio & Aznárez (1992: 16ff), Whitten (1987: 182ff).

(*supay*) gehört für die *Naporuna* zur gewöhnlichen Alltagserfahrung, und schon die Kinder wissen von mehr oder weniger spannenden Begegnungen mit einer »Frau« oder einem »Mann des Waldes« (*sacha huarmi* bzw. *sacha runa*), einem *juri juri* oder auch einem *duende* zu berichten[9]. Während die »normalen« Menschen, die nicht über das besondere »Wissen« der *yachac* verfügen, den *aya* und *supay* jedoch eher passiv ausgeliefert und über deren Charakter und Herkunft eher vage informiert sind, weiß ein *yachac* diese aktiv zu beeinflussen, kann manche auch dominieren und beherbergt einzelne sogar – im Sinne von »Hilfsgeistern« – in materialisierter Form (z. B. als Steine) in seinem Haus. Darüber hinaus ist ein *yachac* in der Lage, ähnlich wie manche *supay* die Lebenskraft (*samay*) seiner Mitmenschen zu manipulieren: Er kann sie mehren und die betreffende Person dadurch stärken oder ihr besondere Fähigkeiten vermitteln (zum Beispiel zum »Sehen« mit der Hilfe von *ayahuasca*). Gleichzeitig ist er fähig, das Gegenteil zu bewirken: Er kann – teilweise vermittelt über seine Hilfsgeister – Menschen schwächen, ihnen ihre besonderen Fähigkeiten rauben und ist selbstverständlich auch in der Lage zu töten.[10]

Das Tätigkeitsfeld der *yachac* ist dementsprechend sehr heterogen: Sie dienen ihren Mitmenschen, indem sie beispielsweise unruhige Totengeister befrieden, damit diese die Lebenden nicht mehr »belästigen«. Sie erklären Unglücks-, Todes- und Erkrankungsfälle, klären Diebstähle auf, finden im Regenwald vermisste Kinder und weisen den Weg zur Leiche eines im Fluss ertrunkenen Angehörigen. Im letzten Krieg mit Peru im Jahre 1995 sollen einige *yachac* der Region sogar vom ecuadorianischen Militär zur »Feindaufklärung« eingesetzt worden sein, berichtete man mir. Darüber hinaus gewinnt auch die sehr ambivalente Beschäftigung mit Schadenszauber immer mehr an Bedeutung: Die *yachac* schicken »magische Pfeile« und bösartige Geister hin und her, bezichtigen sich gegenseitig der Urheberschaft von Unglück, Krankheit und Tod, und manche schrecken sogar vor der öffentlichen Bedrohung ihrer Mitmenschen nicht zurück.[11] Eine sehr auffällige Beobachtung war dabei, dass »Schadenszauber« als

9 Zu den verschiedenen *supay* vgl. u.a. Peñaherrera de Costales & Costales (1969: 139f), Oberem (1980: 280ff), Knipper et al. (1999: 81ff), Kohn (1992: 29ff), Muratorio (1998: 295, 298).

10 Zum Thema *samay* vgl. v. a. Guzmán (1997: 43ff), Knipper (2001: 306ff) Palacio (1991: 15ff). Zum Tätigkeitsbereich der *yachac* in der Region des Río Napo vgl. Hudelson (1987: 116ff), Iglesias (1989: 82, 113f), Kohn (1992: 34ff), Muratorio (1998: 293ff), Oberem (1980: 274, 277, 280, 286, 301), Peñaherrera de Costales & Costales (1969: 122, 141f) sowie Whitten (1987: 169ff).

11 Zu »magischen Pfeilen« und Schadenszauber vgl. Hudelson (1987: 117f), Iglesias (1989: 82, 114), Knipper et al. (1999: 47f, 61, 87), Kohn (1992: 36), Muratorio (1998: 298, 300), Peñaherrera de Costales & Costales (1969: 141f), Oberem (1980: 277, 286) sowie Whitten (1987: 172, 187, 181). Die Aussagen über Schuldzuweisungen

Ursache von Krankheit und Unglück zwar in der gesamten Region des Río Napo bekannt ist, aber in der Nähe der Provinzhauptstadt Coca wesentlich häufiger von den Menschen in Betracht gezogen wird als in den weiter abgelegenen Gebieten.[12]

Innerhalb dieses sehr weit gefassten und von den einzelnen Individuen durchaus unterschiedlich vertretenen Kompetenzspektrums der *yachac* kommt nun dem Umgang mit physischem Leid, Krankheit und Tod eine der Häufigkeit und dem existentiellen Charakter dieser Probleme entsprechende Bedeutung zu. Die Funktion der *yachac* besteht dabei aber – zumindest bei den *Naporuna* – nicht primär darin, den Patienten zu »heilen«. Zwar ist gewiss jeder *yachac* daran interessiert, dass es dem Betroffenen bald wieder besser geht, und manche besitzen auch elaborierte Kenntnisse im Gebrauch lokaler Heilmittel, aber ihre Kompetenz liegt dennoch nur zum Teil auf dem Feld der »Therapie«, denn auch im Krankheitsfall ist der *yachac* zunächst einmal zur *Erklärung* des bestehenden Problems gefragt. Und diese steht im Gegensatz zur medizinischen Diagnose (vgl. Wieland 1975) nicht zwangsläufig im Zusammenhang mit einer daraus abgeleiteten Therapie: Es geht um die sehr weit reichenden Fragen des »warum« und »weshalb« und nicht – wie im Falle der diagnostischen Bemühungen eines Arztes – allein um die Ermittlung der adäquaten Behandlungsmaßnahme.[13]

Die Anstrengungen zur »Heilung« eines kranken Menschen und die Aktivitäten eines *yachac* sind am Río Napo nicht in jedem Fall identisch. Seine Aussagen und Erklärungen in Bezug auf einen Kranken, die von ihm durchgeführten Rituale und gegebenenfalls ausgesprochenen Empfehlungen die-

und öffentliche Drohungen beruhen auf eigenen Beobachtungen am Río Napo 1998 und 1999.

12 Unter den Leuten von Coca und von Archidona, am dichter besiedelten Oberlauf des Río Napo, sei fast jede Krankheit durch *chonta pala* verursacht, meinte dazu eine Informantin aus einem Dorf flussabwärts. Dort, wo sie lebe, sei der Schadenszauber dagegen nicht so weit verbreitet (EMA [30.7.98], zur Identifikation der hier zitierten Informanten vgl. Knipper 2003). Vgl. in diesen Zusammenhang auch die Beurteilung von Kohn (1992: 76), nach dessen Auffassung das Thema »Schadenszauber« in den immer dichter besiedelten Gebieten wegen anwachsender sozialer Spannungen in Zukunft zunehmen werde.

13 Zur Situation im Hochland vgl. Wörrle (2002: 310ff). Die dort gebräuchliche Öffnung eines Hühnereis oder eines Meerschweinchens zur Klärung der Ursache einer Erkrankung, nachdem das Ei oder das Tier über den Körper eines kranken Menschen gerieben wurden (s. ebd.: 256ff), besitzt zwar möglicherweise tatsächlich einen genuin »diagnostischen« Charakter. Diese Praktiken werden jedoch von den *yachac* der *Naporuna* am unteren ecuadorianischen Río Napo nicht angewendet und gelten als Praktiken der Mestizen (Abreiben mit dem Ei) bzw. der Hochland-Indianer (Meerschweinchen).

nen vielfach einem ganz anderen Ziel als »nur« der Genesung des Patienten. Und im Gegensatz zum Bild des »traditionellen Heilers« besitzen manche *yachac* am Río Napo weder die zur Krankenbehandlung notwendige spezifische Kompetenz, noch werden sie primär zu »therapeutischen« Zwecken konsultiert. Oft kommen sie sogar erst dann zum Zuge, wenn der Patient entweder schon geheilt oder verstorben ist: Denn unabhängig von der »Therapie« kann das nur von einem *yachac* zu lösende Problem – die Frage nach dem »Warum?« – auch nach der Gesundung oder dem Tod des Patienten fortbestehen. »Heilen« im engeren Sinne, also Schmerzen, Fieber, Schwäche und all die anderen akuten Probleme lösen, das können auch andere!

Die *yachac* in der »traditionellen Gesundheitsversorgung« am Río Napo

Um die Gesundheit der Menschen wäre es am dünn besiedelten Río Napo nicht gut bestellt, wenn sie im Krankheitsfall allein auf die *yachac* angewiesen wären: Die Entfernungen sind weit und der Transport über den Fluss ist – wenn man nicht gerade über ein Motorkanu und den notwendigen Treibstoff verfügt – beschwerlich und außerordentlich zeitaufwendig. Selbst wenn in der eigenen Dorfgemeinschaft ein zuverlässiger und in der Krankenbehandlung kompetenter *yachac* lebt, kann sein Haus leicht 10 bis 20 beschwerliche Kilometer von dem des Kranken entfernt sein, und darüber hinaus sind auch die *yachac* gerne unterwegs – sie gehen Jagen, besuchen teilweise entfernt wohnende *Compadres* und Verwandte – und sind daher oftmals abwesend. Unter anderem aus diesen sehr praktischen Gründen wird ein *yachac* am Río Napo somit oftmals erst im Anschluss an eine Erkrankung konsultiert, oder wenn diese sehr fortgeschritten ist und alle bisherigen therapeutischen Bemühungen versagt haben. Die Behandlung selbst erfolgt zwischenzeitlich durch andere: Angehörige, Nachbarn, Besucher, den Dorfgesundheitsarbeiter oder einen Arzt (vgl. Knipper 2001). Eine entsprechende Krankengeschichte schildert beispielsweise mein Informant Don Bartolo, der nach einem Aufenthalt im Wald plötzlich bedrohlich erkrankte:

> »Ich kam zuhause an und zitterte am ganzen Körper vor Fieber und konnte mich bald schon nicht mehr erheben. Ich begann zu sterben. Sie wedelten mich mit *carachupapanga*[14] ab, konnten mich so aber nicht heilen. Das Fieber hielt an und ich begann zu erbrechen. Ich erbrach schwarz, ganz schwarz. Daraufhin räucherten sie mich ein mit einem Nest aus Baumwolle, in das sie Harz, Kuhhorn, Haare von Tieren und von Menschen

14 Der lokale Name einer Pflanze, übersetzt bedeutet es »Opossum-Blatt«.

> und glühende Kohlen aus der Kochstelle gelegt hatten. Danach fühlte ich mich schon mehr oder weniger besser, und sie wedelten mich ab, vom Morgen bis zum Abend. So ging es langsam weg. Nach vier Tagen riefen sie einen *yachac*. Der wedelte mich ab und sagte, es sei *mal aire* gewesen. Aber der Wind hätte mich nicht voll getroffen, nur ein bisschen. Das sagte er mir. Hätte er mich voll getroffen, dann wäre ich auf der Stelle tot gewesen.«[15]

Der *yachac* kommt hier erst nach dem Ende der eigentlichen Erkrankung ins Spiel, um zu klären, was eigentlich vorgefallen war: Er nahm *ayahuasca*, sah den »Wind« (die »böse Luft« – *mal aire*) und konnte berichten, dass dieser den glücklichen Don Bartolo nur verhältnismäßig leicht getroffen hatte. Therapeutische Konsequenzen hatte diese Aussage nicht mehr.

Wer ihn nun allerdings tatsächlich gerettet hat, darüber macht Don Bartolo keine genauen Angaben. »Tabletten gegen Fieber und Kopfschmerzen« habe er genommen, so versicherte er im Interview, aber diesen gestand er rückblickend ebenso wenig einen durchschlagenden Erfolg zu wie dem »Abwedeln« mit den Blättern verschiedener lokaler Gewächse.[16] Erst nachdem er mit dem stinkenden Qualm verglimmender Harze, Hornspäne, Tierhaare und anderer Ingredienzien »eingeräuchert« worden war, sei es ihm langsam besser gegangen.

Eingeräuchert hatte ihn jedoch kein *yachac*. Zwar beherrschen auch manche *yachac* diese Technik, aber die spezifische Kompetenz zur Durchführung dieser Behandlungsform ist nicht an die Fähigkeit zum Umgang mit *ayahuasca* gebunden. Mein oben genannter Informant Don Valentín erklärte mir sogar explizit, dass er zur Durchführung einer Behandlung dieser Art

15 »Llegué a la casa con una tembladera de fiebre y poco después ya no pude levantarme. Comencé a morir ya. En la casa me aventaron con hojas carachupapanga, pero no me podían curar. Seguía con la fiebre y en la tarde empecé a vomitar. Vomité negro, negro. Entonces me humaron con un nido de algodón, donde ponían copal, cacho de vaca, pelos tanto de gente como de animales, que prendieron con carbón de la candela. Después ya me sentí más o menos bien y seguían aventándome de la mañana hasta la tarde. Con esto ya, poco a poco iba pasando. Después de cuatro días llamaron a un yachac. Este me aventó y me dijo que había sido mal aire. Pero el aire no me había topado bien, poco no más. Eso me decía. Si me hubiera topado en la masa misma, ya habría muerto." BG [13.5.1998], eine ausführlichere Fassung des Zitats findet sich in Knipper et al. (1999: 24).

16 Zur Behandlung von *Mal-Aire*-assoziierten Erkrankungen werden vor allem Pflanzen der Familien *Monimiaceae* und *Solanaceae* verwendet, wobei keinerlei Korrelation zwischen der botanischen Klassifikation und den durchaus wechselhaften, lokalen Bezeichnungen besteht (vgl. Knipper 2003).

auch bei schwer erkrankten Patienten zunächst auf die Einnahme von *ayahuasca* verzichte. Er bestätigte damit die Aussage verschiedener anderer Informanten, dass man die Droge – und damit die charakteristische Kompetenz der *yachac* – nur zum »sehen« brauche, während der Erfolg des therapeutischen Rituals von der Fähigkeit in der Hand des jeweils Behandelnden abhängen würde. Wer die entsprechende »Hand« besitze, könne solche Menschen heilen und spüre dabei sogar, ob die Bemühungen erfolgreich sein würden.

Der Besitz solch spezifischer, in den Händen lokalisierter Fähigkeiten ist unter den *Naporuna* sehr weit verbreitet. Sie werden über ein mehr oder weniger aufwendiges Ritual erworben und müssen zu ihrem Erhalt von ihrem Besitzer (*maquiyuc*) durch spezielle Verhaltensweisen »gepflegt« werden[17] Die Quelle für den Erwerb dieser Fähigkeiten kann dabei entweder eine andere Person sein, welche die entsprechende Fähigkeit bereits besitzt und weiterzugeben bereit ist, oder die (nicht in einem allein materialistischen Sinne verstandene) »Natur«. Die Inhalte der auf diese Weise den Menschen zur Verfügung stehenden Fähigkeiten sind allerdings sehr heterogen und keineswegs auf den »therapeutischen« Bereich beschränkt: Neben der besonderen Kompetenz zur Behandlung eines kranken Menschen mit stark reichenden Blättern oder dickem, stinkenden Qualm können beispielsweise auch das besondere Geschick zum Anbau von Mais oder beim Fischfang auf diese Weise erworben werden. Die als »medizinisch« zu bezeichnenden Kompetenzen können in diesem Zusammenhang als einige unter vielen anderen Fähigkeiten zur Bewältigung der Erfordernisse des Alltags angesehen werden. Die Besitzer einer entsprechenden »Hand« verstehen sich daher auch nicht als »medizinische« Spezialisten und lehnen die Bezeichnung »Heiler« (*curandero*) ab. Auch von ihren Mitmenschen werden sie nicht als solche bezeichnet. Sie gelten schlicht als die Frauen und Männer, »die es können« – und nicht alle *yachac* gehören dazu.

Im konkreten Falle einer akuten Erkrankung ist es daher nicht unüblich, dass die Behandlung durch einen *maquiyuc*, einen Dorfgesundheitsarbeiter oder auch einen Arzt erfolgt. Danach wird die weitere Ursache des Problems, wenn Bedarf besteht, mit Hilfe eines *yachac* zu klären versucht. Dabei wächst mit der zunehmenden Dramatik einer Erkrankung oder der durch ungewöhnliche Umstände ausgelösten Unsicherheit auch der Bedarf an einer Erklärung: Je länger eine Erkrankung anhält, je mehr Behandlungsversuche scheitern und je rätselhafter sich der Kontext darstellt (z. B. plötzlicher

17 Iglesias (1989: 83f), Knipper (2001: 295f), Peñaherrera de Costales & Costales (1969: 125 u. 131).

Tod oder Erkrankung eines Kindes oder jungen Menschen, Häufung entsprechender Ereignisse etc.), um so größer wird die Bedeutung der *yachac*. Sowohl die Übertragung des den Kranken stärkenden *samay* als auch die Klärung der Ursache kann dabei selbstverständlich auch einen explizit »therapeutischen« Sinn besitzen – vor allem dann, wenn der *yachac* selbst therapeutische Kompetenzen für sich in Anspruch nimmt. Die Aktionen und die soziale Funktion eines *yachac* aber allein nach »medizinischen« Kriterien zu beurteilen und auf den therapeutischen Effekt zu reduzieren, käme jedoch selbst in diesen Fällen einer erheblichen Verengung des Blickwinkels gleich: Aus einem »Wissenden«, dessen Kompetenz sich auf umfassende Bereiche des Lebens der Menschen und ihrer Beziehungen untereinander sowie zu den verschiedenen Elementen des Kosmos erstreckt, würde ein indigener Experte für »Krankheit«.

Auf dem Weg zum »indigenen Arzt«

Eine generelle Bezeichnung der *yachac* des Río Napo als »indigene Ärzte« ist also eher unpassend. Sie entspricht weder den spezifischen Kompetenzen, noch der sozialen Bedeutung und der Rolle, die den *yachac* im Hinblick auf den »traditionellen« Umgang mit kranken Menschen tatsächlich zukommt. Dennoch werden auch die *yachac* des Río Napo vielfach als »Heiler« (*curanderos* oder *terapeuta*) bezeichnet[18] und nicht wenige von ihnen nehmen heute auch selber diesen Titel für sich in Anspruch. Ein Widerspruch?

Mit einer Randbemerkung weist der Bonner Ethnologe Udo Oberem (1980: 273) in seinem zu Beginn der 1960er Jahre geschriebenen Werk über die Quijos am Oberlauf des Río Napo auf einen in diesem Zusammenhang sehr wichtigen Sachverhalt hin: Ob man diejenigen, die Zerries (1961: 369) als »Zentrum des religiösen Lebens im weitesten Sinne des Wortes« bezeichnet hat, nun »Hexer«, »Heiler« oder »Schamanen« nennt, hänge – so Oberem – von den »Kriterien oder der affektiven Haltung« des jeweiligen Autors ab. Dieser Hinweis auf die Perspektivität dieser Bezeichnungen ist sehr hilfreich zum Verständnis sowohl der in der einschlägigen Literatur über die *yachac* formulierten Aussagen als auch im Hinblick auf die aktuellen Entwicklungen in einer Region wie am Río Napo: Das subjektive Vorver-

18 Vgl. DNSPI (2001: 15), Hudelson (1987: 117), Peñaherrera de Costales & Costales (1969: 122). Iglesias (1989) dagegen legt sich nicht fest: Sie stellt die Schamanen zwar einerseits an die Spitze ihrer hierarchischen Gliederung der indigenen Spezialisten für die Behandlung von Krankheit (ebd.: 82), unterscheidet sie an anderer Stelle (ebd.: 113f) jedoch explizit von jenen, die sie als »*curanderos*« bezeichnet, da ihre Kompetenzen nicht allein auf den kurativen Bereich konzentriert seien.

ständnis, die Beobachtungsprioritäten und Interessen bestimmen die Richtung, in der die Interpretation der *yachac* dann jeweils entwickelt wird.

Die von Whyte (1989) im afrikanischen Kontext beschriebene »medikalisierende« Wende im Hinblick auf die ethnologische Interpretation des indigenen Umgangs mit Leid und Unheil (Whyte 1989: 289) ist dabei auch in der Literatur zur Situation am Río Napo unverkennbar: Während die *yachac* zum Beispiel bei Oberem (1980: 273ff) und Whitten (1987: 169ff) vor allem im Hinblick auf das Thema »Religion« und die soziale Funktion der Schamanen untersucht und beschrieben werden, gelten sie bei Hudelson (1987), Iglesias (1989) oder Kohn (1992) vor allem als »medizinische« Spezialisten.

Betrachtet man nun im Vergleich mit den ethnographischen Schilderungen die konkrete Situation am Río Napo und in benachbarten Regionen, so zeigt sich, dass auch die *yachac* selbst in individuell unterschiedlicher Form und Ausprägung an die entsprechenden gesellschaftlichen Diskussionen anknüpfen und ihr Profil mehr oder weniger gezielt in eine »medizinische« Richtung weiter entwickeln. Die Bemühungen verschiedener Gruppen von *yachac* um eine offizielle Anerkennung ihrer Kompetenzen durch das Gesundheitsministerium ist dabei noch ein eher vordergründiger Hinweis auf eine »Medikalisierung« auch auf Seiten der Schamanen, denn auch die staatliche Lizenz zum Heilen bedeutet nicht zwangsläufig den Wandel zu einer allein auf die Behandlung von kranken Menschen ausgerichtete Praxis. Selbst wenn sie sich – wie mein Freund und *yachac* Don Horácio – aus formalen Gründen zu »Kräuterkundigen« herab stufen lassen, um unter diesem »Titel« ungestört von staatlichen Autoritäten durch das Land reisen und Patienten behandeln zu können, werden sie sich in ihren Handlungen kaum von den engen Grenzen des offiziell definierten Tätigtkeitsfeldes einengen lassen. Das ist erst bei der konkreten Einbindung eines *yachac* in ein explizit »medizinisch« definiertes Gesundheitsprojekt gegeben, wo er – ganz wie seine »ärztlichen Kollegen« im Nachbarzimmer (und möglicherweise unter deren solidarischer Kontrolle) – seine Patienten untersucht, eine »Diagnose« stellt und sie entsprechend »behandelt«.

Die Tätigkeit als »traditioneller Heiler« beinhaltet für die *yachac* in einer zunehmend von den Gesetzen des Marktes bestimmten Dienstleistungsgesellschaft interessante wirtschaftliche Perspektiven, von denen andere *Indígenas* nur träumen können. Dabei ist am Río Napo vor allem die Arbeit mit zahlungskräftigen Touristen ein besonders einträgliches Geschäft, aber auch die lokale Bevölkerung aus Mestizen und Indianern ist inzwischen zur Zahlung mehr oder weniger stattlicher Honorare bereit. Darüber hinaus steigt ihr soziales und gesellschaftliches Prestige mit der zunehmenden Anerkennung der »traditionellen Medizin« von Seiten des Staates (vgl. Artikel 84,

Absatz 12, der Verfassung der Republik Ecuador von 1998), durch internationale Organisationen und ebenso durch die Anhänger der sogenannten »Alternativmedizin«, die auf ihrer Suche nach neuen »traditionellen Heilern« auch an den Ufern des Napo nicht Halt machen.

Die von Oberem (1980: 273) in die Betrachtung eingeführte Frage nach der »affektiven Haltung« gegenüber den *yachac* hat sich mit der Metamorphose ihres öffentlichen Bildes vom »Hexer« zum »Heiler« offenbar erheblich verbessert. Seitdem die vor allem bei den *yachac* vermuteten Kenntnisse über Heilpflanzen als »Ressourcen« angesehen werden und die »Integration« »traditioneller Heiler« in die Gesundheitsversorgung auf internationaler Ebene breit diskutiert wird, gelten die Schamanen zumindest offiziell als Hoffnungsträger für den Aufbau einer nachhaltigen Gesundheitsversorgung in ihren Heimatgemeinden. Dasselbe gilt für die Bemühungen um eine adäquate Gesundheitsversorgung innerhalb multiethnischer Gesellschaften, wo den Schamanen als maximalen Repräsentanten des so genannten »traditionellen medizinischen Systems« eine Schlüsselrolle zugewiesen wird. Dabei wird offenbar kaum in Betracht gezogen, dass viele *yachac* im Alltag weiterhin vorwiegend mit dem Versenden und Bekämpfen von »magischen Pfeilen« und todbringenden Hilfsgeistern beschäftigt sind und dass so manche »einfache« *Indígenas* sich inzwischen darüber beklagen, dass der Schadenszauber Überhand nehme und in der Nähe der urbanen Zentren zunehmend schlecht ausgebildete *yachac* mit einem vorwiegend pekuniären Interesse auf den Markt drängten.

Schlussbemerkung

Manuel Amunárriz war beeindruckt vom therapeutischen Erfolg des *yachac*, an den sich die Familie von Chabela wandte, um sich die aufwendige und – wenn man an den Umgang mit indianischen Patienten in vielen staatlichen Kliniken denkt – möglicherweise mit traumatischen Erfahrungen verbundene Reise nach Quito zu ersparen. Respekt und Anerkennung vermischten sich mit kritischer Distanz und der Offenheit dafür, dass die *yachac* trotz der bei manchen ausgeprägt vorhandenen medizinischen Kompetenz auch ganz andere Fähigkeiten besitzen, die mit seinen begrifflichen Kategorien nicht zu erfassen waren. Diese Offenheit schwindet jedoch, je mehr die *yachac* externen Kategorien angepasst werden oder sich von sich aus darum bemühen, diese auszufüllen. Für ein differenziertes Verständnis sowohl der *yachac*, als auch ihrer sich wandelnden sozialen Rolle und den Umgang der indianischen Bevölkerung mit Krankheit, Leid und Unglück ist diese Offenheit jedoch unverzichtbar.

Literatur

Amunárriz, Manuel 1993: *La aventura de curar en la selva.* Nuevo Rocafuerte: CICAME.

Bannerman, Robert H. / Burton, John / Wen-Chieh, Ch'en (Hg.) 1983: *Traditional Medicine and Health Care Coverage. A Reader for Health Administrators and Practitioners.* Genf: WHO.

Bichmann, Wolfgang 1987: Traditionelle Medizin und Basisgesundheitsversorgung – eine ethnomedizinische Perspektive. In: Bös, B. & Worthmüller, A. (Hg.): *Krank heilen. Medizinische Entwicklungshilfe und Verdrängung der traditionellen Heilkunde.* Saarbrücken & Ford Lauderdale: Breitenbach: 63-73.

—— 1991: Wer nutzt wann welches Therapieangebot? Empirische Daten als Grundlage der Verbesserung der Gesundheitsversorgung in Benin. In: *Curare* 14: 15 –22.

—— 1995: Medizinische Systeme Afrikas. In: Pfleiderer, Beatrix / Greifeld, Katarina / Bichmann, Wolfgang (Hg.): *Ritual und Heilung. Eine Einführung in die Ethnomedizin.* Berlin: Reimer: 33-65.

Cordero, Luis 1992: *Diccionario Quichua – Castellano y Castellano – Quichua.* (5. Auflage). Quito: Corporación Editorial Nacional & Proyecto Educación Bilingüe Intercultural. [Erste Auflage: Quito 1895].

Cosminsky, Sheila & Mary Scrimshaw 1980: Medical Pluralism on a Guatemalan Plantation. In: *Social Science and Medicine* 14B: 267 –278.

Diesfeld, Hans Jochen 2001: Das »Primary Health Care«-(PHC-) Konzept. In: Diesfeld, Hans Jochen / Falkenhorst, Gerd / Razum, Oliver / Hampel, Dieter (Hg.): *Gesundheitsversorgung in Entwicklungsländern. Medizinisches Handeln aus bevölkerungsbezogener Perspektive.* Berlin: Springer: 45-57.

DNSPI 2001: Dirección Nacional de Salud de los Pueblos Indígenas. [Jahresbericht 2001]. Quito.

Guzmán, María A. 1997: *Para que la yuca beba nuestra sangre. Trabajo, género y parentesco en una comunidad quichua de la Amazonia Ecuatoriana.* Quito: Abya-Yala & CEDIME.

Hudelson, John E. 1987: *La cultura quichua en transición. Su expansión y desarrollo en el Alto Amazonas.* Guayaquil: Museo Antropológico del Banco Central del Ecuador, Quito: Abya-Yala.

Iglesias, Genny 1989: *Sacha Jambi. El uso de las plantas en la medicina tradicional de los Quichuas del Napo.* Quito: Abya-Yala.

Knipper, Michael 2001: Zwischen *mal aire* und Malaria – Medizinscher Pluralismus bei den Naporuna im Amazonastiefland von Ecuador. In: *Indiana* 17/18: 293-316.

—— 2003: Mal aire *und die medizinische Praxis der Naporuna. Eine medizinisch-ethnologische Feldstudie im Amazonastiefland von Ecuador.* Münster: Lit. [Im Erscheinen].

Knipper, Michael / Mamallacta, Galo / Narváez, Mauricio / Santi, Santiago 1999: *Mal aire entre los Naporuna. Enfermedades por viento entre la gente que vivimos a la orilla del río Napo.* Coca: Ed. CICAME, FCUNAE, Sandi Yura.

Kohn, Eduardo O. 1992: *La cultura médica de los Runas de la región amazónica ecuatoriana.* (Hombre y Ambiente 21). Quito: Abya-Yala.

Kroeger, Axel & Francoise Barbira-Freedmann 1992: *La lucha por la salud en el Alto Amazonas y en los Andes.* Quito: Abya-Yala, Cuzco: Centro de Medicina Andina.

Maier, Birga 1988: Gesundheit für Alle und Kolonisierung für Wenige – das Dilemma der traditionellen Medizin? In: *Curare* 11: 196-206.

Mugica, Camilo 1979: *Aprenda el Quichua. Gramática y vocabularios.* Pompeya (Ecuador): CICAME.

Muratorio, Blanca 1998: *Rucuyaya Alonso y la historia social y económica del Alto Napo 1850-1950.* (2. Auflage). Quito: Abya-Yala.

Oberem, Udo 1980: *Los Quijos. Historia de la transculturación de un grupo indígena en el Oriente Ecuatoriano.* (Colección Pendoneros 16). Otavalo: Instituto Otavaleño de Anthropología.

Palacio, José Luis 1991: *Muerte y Vida en el Río Napo.* Pompeya (Ecuador): CICAME.

Palacio, José Luis & Javier Aznárez 1992: *El Yachac. Medicina Tradicional en el río Napo.* Pompeya (Ecuador). (Folletos de Cultura Quichua / Región Amazónica Ecuatoriana 20). CICAME.

Peñaherrera de Costales, Piedad & Alfredo Costales 1969: *Los Quichuas del Coca y el río Napo.* Quito: Universidad Central del Ecuador, Escuela de Sociología.

van der Geest, Sjaak 1997: Is there a Role für Traditional Medicine in Basic Health Services in Africa? A Plea for a Community Perspective. In: *Tropical Medicine and International Health* 2 (9): 903-911.

Whitten, Norman E. 1985: *Sacha Runa. Etnicidad y adaptación de los Quichua Hablantes de la Amazonia Ecuatoriana.* Quito: Abya-Yala.

Whyte, Susan Reynolds 1989: Anthropological Approaches to African Misfortune. From Religion to Medicine. In: Jacobsen-Widding, Anita / Westerlund, David (Hg.): *Culture, Experience and Pluralism. Essays on African*

Ideas of Illness and Healing. (Uppsala Studies in Cultural Anthropology 13). Uppsala: 289-301.

Wieland, Wolfgang 1975: *Diagnose. Überlegungen zur Medizintheorie.* Berlin & New York: de Gruyter.

Wörrle, Bernhard 2002: *Heiler, Rituale und Patienten: Schamanismus in den Anden Ecuadors.* Berlin: Reimer.

Zerries, Otto 1961: Die Religionen der Naturvölker Südamerikas und Westindiens. In: Krickeberg, Walter / Trimbon, Hermann / Müller, Werner / Zerries, Otto: *Die Religionen des alten Amerika.* (Die Religionen der Menschheit Bd. 7). Stuttgart: Kohlhammer.

Franziska Baumann

Schamanismus und Tourismus bei den Quichua im ecuadorianischen Tiefland

Der Einstieg der *yachac* in das Tourismusgeschäft

> »Es war sehr schön, anders als andere Drogen, die ich schon ausprobiert habe. Ich war im Flug, bin über den Regenwald geflogen. Ich fühlte mich total frei, total entspannt, war mit allem eins. Ich wollte mich einfach treiben lassen. Es war wie im Traum, echt Wahnsinn. Nachher saß ich dem Schamanen gegenüber, und dann hat er mit seinen Blättern das Ritual gemacht, und als er begann, diese bösen Geister aus mir herauszusaugen, da habe ich versucht, das alles aus mir entweichen zu lassen. Ich fühlte mich danach echt gut.«[1]

Was innerhalb des süd- und mittelamerikanischen Schamanismus die Aufmerksamkeit von Feldforschern, Reisenden und Abenteuerlustigen besonders auf sich zog, ist der Gebrauch von Halluzinogenen. Sie öffnen auch Angehörigen nicht-schamanischer Kulturen die Türen zu einem anderen Bewusstseinszustand und machen das »schamanische Erlebnis« für jedermann zugänglich. Bekannt wurde dies vor allem durch Castaneda (1972), der ausführlich über seine Erfahrungen mit Peyote schrieb. Im amazonischen Tiefland ist es vor allem die *ayahuasca*[2], die im Mittelpunkt des Interesses steht und häufig Gegenstand sowohl wissenschaftlicher Veröffentlichungen als auch von Reiseberichten[3] ist. Dabei stellt man ihre Wirkung nicht immer

1 Christian D. am 7. März 1998 auf der biologischen Station Jatun Sacha bei Tena (Ecuador). Der Deutsche hatte bei einem Ritual eines Quichua-Schamanen *ayahuasca*, eine Zubereitung aus einer halluzinogenen Pflanze, eingenommen.

2 Hauptbestandteil dieser halluzinogenen Zubereitung ist die Liane *ayahuasca* (*Banisteriopsis caapi, Malpighiaceae*). Die Bezeichnung *ayahuasca* stammt aus der Sprache der Quichua. Schultes & Hofmann (1992) übersetzen sie mit »Liane der Seele« oder »Liane des Todes«, Oberem führt den Begriff auf *ayac huasca* zurück, was »bittere Liane« bedeutet und auf den Geschmack des Hallozinogens hinweist (1980: 277).

3 Furst (1976), Harner (1973; 1995), Leginger (1981), Luna (1986), Perkins (1994), Schultes & Hofmann (1980; 1995), Villoldo und Jendresen (1993) sind nur einig Beispiele aus der Fülle der Literatur zu diesem Thema.

sachlich dar. Visionen werden als erleuchtende Erlebnisse hochgejubelt, Reisen in andere Ebenen der Wirklichkeit verklärt. Der Schamane und sein Ritual spielen dabei nur eine Nebenrolle, das Wichtigste ist die subjektive Erfahrung der Pflanze und ihrer Effekte. In der westlichen Welt entsteht dadurch das Bild eines »legendären Zaubertrankes« (Villoldo & Jendresen 1993: 6), »einer Zauberdroge« (Leginger 1981: 282), durch deren Genuss man zu einzigartigen visionären Eindrücken und Selbsterkenntnissen gelangt. Ähnlich wie andere westliche Drogen kann *ayahuasca* ausprobiert und konsumiert werden. Der ungewöhnliche Kontext – schamanisches Ritual und Regenwald-Atmosphäre – verleihen ihr zusätzlichen Reiz. Die Ankündigung zu Legingers Reisebericht »Urwald. Eine Reise zu den Schamanen des Amazonas« ist charakteristisch für diese Sichtweise:

> »Durch Versuche mit der verhängnisvollen und beglückenden Droge *ayahuasca* wird der Autor in die Lage versetzt, von Ehrfurcht durchdrungene Imaginationen zu erleben. Auf mehreren Schamanensitzungen unter dem Zeichen des ›Dunklen Prinzips‹ öffnen sich ihm die Pforten zu einem Reich, in dem die Pracht des Amazonas und die verschlungenen Sphären unseres Unterbewusstseins eins werden.« (Leginger 1981, Buchrücken)

Die unangenehmen physischen Begleiterscheinungen und die Gefahren, die mit der Einnahme von *ayahuasca* verbunden sind, die Visionen, die nicht immer ein positives Erlebnis darstellen und bis zum Erleben des eigenen Todes gehen können[4], scheinen durch Selbsterkenntnis und Botschaften aus anderen Ebenen der Wirklichkeit, die sich auf das Leben des einzelnen verändernd auswirken, aufgewogen zu werden (Harner 1995: 26f.; Perkins 1994: 136ff.). Perkins schreibt über *ayahuasca*:

> »Diese psychotrope Lianenart, die in Amazonien und den Anden als heilig verehrt wird, ermöglicht es, direkt mit Pachamama, der natürlichen Welt der Pflanzen, Tiere und Mineralien, und mit der übernatürlichen Welt zu kommunizieren. *Ayahuasca* wird als Leiter zu höheren Ebenen der Erfahrung angesehen, auf denen das Individuum sein Einssein mit allem erlebt – mit dem universalen Traum.« (1994: 222)

4 Eine Erfahrung des eigenen Todes nach der Einnahme von *ayahuasca* wird von Villoldo (Villoldo/Jendresen 1993: 52ff.) und von Harner (1995: 23ff.) beschrieben.

Solche Schilderungen wecken bei vielen in der westlichen Gesellschaft, in der es Mode geworden ist, neue Erfahrungen zu konsumieren, Neugierde und Verlangen, selbst einmal dieses halluzinogene Getränk der südamerikanischen Schamanen zu probieren, und bereiteten mit den Weg für einen »Schamanismus-Tourismus« im amazonischen Tiefland, der zum Teil bereits von Reiseveranstaltern organisiert wird.

Am Beispiel der *yachac*[5] bei den Quichua im ecuadorianischen Tiefland soll diese Entwicklung von verschiedenen Seiten beleuchtet werden. Was erwarten sich die Touristen von der Begegnung mit den Schamanen? Welche Motive haben die Schamanen, ins Tourismusgeschäft einzusteigen? Hat dies Konsequenzen für ihre »traditionelle« Arbeit? Mein Forschungsgebiet war die Region Archidona-Tena in der Provinz Napo. Ihre Ortschaften sind ein beliebter Ausgangspunkt für Touristen, die den ecuadoranischen Regenwald erkunden wollen. 1995 arbeitete ich im Rahmen eines Praktikums sechs Wochen auf der biologischen Station Jatun Sacha, 30 Kilometer von Tena entfernt, zu deren Aufgabenbereich Aufforstungsprojekte, Ökotourismus u. a. gehören. Ich lernte den *yachac* Jaime C. kennen, der an der Station angestellt ist. Schon seit mehreren Jahren kommen Touristen und Praktikanten in sein Haus, um bei ihm *ayahuasca* einzunehmen und Zeuge eines schamanischen Rituals zu werden. Während eines Studiensemesters in Quito kehrte ich mehrmals zu Jaime C. zurück und erfuhr in zahlreichen Gesprächen vieles über seine Arbeit als *yachac.* Schließlich beschloss ich, mich im Rahmen meiner Magisterarbeit intensiver mit dem Thema Schamanismus und Tourismus auseinanderzusetzen. Anfang 1998 verbrachte ich zu diesem Zweck einen Monat in der Region. Ich nahm an verschiedenen Reinigungszeremonien (*limpiezas*) und Heilritualen (*curaciones*) teil und führte Gespräche mit Jaime C. und drei weiteren *yachac*: Agustín G. aus der Gemeinde Río Blanco bei Misahualli, Luis M. aus Tena und Bartolo Ch. aus Rucullacta bei Archidona. Außerdem sprach ich mit Quichuas, deren Familienmitglieder *yachac* sind, sowie mit Touristen und einem Nordamerikaner, der sich zum *yachac* ausbilden lassen will. Abschließend soll auf das Phänomen des Neo-Schamanismus eingegangen werden, das eng mit dem Interesse der westlichen Welt an schamanischen Kulturen verknüpft ist. Was passiert mit den schamanischen Traditionen, wenn sie in die westliche Welt importiert werden, wenn Weiße Schamanen werden? Alle Interviews wurden aufgezeichnet. Auszüge daraus werden im Text wörtlich wiedergegeben.

5 *Yachac* leitet sich vom Quichuawort *yachana* – »wissen« ab und bedeutet »der, der Wissen hat«. Ich verwende in der vorliegenden Arbeit diese Eigenbezeichnung für die Schamanen der Quichua. In meinen Interviews, die in Spanisch geführt wurden, bezeichneten sie sich allerdings als *shamán.*

»To have great visions«: Der »Trip« mit ayahuasca

Oft wird unter dem Deckmantel des Ökotourismus den umwelt- und kulturbewussten Reisenden eine Einführung in den Schamanismus gegeben und als anschauliches Beispiel ein Ritual für sie abgehalten. Im ecuadorianischen Tiefland sind in den letzten Jahren in zahlreichen *comunidades* Ökotourismusprojekte entstanden, die von den *indígenas* entweder in Eigeninitiative oder mit Unterstützung von anderen Stellen organisiert wurden. Sie werden von den *indígenas*, die immer mehr in die Marktwirtschaft eingebunden werden, als lukrative Einnahmequelle gesehen. Meistens sieht das Programm für die Touristen nicht nur das Kennenlernen des ecuadorianischen Regenwaldes vor, sondern auch eine Einführung in die Kultur der *indígenas*, was oft als kultureller Austausch gedacht ist. Neben den Tieflandquichua sind vor allem auch die Shuar in diese Projekte involviert.[6] Das schamanische Heilritual ist in diesem Fall ein Programmpunkt innerhalb einer ökotouristisch orientierten Rundreise.

Viele Touristen, die zu den *yachac* der Quichua kommen, möchten ein Ritual nicht nur als Zuschauer erleben, sondern selbst eine »schamanische Erfahrung« machen. Ihr Hauptinteresse gilt der Einnahme von *ayahuasca*. Alle *yachac*, mit denen ich sprach, hatten bereits *ayahuasca* für Touristen zubereitet und Reinigungsrituale (*limpiezas*) für sie durchgeführt. Besonders trifft dies auf Jaime C. zu, zu dem regelmäßig Praktikanten der biologischen Station *Jatun Sacha* kommen. Die meisten haben vorher kaum etwas über Schamanismus gehört. *Ayahuasca* war ihnen bis dahin völlig unbekannt, so dass es vielen wie Christian D. aus Deutschland geht:

> »Ich wusste vorher gar nichts darüber. Ich habe mir gedacht, wenn ich schon mal hier bin und die Möglichkeit besteht, beim Schamanen etwas zu machen, dann muss ich das auch ausprobieren. (...) Ich habe von Leuten, die das schon mal gemacht haben, ein paar Informationen bekommen, aber ich wollte das eigentlich so für mich...ich wollte da relativ neu reingehen. Ich wollte nicht so viel wissen. Ich wollte die Erfahrung selbst machen.« (Jatun Sacha, 7. März 1998)

6 Ein Beispiel dafür ist das von der »Association of Shuar Tourism of Kenkuin« ausgearbeitete Projekt, das unter das Motto »*Cultural and spiritual exchange*« gestellt ist. Als Programmpunkte werden dort eine »*ceremony to receive spiritual strength from Arutam the shuar god*« und eine spirituelle Meditation angeboten: »For 2 days and 1 night in the sacred mountain of worship and spiritual meditation to the shuar god Arutam – the god of goodness« (aus einem Informationsblatt zu dem Programm).

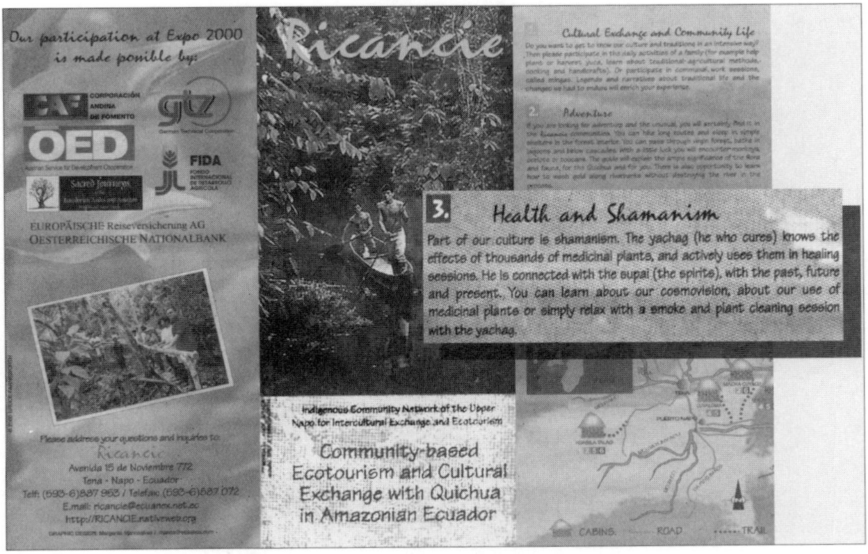

Abb. 1: Schamanismus als Bestandteil eines indianischen Ökotourismusprojekts. Prospekt, Tena 2000. (Slg. Wörrle)

Meist ist es der Reiz des Anderen, Außergewöhnlichen, der sie veranlasst, an einem Ritual von Jaime C. teilzunehmen. Sie möchten ein schamanisches Ritual und die Wirkung von *ayahuasca* aus erster Hand erfahren. Bei anderen kommt ein spirituelles Interesse dazu, die Hoffnung auf eine Erkenntnis, die dem eigenen Leben eine neue Richtung gibt:

> »I'm not sure why I wanted to take it. That's a question I'm still pondering. That's something that probably won't be answered for a long time. Curiosity and interest are probably the main drive.« (Thomas D. aus den USA, Jatun Sacha, 1. März 1998)
>
> »For me it was the experience, experience of shamanism. I was curious what this is and I enjoyed that some days ago Don Jaime told us something about shamanism and how he became a shaman. He explained us some plants, and I was really interested in it. I wanted to know wether I can feel something doing it as a stranger who is not into this culture.« (Martha S. aus Dänemark, Jatun Sacha, 7. März 1998)

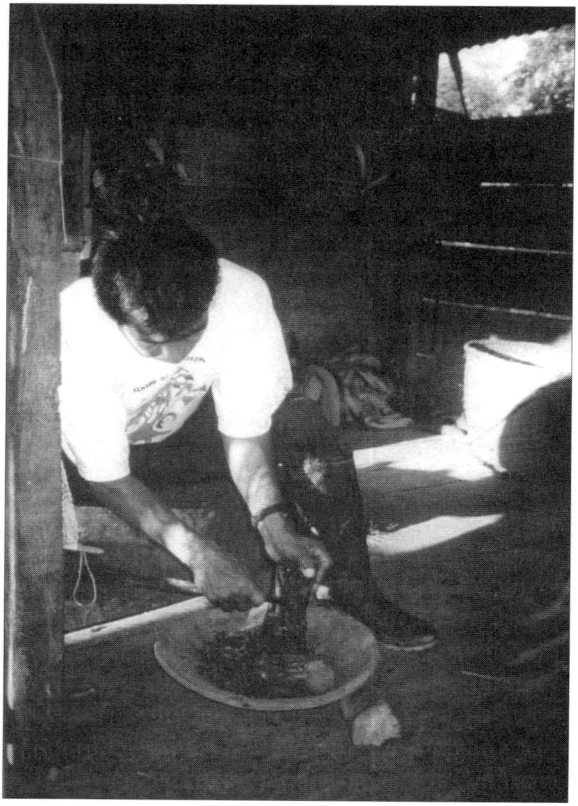

Abb. 2: Vorbereitung der ayahuasca

»I wanted to try it because I did have an interest in it, in the healing power, and I wanted to gain an understanding of the spirits. (...) I'm in the process of searching for more meaning in the world and in my life, so this has a great interest for me.« (Andrea M. aus den USA, Jatun Sacha, 5. März 1998)

»Mich hat diese spirituelle Reinigung interessiert, überhaupt das ganze Ritual, und ich wollte wissen, welchen Effekt es hat auf mich. Ich wollte sehen, ob da irgendwelche Zusammenhänge mit anderen Sachen sind, mit anderen Drogen, die ich kenne.« (Christian D., Jatun Sacha, 7. März 1998)

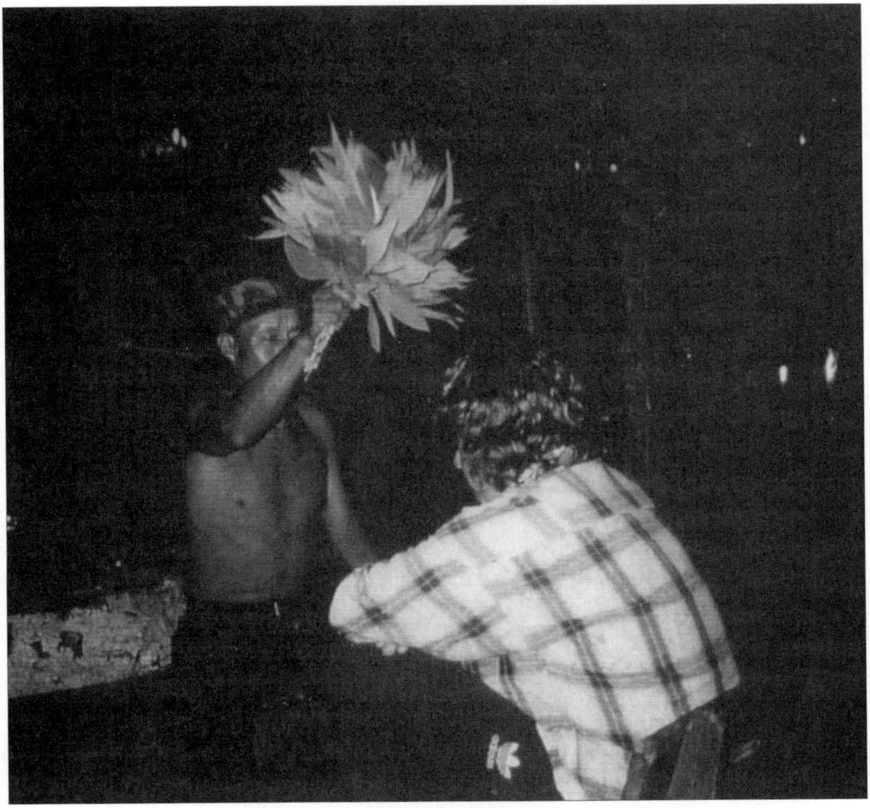

Abb. 3: Heiler bei der rituellen Reinigung eines Touristen

Ein echtes Interesse für den kulturellen Kontext der schamanischen Praktiken, für die Bedeutung, die das Ritual und die Einnahme von *ayahuasca* für die Quichua hat, bringen die wenigsten mit. Für die Mehrheit der Praktikanten und Touristen ist das Hauptanliegen *»to feel the effect«*, *»to have great visions«*:

> »For me I like the visions and the ceremony helps out when I feel sick and have a bad stomach, the ceremony with the leaves, the surupanga[7], helps me to feel better while I'm drinking, but

7 Mit dem *surupanga,* einem Büschel aus den Blättern von Pariana sp. (*Poaceae*), reinigt der *yachac* seine Patienten von negativen Einflüssen. Gleichzeitig verteidigt er sich damit während seines Rituals gegen die Attacken anderer Schamanen (Informationen aus einem Interview mit Jaime C. am 3. März 1998 in Jatun Sacha). Nach Oberem ersetzt es die Rassel, das wichtigste Paraphernalia unter den Schamanen Südamerikas (1980: 278).

> I'm really interested in the visions. I think I can learn from what I'm seeing there, very interesting, so I think I'd try it several times to become familiar with what is going on.« (Thomas D., Jatun Sacha, 1. März 1998)
>
> »I don't think that it was important for me that he made all these things around me. I came in another mood, but I think I would have seen something anyway. It was good because you came in this sort of mood, kind of trance I think. When he did this ceremony, the cleaning, it was more intense I think. It was good for imagening something.« (Julia R. aus Dänemark, Jatun Sacha, 7. März 1998)

Dies führte dazu, dass Gabriel T., ein Quichua, der kein *yachac* ist, den Ausländern ebenfalls *ayahuasca* anbietet, allerdings ohne rituellen Kontext, so dass die Einnahme auf eine bloße »Drogenerfahrung« reduziert wird. Inzwischen hat er großen Zuspruch, denn es hat sich herumgesprochen, dass man bei ihm mehr »sieht«, bessere Visionen hat als bei Jaime C., von dem manche schon enttäuscht zurückkehrten, da der erhoffte Effekt ausgeblieben war.

Thomas D., der mehrere Monate im ecuadorianischen Regenwald gearbeitet und bereits des öfteren *ayahuasca* eingenommen hat, sieht kein Problem darin, dass *ayahuasca* kommerzialisiert und zu einer »Droge« degradiert wird. Die Touristen können nur davon profitieren:

> »Even if somebody comes here and tries ayahuasca just for a kick, he may understand more after doing that and it would only help whoever is drinking it because the outcomes are really positive, so even if it was just a drug tourist to get high, I think they would only benefit.« (Jatun Sacha, 1. März 1998)

Sein Eindruck ist, dass auch die *indígenas* dem »*Ayahuasca*-Tourismus« positiv gegenüber stehen:

> »I was wondering how people would feel if you just drink ayahuasca and if you didn't have any specific thing you need to have healed, but every time I've tried ayahuasca it's been really that people I've drunk with wanted to let you see, wanted to let you know about what it is. So I think they are happy to show somebody something they know about and it's usually a really good experience and people come out in a really postive manner. So I think whether it's for a specific illness or not, I think they are happy that somebody is willing to try and see what their believe is like and also a lot of times they are going to make

> a couple of dollars, too, so in that case it is maybe their income, you know.« (Jatun Sacha, 1. März 1998)

Anders sieht es Andrea M., die sich seit vier Monaten auf der Station Jatun Sacha aufhält. Sie kritisiert das zunehmende Interesse der Touristen an einem »Trip« mit *ayahuasca* und seine Kommerzialisierung durch die *yachac*:

> »I think some people here want people to experience it, to try it so they can maybe get an understanding of what it is. If the shamans want to work with the people that's one thing, but if they are just doing it to make money out of this people, it degrades both sides. The shamans and the tourists aren't respecting it for what it is. I mean I realize so many people come down here, they don't have the time to learn it and they do really want to know, but I think these are very powerful drugs, there is so much power here and I think people really need to take the time to understand it before just rushing into it. And some people don't have that, they just want to try a new drug. It's kind of frustrating, but in the end it's up to the shamans.« (Jatun Sacha, 5. März 1998)

Einige werfen Jaime C. vor, dass er seine ausländischen Klienten zu unvorbereitet in das »*Ayahuasca*-Abenteuer« gehen lässt, und unterstellen ihm deshalb Kommerzialisierung und »Abnutzungserscheinungen«. Dabei übersehen sie allerdings, dass sie an diesem Prozess nicht ganz unschuldig sind. Christian D. ist anderer Ansicht:

> »Zuerst habe ich gedacht, na ja, man bezahlt ja was dafür, es ist ein Nebenverdienst für ihn. Aber er hat es bei jedem sehr intensiv gemacht, nicht einfach so à la Touristen, die da vorbeikommen, und dann abkassieren von denen. Er war schon bei der Sache, hatte ich das Gefühl. Ich denke, dass er schon ›was auf dem Kasten‹ hat oder mächtig ist oder kundig in seinem Tun.« (Jatun Sacha, 7. März 1998)

Im Gegensatz zu schamanischen Heilritualen, bei denen kultureller Kontext und Glaubensvorstellungen bei Schamane und Patient meistens übereinstimmen, spielt es bei dieser Art des schamanischen Rituals keine Rolle, dass die Beteiligten aus völlig unterschiedlichen Kulturkreisen kommen und ihre Weltanschauungen divergieren. Oft haben sie nicht einmal eine Sprache gemeinsam. Doch der *yachac* gibt den Touristen, was sie erwarten, einen »Trip« mit *ayahuasca*, und die Touristen erfüllen mit ihrem Geld die Erwartungen des *yachac*.

»Ein bisschen wie Theater«: »*Ayahuasca*-Tourismus« aus der Sicht der *yachac*

Für die Quichua ist es nichts Neues, dass *ayahuasca* genommen wird, um die Erfahrung mit dieser halluzinogenen Pflanze zu machen und Visionen zu erleben. In den Heilritualen nimmt zwar meist nur der *yachac* das Halluzinogen zu sich, doch bei anderen Gelegenheiten probieren auch die Quichua selbst die Wirkung der Pflanze aus. Dies findet sich auch in der Literatur wieder: »Die Quichua verstehen die Macht der Drogen, aber manchmal neigen sie dazu, sie unter bloßen hedonistischen Gesichtspunkten zu sehen, so wie ein Jugendlicher aus Loreto mir sagte: ›Wir trinken *ayahuasca*, um gute Filme zu sehen‹« (Hudelson 1987: 116). Auch Oberem berichtet, dass sowohl weiße Siedler als auch *indígenas ayahuasca* »zum bloßen Vergnügen« nehmen, obwohl mit der Einnahme der Pflanze ein starkes körperliches Unwohlsein verbunden sei (1980: 277).

Da selbst unter den Quichua die Einnahme von *ayahuasca* nicht mehr dem *yachac* vorbehalten ist, um mit der Geisterwelt in Verbindung zu treten, eine Krankheitsdiagnose zu erstellen und seine anderen Aufgaben wahrzunehmen, haben die *yachac* keine Bedenken, wenn Ausländer zu ihnen kommen, um die Erfahrung mit *ayahuasca* zu machen. Für Agustín G. ist die einzige Bedingung, es mit einem *yachac* einzunehmen, der weiß, was er tut, und die entsprechenden Erklärungen gibt:

> »Man kann *ayahuasca* einnehmen, nur um die Erfahrung zu machen, aber man muss es dosieren, den Körper und den Magen schonen (...). Man kann es mit einem Schamanen an der Seite nehmen, nur um zu sehen, um etwas vorherzusagen. Als in mein Haus Ausländer kamen, um es einzunehmen, gab es keine Probleme. Wenn sie mehr nehmen wollen, gebe ich es ihnen nicht, denn wenn sie die Dosis überschreiten, mache ich mir große Sorgen. Und ich gebe ihnen Erklärungen.« [Z1a][8]

Er kritisiert das bedenkenlose Handeln der Schamanen in Jatun Sacha:

> »Viele Schamanen haben vielen Ausländern in Jatun Sacha und Aliñahui[9] *ayahuasca* gegeben. Sie haben kein Wissen, keine Erfahrung, geben keine Erklärungen. Man muss es gut erklären. Wenn man nicht das Richtige sagt, geht es einem schlecht. Wenn ein Ausländer stirbt und man weiß nicht, wie man sich

8 Die Signatur verweist auf die spanischen Originalzitate am Ende des Artikels.

9 Cabañas Aliñahui ist ein Ökotourismusprojekt, das zur Fundación Jatun Sacha gehört.

um ihn kümmern, wie man ihm Wasser geben soll, dann stirbt dieser wirklich. Ich will dies vermeiden. Sie sind sich darüber nicht bewusst.« [Z1b]

Ähnlich sieht es Angel A., Quichua und guter Freund von Jaime C.. Er arbeitet ebenfalls für die Station Jatun Sacha und studiert in Tena Ökologie, weshalb er auch mit dem westlichen Blickwinkel vertraut ist. Obwohl selbst kein *yachac*, hat er großes Interesse für den Schamanismus und von einigen *yachac* in seiner Familie vieles über die schamanischen Traditionen erfahren. In seinen Augen ist das Motiv der Ausländer, eine Erfahrung mit *ayahuasca* machen zu wollen, durchaus verständlich und legitim, im Gegensatz zu manchen Einheimischen, die nur einen Zeitvertreib suchen: »[Die Ausländer] machen es wegen der Erfahrung, nicht, um sich zu vergnügen, wie es die Leute hier jetzt machen« (Z2a). Doch bedürfe es, um *ayahuasca* zu nehmen, einer gründlichen Vorbereitung, auch wenn es einem nur um die Erfahrung gehe:

> »Die Personen, die daran interessiert sind, *ayahuasca* zu nehmen, müssen sich vorbereiten. Als erstes sollte man an die Pflanze glauben, daran, dass die Pflanze, die man nimmt, eine positive Wirkung haben wird. Man sollte jede Art von Nahrung vermeiden, nur etwas *chicha* zu sich nehmen und keinen Alkohol trinken, bevor man *ayahuasca* nimmt. Man sollte keine sexuelle Beziehung haben, denn bevor man an einer *ayahuasca*-Zeremonie teilnimmt, muss man sich mindestens ein oder zwei Tage vorher konzentrieren, um sich vorzubereiten, damit die Pflanze nicht schadet, sondern Gutes tut. Hält man sich nicht daran, können viele Dinge passieren. Für uns sind die halluzinogenen Pflanzen immer Pflanzen, vor denen wir Respekt haben. Es sind heilige Pflanzen, Pflanzen unserer Götter.« [Z2b]

Er ist besorgt, da viele Ausländer nicht genügend vorbereitet werden, sondern tatsächlich nur *»toman por tomar"* – *ayahuasca* einnehmen, ohne darüber nachzudenken. Allerdings sei es weniger ihr Fehler als derjenigen, die ihnen *ayahuasca* geben:

> »[Die Ausländer] haben etwas darüber gelesen, haben andere Pflanzen genommen. Sie bereiten sich nicht vor, sondern sind einfach daran interessiert und lassen Jaime oder Gabriel *ayahuasca* zubereiten. Dann erbrechen sie sich und haben Durchfall. Eine Person kann daran sterben. Die Schamanen, die für sie

> eine Zeremonie machen, müssen sie unterweisen, damit sie sich vorbereiten und diese Probleme nicht haben. Manchmal geben sie ihnen eine zusätzliche Portion, weil die Wirkung nicht eintritt. Dies kann verhängnisvoll sein. Ich mache mir große Sorgen. Das Problem liegt nicht an ihnen, sondern am Versäumnis, sie zu informieren. Sie dürfen *ayahuasca* nicht einnehmen, nur um es zu nehmen.« [Z2c]

Jaime C. antwortet zu diesem Thema nur ausweichend – vielleicht, weil er weiß, dass seine Rituale, die er vor Touristengruppen vorführt, und seine fast wöchentlichen Reinigungszeremonien (*limpiezas*) mit den Praktikanten, die *ayahuasca* einnehmen wollen, nicht mehr viel mit den eigentlichen schamanischen Praktiken zu tun haben, sondern vor allem ein lukratives Geschäft für ihn sind. Angel A. sieht dies sehr kritisch, äußert aber gleichzeitig Verständnis für die Situation Jaimes:

> »Wenn wir nicht weiterhin an dem festhalten, was früher war, glaube ich, dass wir an Glaubwürdigkeit verlieren. Aber es gibt keine andere Form, wie wir uns unter diesen Lebensumständen, in dieser Zivilisation auf unsere Welt besinnen können. Das, was Jaime macht, ist wie ein Spektakel, wo die Leute zuschauen, fotografieren, sich unterhalten, lachen. Es geht das Bild, die Reinheit einer wirklichen *ayahuasca*-Zeremonie verloren. In diesem Moment herrschen nicht die gleichen Bedingungen. Ich denke, dass es keinen vollkommenen Rückhalt durch die Geister gibt. (...) Jaime ist diese Umgebung schon gewöhnt, aber ein Schamane, der niemals eine Vorstellung dieser Art vor einer Gruppe von 30 oder 50 Personen gemacht hat, wird sich unwohl fühlen. Damit dies nicht zu stark ist, muss man sich dem lange Zeit widmen, so wie Jaime. Alles, was um ihn herum passiert, stört ihn nicht. (...) Das machst du einfach aus Notwendigkeit heraus. Einmal, um zu zeigen, dass er gerne bei der Weiterentwicklung der Station Jatun Sacha und von Cabañas Aliñahui als Angestellter hilft. Andererseits ist es für ihn, wenn sich die Möglichkeit bietet, in Aliñahui eine Zeremonie durchzuführen, eine Gelegenheit, schnell Geld zu verdienen. (...) Es ist nicht viel Konzentration da, weil er in einer Umgebung auftritt, die nicht sehr natürlich, sondern fast künstlich ist. Mir scheint es ein bisschen wie Theater. Früher machte man das nicht, aber das Vordringen der Zivilisation und der Einfluss anderer Kulturen bewirken, dass wir uns vor diesen Leuten wie

ein Clown darstellen. Wir sind in einem Prozess der Akkulturation.« [Z2d]

Angel A. stellt bei Jaime durch seinen Einstieg in das Tourismusgeschäft bisher noch keine Veränderungen oder Vernachlässigungen seiner schamanischen Tätigkeit gegenüber den Quichua fest. Die Behandlung der Kranken geht bei ihm immer noch vor, die Rituale für die Touristen werden notfalls zurückgestellt. Das stimmt mit meinen eigenen Beobachtungen überein. Trotz der Tatsache, dass sein Engagement mit den Touristen in den letzten beiden Jahren gestiegen ist, wird er unverändert häufig, oft mehrmals wöchentlich, von Quichua aufgesucht, die ihn zu einem Patienten holen. Doch Angel A. sieht durchaus die Gefahr, dass sich dies einmal ändern könnte, für Jaime C. dann das Geld der Touristen an erster Stelle steht und deshalb Misstrauen zwischen ihm und seinen Patienten entsteht:

> »Wenn er ein-, zwei-, dreimal die Leute, die ihn zu sich holen, nicht akzeptiert, vielleicht, weil sie sehr wenig, die in Aliñahui aber viel bezahlen, dann kann ein gewisses Misstrauen zwischen ihm und seinen Verwandten entstehen. Aber wenn er seine Arbeit koordiniert, gibt es möglicherweise auf keiner Seite ein Problem.« [Z2e]

Bisher scheint es jedoch, dass er wie auch Agustín G. strikt zwischen seiner Arbeit mit den Touristen und den Heilritualen für die *comunidad* und ihre Familienangehörigen unterscheidet. Eine materialistischere Einstellung gegenüber den Quichua oder ein nachlassender Behandlungserfolg würde sich wohl sofort in deren Akzeptanz niederschlagen.

Ähnliches berichtet Joralemon über Eduardo Calderón, einem peruanischen Heiler, der für Touristen »spirituelle Reisen« durchführt[10]. Die Rituale, die er für die westlichen Spiritualitätssuchenden durchführt, haben wenig mit peruanischen Heiltraditionen zu tun. Sie sind eine »Performance«, die auf die Bedürfnisse der Touristen zugeschnitten ist. Gleichzeitig behandelt er jedoch einheimische Patienten mit den traditionellen Methoden. Auch sein Begriffsrepertoire und seine Interpretationen passt er an die entsprechende Situation an. Joralemon beobachtete während eines Rituals, dass Calderón einem anwesenden Touristen eine andere Erklärung gab als den Einheimischen, jeweils auf die Kultur der einzelnen zugeschnitten (1990: 110).

10 Eine dieser »spirituellen Reisen« beschreiben Villoldo & Krippner (1986).

»A totally different view of the world«: Die Schamanenlehre eines Nordamerikaners bei einem *yachac*

Ein anderes Phänomen, das man als eine Weiterentwicklung des »Schamanismus-Tourismus« bezeichnen könnte, ist die »Schamanenlehre« von Nordamerikanern und Europäern. Die ersten, die mit Schamanen zusammenarbeiteten, um von ihnen zu lernen und in die »schamanische Erfahrung« aus erster Hand unterwiesen zu werden, waren Ethnologen.[11] Die, die ihnen aus der westlichen Welt folgten, interessierte weniger die Kultur der Schamanen als ein neuer Weg für sich selbst. Damit gleichen ihre Motive denen der Touristen, auch wenn der Kontakt mit den Schamanen ein intensiverer ist. Das folgende Beispiel eines Nordamerikaners, der bei einem *yachac* der Quichua lernte, ist kein Einzelfall. Alle *yachac*, mit denen ich Gespräche führte, hatten bereits einen »weißen Lehrling« in ihre schamanischen Traditionen eingeführt.

Frank E., Student aus den Vereinigten Staaten, war mit einem Austauschprogramm nach Ecuador gekommen. Innerhalb des Programms hatte er ein halbes Jahr lang ein frei zu wählendes Praktikum zu absolvieren. Sein Ziel war es, bei einem Schamanen im ecuadorianischen Tiefland zu lernen, denn er war unzufrieden mit den Lebensalternativen, die ihm seine eigene Gesellschaft anbot, und hoffte auf neue Einsichten bei einem südamerikanischen Schamanen:

> »It was really philosophical more then anything. I wasn't happy with the way our society uses life, just that people have to work very hard their whole lives to buy everything they can, so that they can be happy when they are retired and feel like they are important and die. I wanted a different angle on everything and I thought that is the best way to do it to get down deep in their culture, the deepest I possibly could, come to their spiritual leader and ask to learn to become one as much as I could. I just wanted a different perspective on things and I wanted to learn a new way to heal people, since I'm interested in medicine.« (Frank E., Guaranda, 26.März 1998)

Er gelangte zu Bartolo Ch., einem *yachac* aus Rucullacta bei Archidona. Dieser stimmte den Plänen Franks sofort zu, denn seine Kinder zeigten kein Interesse, die schamanische Tradition ihres Vaters fortzusetzen. Da Bartolos Vater ihn zudem davor gewarnt hatte, seine Macht (*poder*) an jemanden in der näheren Umgebung zu übertragen, zögerte er nicht, sein Wissen und sei-

11 Vgl. zum Beispiel Furst (1976) oder Harner (1973)

ne schamanische Macht an Frank weiterzugeben. Vor allem jedoch sah er wohl in Frank eine willkommene Einkommensquelle, denn er sprach bei ihrem ersten Treffen sofort das Thema »Geld« an und forderte für die »Lehre« drei Millionen Sucres (etwa 750 $). Frank erklärte sich nicht bereit, diese Summe zu zahlen, denn er wollte weder die Regeln der Reziprozität noch das soziale Gefüge der *comunidad* zerstören, indem er Bartolo Ch. zu ihrem reichsten Mitglied machte. Sie einigten sich auf die Hälfte des geforderten Betrages, was für die Verhältnisse in der dortigen Region immer noch eine beträchtliche Summe ist. Frank wollte außerdem für ihn eine Dokumentation über seine Heilpflanzen und seine schamanischen Praktiken erstellen.

Diese erste Begegnung muss für Frank eine Ernüchterung gewesen sein, denn Bartolo Ch. entsprach nicht dem »Indianerbild«, das er sich aus der Literatur angelesen hatte. Während seines Aufenthaltes löste sich dieses Bild weiter auf. Bartolo Ch. behandelte Frank anfangs mit Gleichgültigkeit. Wenn Frank etwas lernen wollte, musste er darauf bestehen, was ein weiteres Indiz dafür sein könnte, dass bei Bartolo Ch. das finanzielle Interesse gegenüber jeder anderen Motivation überwog. Große Schwierigkeiten bereitete Frank die Diskrepanz zwischen Bartolos Lebensstil und seiner schamanischen Tätigkeit. Er war weder dem Alkohol noch den Frauen abgeneigt: *»It's definitely hard for me to learn some of the most spiritual things that I've ever encountered from a guy that I hardly respect moraly in my eyes«* (Guaranda, 26. März 1998).

In der ersten Zeit hatte er durchaus seine Zweifel, ob er sich am richtigen Ort befinde, ob es ihm als einem »Kulturfremden« überhaupt möglich sei, eine Ausbildung zum Schamanen zu durchlaufen:

> »For the first three months that was my question. I couldn´t believe that someone from such a different culture could come into this culture and master it so well that they can actually take the places of one of the spiritual leaders of the comunity, the shaman. I thought that would be impossible. But from every shaman I've talked to and from everything I've read nobody sees any problem with it. And I've talked to a lot of shamans here. They said: ›Of course you can learn it. We are all people, we are not totally different because we are different cultures. It's just you've a little more work, you've to surpass your culture to learn this one.‹ Now for some reasons I definitely believe that I can do this. It definitely works to a certain extent, to a great extent, to understand it enough, to really go after what I want: I'd like to be sure of what it is and that I can be a part of it.« (Frank E., Guaranda, 26.März 1998)

Die *yachac* haben offensichtlich weit weniger Probleme mit der Vorstellung, dass Angehörige der westlichen Welt Schamanen werden können, als jene selbst.

Franks »Studium« ist der Ausbildung eines *indígena* zum *yachac* ähnlich (vgl. Iglesias 1989; Muratorio 1991; Oberem 1980). Er studierte Namen und Verwendung von Heilpflanzen und nahm an verschiedenen Heilritualen teil, um mit den Praktiken vertraut zu werden. Er musste sich überwinden, Tabak zu sich zu nehmen[12] und erhielt auf dieselbe Weise schamanische Macht von Bartolo Ch., wie es andere *yachac*, die von ihrer Ausbildung erzählen, beschreiben[13]. Während seiner Lehrzeit nahm er zwölf Mal *ayahuasca* ein und lernte, die Wirkung und Visionen mit jedem Mal besser zu kontrollieren:

> »Also he was teaching me control with ayahuasca, but never directly. He'd just give it to me and then it was up to me to learn from it and he'd give me no direction (...) Finally the drug taught me itsself. For some reason I always had something that I wanted to do, and I couldn't. And as I got more power, I could do more. First I could see more things. I could see my family in the United States, I could see spirits, I could see certain places I wanted to see. Then I actually could do things like I could fly, I could levitate, I could sink beneath the ground, I could actually die, I could turn myself in some animal, I could actually talk to spirits. It became more an active thing, not just seeing.« (Frank E., Guaranda, 26. März 1998)

Doch manches seiner Erlebnisse unter dem Einfluss von *ayahuasca* scheint von seinen Erwartungen abhängig zu sein und kommt in den schamanischen Traditionen der Quichua nicht vor:

12 Die Einnahme von Tabak ist eine der härtesten Prüfungen während der Ausbildung zum *yachac.* Getrocknete und gepresste Tabakblätter werden in Wasser aufgelöst. Dieses Gemisch muss der Kandidat in großen Mengen trinken oder durch die Nase einnehmen. Damit soll seine Stärke und sein Durchhaltevermögen auf die Probe gestellt werden. Gleichzeitig wird er in einen Zustand versetzt, der die Begegnung mit den *espiritus,* den Geistern, ermöglicht (aus Interviews mit Angel A., Jatun Sacha, 8. März 1998 und Gabriel T., Jatun Sacha, 27. Februar 1998).

13 Dem zukünftigen *yachac* wird die schamanische Macht, die *poder*, übertragen, indem sein Lehrer sie ihm an Scheitel, Händen oder Mund »einbläst« oder in Form von Gegenständen und bestimmten Steinen überreicht (Luis M., Tena, 4. März 1998).

> »And now finally I'm able to go into different realities and still just watch from inthere. I could receive information, I couldn't give information and maybe later I'm just able to do something in these realities. I talked to Bartolo about it and he didn't show any interest in any other realities of a shaman, so it may not be part of his tradition. But he liked me to see a certain rock or he liked me to speak with certain spirits.« (Frank E., Guaranda, 26.März 1998)

Bartolo Ch. versteht offensichtlich nicht, was Frank mit »anderen Realitäten« meint. Für ihn und andere *yachac* hat die Einnahme des Halluzinogens einen viel praktischeren Grund. Er erzählt, er könne mit *ayahuasca* Krankheiten im Körper des Patienten in Form von kleinen schwarzen oder weißen Wolken erkennen. Außerdem präsentiere sich ihm die Pflanze, die er zur Behandlung der Krankheit verwenden solle. Tritt er mit seinen Hilfsgeistern in Kontakt, wird er nicht von einer »anderen Realität« oder »Welt« sprechen. Diese Einteilung ist den *indígenas* fremd. Die »Geister« sind Teil ihrer Welt und ständig präsent. Auch die Erfahrung von Harmonie und Einheit mit allen Dingen wird in Berichten über die *ayahuasca*-Erlebnisse von Personen aus dem westlichen Kulturkreis immer wieder genannt, taucht aber in den Erzählungen der *indígenas* nie auf. Wird die Erwartungshaltung der westlichen Erkenntnissuchenden zu deren Vision?

> »I see sacred things, it seems to me, things that are powerful, things that are real and it's not just my mind, kind of just playing with thoughts or playing with visions from somewhere else, it's really my harmonizing with the outside world (...) I can feel little strands of energy coming from me to all natural things, to plants, to the ground, to the sky, to wood, to flowers, to anything, to other people. I just become a part of everything at once. And that's a very important part of it, the feeling of being one with the world. You feel kind of perfect and simple and pure.« (Frank E., Guaranda, 26.März 1998)

In diesem Punkt ist also das Erleben eines *yachac* der Quichua und eines westlichen »Schamanenlehrlings« sehr unterschiedlich. So wie Bartolo Ch. Franks Erlebnisse und Ausdrucksformen oft fremd waren, hatte Frank umgekehrt bei vielen Dingen Schwierigkeiten, sie in sein Weltbild einzuordnen. Doch nach einiger Zeit brach sein eigenes Glaubenssystem zusammen und trat sein logisches Denken in den Hintergrund, da er einsah, dass dies nicht der einzige Weg sein muss, Dinge zu betrachten. Trotz seiner ursprünglichen

Motivation, bei der *seine* Selbsterfahrung und *seine* Suche nach Lebensalternativen im Mittelpunkt standen, ist der kulturelle Kontext für ihn von großer Bedeutung. Er versucht sich, so gut wie es ihm möglich ist, in die Kultur seiner Gastgeber einzufügen, und hat Glaubensvorstellungen, die ihm mit den schamanischen Praktiken vermittelt wurden, übernommen. So hält er sich an die Vorschriften, die ihm bestimmte Nahrungsmittel und jede sexuelle Beziehung untersagen sowie an andere Regeln, nach denen es beispielsweise für ihn gefährlich ist, nachts hinauszugehen oder sich dem Kadaver eines Tieres zu nähern.[14] Er hat den Glauben an »Geister« und an Hexerei in seine Vorstellungswelt aufgenommen, und es scheint nicht, dass er dies nur vordergründig vorgibt, um mit seiner Umgebung nicht in Konflikt zu geraten.

> »That part for me is the hardest to believe. Definitely seeing spirits around is fine for me to believe, but that they have so much power to interfere with a living, I`m not sure. I guess I do believe it because I've seen things that have shocked my whole system of believes and now I trust this system because it is proving me wrong many times.« (Frank E., Guaranda, 26.März 1998)

Trotz der Schwierigkeiten, die für ihn während seines Aufenthaltes bei Bartolo Ch. auftraten, glaubt er sein Ziel errreicht zu haben. Er hat eine neue Weltanschauung kennengelernt. Selbsterfahrung ist seiner Meinung nach das, was Nicht-Indianer bei einer »Schamanenlehre« erreichen können. Wer als Ziel hat, wie ein indigener Heiler in einer *comunidad* zu arbeiten, der wird scheitern:

> »It depends on what your goal is. If your goal is to cure the native people and have them believe in you, that's hard. That's not my goal. I don't know wether it's possible or not. All I know is that the questions I've had most of them have been answered. I've a totally different view of the world which is one reason why I came down here. For that reason, yes, it is very possible to learn shamanism.« (Frank E., Guaranda, 26. März 1998)

14 Alle Quichua, mit denen ich sprach, betonten die große Bedeutung, die das Einhalten bestimmter Nahrungs- und Verhaltenregeln *(dietas)* für den Erfolg einer Ausbildung zum *yachac* habe. Immer wieder erwähnt wurde neben der sexuellen Enthaltsamkeit das Verbot von *aji* (*Capsicum sp., Solanaceae*), einer der Chilischote ähnlichen Frucht, die große Bedeutung in der Ernährung der Quichua hat, von Salz, Alkohol, Schweinefleisch, bestimmten Arten von Fisch und sehr heißer Nahrung.

»Frank versichert aber, dass seine Ausbildung bei Bartolo Ch. nicht nur Selbstzweck gewesen sein soll. Er würde sie gerne beenden, was ein weiteres Jahr in Anspruch nehmen wird. Sein Ziel ist es, Medizin zu studieren, sein Wissen über Schamanismus in seine spätere Arbeit einfließen zu lassen und die Wirksamkeit der traditionellen Medizin an die Öffentlichkeit zu bringen.

»Auch sie sind Menschen«: Stimmen der Quichua über ihre »weißen Schamanenlehrlinge«

Für die Quichua ist es offensichtlich keine ungewöhnliche Vorstellung, dass ein Nordamerikaner oder ein Europäer die Ausbildung zum *yachac* durchläuft. Sie sind der Ansicht, dass auch sie, unabhängig von ihrer Herkunft und ihrem kulturellen Hintergrund, ein *yachac* werden können, denn »auch sie sind Menschen, keine Teufel« (Luis M., Tena, 6. März 1998). Voraussetzung sei, meint Jaime C., dass sie die Diätvorschriften und die Einnahme von Tabak durchstehen, wie es auch den Quichua-Lehrlingen auferlegt wird (Jatun Sacha, 7. März 1998). Agustín G. vertritt sogar die Meinung, dass es für Ausländer einfacher sei, *yachac* zu werden, da sie kein *ají* und kaum Salz essen würden und es ihnen deshalb leichter falle, die Vorschriften (*dietas*) einzuhalten (Río Blanco, 14. März 1998).

Die Berufung zum *yachac* – etwa durch einen Traum, durch eine schwere Krankheit oder durch die Entdeckung einer besonderen »Gabe« – spielt bei den Quichua keine große Rolle (Muratorio 1991: 215). Man benötigt ein gewisses Maß an Stärke und Ausdauer, um die Ausbildung mit ihren Prüfungen zu durchstehen, doch darüber hinaus ist die *yachac*-Lehre jedem zugänglich, auch den Ausländern:

> »Ein Quichua kann, wenn er Geld hat, an der Universität studieren oder ins Ausland gehen, um Ingenieurwesen zu studieren. Dies ist auch der Fall bei den Ausländern. Wenn sie hierher kommen und den Schamanismus lernen wollen, können sie ihn lernen. Sie können gute Schamanen werden.« [Z3a]

Angel A. sieht es kritischer, denn er hat erlebt, wie sein Freund aus den Vereinigten Staaten, der sich zum *yachac* ausbilden lassen wollte, an den kulturellen Unterschieden gescheitert ist:

> »Dies geschah mit einem meiner besten Freunde, Jonathan M.. Er interessierte sich sehr für Heilpflanzen und halluzinogene Pflanzen und knüpfte Kontakt zu einigen Schamanen. Er sprach mit ihnen, lebte mit ihnen zusammen. Er bat sie um schamanische Macht und erhielt sie. Er lernte etwa ein Jahr lang. (...) Aber er als

> Fremder aus einer Kultur, die sich sehr von unserer unterscheidet, aus einer anderen Umgebung, brachte nicht viel Konzentration auf, konnte nicht mit bestimmten »Geistern« von hier, von Amazonien, in Kontakt kommen. Die Personen, die ihn aus der Sicht eines Gringo sprechen hörten, hatten nicht viel Vertrauen. Deshalb fühlte er sich etwas allein gelassen. Er konnte nicht weitermachen und schließlich wurde er sich bewusst, dass er Ausländer war, kein *indígena* von hier. Er dachte, dass er vielleicht ihre Konzentration stören und sie belästigen würde, weil er ein Schamane werden wollte, obwohl er sich sehr von ihnen unterschied. (...) Er begann mit einem starken Willen, hatte die Möglichkeit, sich Wissen anzueignen, mit wenigen »Geistern« in Verbindung zu treten. Ihm fehlte nicht viel, aber er konnte nicht weitermachen. Er fühlte sich immer, wenn er zu einem Schamanen in einer *comunidad* ging, wie ein Fremder. Er fühlte sich nicht als ein Teil von ihnen. Deshalb konnten ihm auch die »Geister« nicht helfen. Außerdem war er, weil er Ausländer war, viel unterwegs, denn er arbeitete für eine Fundación. Er musste sich mit vielen Leuten in Verbindung setzen, in die Stadt fahren. Diese Dinge macht man nicht, wenn man lernt, denn dann hat man nicht immer alles unter Kontrolle. (...) Dein ganzes Leben lang ist dein Beruf der Schamanismus. Du kannst nicht in einem anderen Bereich arbeiten. Immer wirst du ein Arzt sein, eine Person, die die Leute aufsuchen.« [Z2f]

Das Motiv der Ausländer, die wie Frank E. die Unterweisung zum *yachac* aus eigennützigen Gründen, um sich selbst zu verwirklichen und Lebensalternativen zu finden, beginnen, ist den Quichua fremd. *Yachac* wird man, um zu heilen, um anderen zu helfen, nicht sich selbst. Es ist eine Lebensaufgabe und eine Verpflichtung, die ein Quichua, der *yachac* wird, gegenüber der Gemeinschaft eingeht: »Wenn ein Schamane nicht heilen will, sagen sie: ›Er ist kein guter Arzt. Besser wir belästigen ihn nicht, wenn er nicht heilen will.‹ Sie kommen nicht mehr, weil er eine schlechte Person ist ‹« (Z3b). In der Vorstellung der Quichua gehen die westlichen »Schamanenlehrlinge« nach ihrer Ausbildung zurück in ihr Land, um dort als Heiler tätig zu sein. Möglicherweise ist die verbreitete Akzeptanz von Kulturfremden als *yachac*-Schüler darauf zurückzuführen ist, dass dies kein neues Phänomen ist. Durch ihre interethnischen Lehrbeziehungen ist es üblich, dass *indígenas* aus den Anden oder von anderen Ethnien des Tieflandes, manchmal auch Mestizen, zu ihnen kommen, um von ihnen zu lernen (Muratorio 1991: 219; vgl. Chaumeil 1988: 13; Langdon 1991; Mader 1995: 187;

Oberem 1980: 280; Schweitzer de Palacios 1994: 201ff.). Es ist deshalb für sie nicht ungewöhnlich, mit unterschiedlichen Weltanschauungen konfrontiert zu sein. Mag sein, dass die Frage nach der Kompatibilität der Weltbilder der einzelnen Partizipanten, wie sie Mader stellt (1995: 188), in diesem Fall nicht relevant ist, da der kulturelle Hintergrund und die Erwartungen von *yachac* und seinem westlichen »Schüler« zu unterschiedlich sind, als dass zwischen beiden eine wirkliche Interaktion stattfinden könnte. Der *yachac* vollzieht die einzelnen Ausbildungsschritte, wie er es auch bei einem Quichua machen würde, während sein »Schüler« seine eigenen Ziele verfolgt, die Suche nach einer Erfahrung, nach einem neuen Weg, nach sich selbst.

Es stellt sich die Frage, ob die *yachac* aus »Geschäftsgründen« so bereitwillig erklären, ein jeder könne Schamane werden, denn für sie sind die westlichen »Schamanenlehrlinge« ein willkommenes Einkommen. Bei Bartolo Ch. drängt sich der Verdacht auf, dass dies sein vorrangiges Interesse ist. Er wollte mich mehrmals davon überzeugen, mir von ihm *poder,* ein Stück seiner Macht, geben zu lassen, in der Hoffnung, dass ich dann als seine Schülerin zurückkäme. Auch Luis M. glaubte, als er mein Interesse für die schamanischen Praktiken sah, mich für eine Schamanenlehre gewinnen zu können. So bekommt auch in diesem Fall jeder, was er erwartet, selbst wenn die kulturellen Unterschiede unüberbrückbar scheinen: der *yachac* sein Geld, sein »Schüler« eine neue Erfahrung.

Mit *ayahuasca* zur inneren Heilung: Valentin Hampejs

Einige, die bei Schamanen in Südamerika, vor allem im amazonischen Tiefland, gelernt hatten, formten die erlernten Techniken und Wissensbestände nach den Bedürfnissen der westlichen Gesellschaft um. Sie kreierten so ihren eigenen »Schamanismus«, ein Phänomen, das oft als Neo-Schamanismus bezeichnet wird (Townsend 1989). Einer dieser neuen »Schamanen« ist Dr. Heinz Valentin Hampejs[15]. Er war nach abgeschlossenem Medizinstudium und zehn Jahren Ausbildung als allgemeiner Arzt und als Facharzt für Neurologie und Psychiatrie desillusioniert vom klinischen Alltag und der westlichen Medizin, die bei psychischen und psychosomatischen Krankheiten lediglich die Symptome behandle. Erfahrungen mit LSD zeigten ihm zusätzlich die Begrenztheit der wissenschaftlichen Methodik und Konzepte. Er begann nach Alternativen zu suchen. Durch die Bücher von Carlos Castaneda wurde sein Interesse für den Schamanismus geweckt. Nach zwei Reisen, die

15 Die folgenden Informationen stammen aus einem Gespräch mit Valentin Hampejs am 11. März 1998 in Tumbaco sowie aus seinem Buch »El éxtasis shamánico de la conciencia. Principio medular de la medicina shamánica«, 1995 in Quito erschienen. Außerdem nahm ich an einem seiner Rituale teil.

ihn nach Mexiko führten, um dort Heiler aufzusuchen, wurde er in Wien durch einen Freund zum ersten Mal mit *ayahuasca* und San Pedro konfrontiert. Er lernte ein halbes Jahr bei Schamanen im Ucayali-Flussgebiet in Peru. Während dieser Zeit nahm er an drei bis vier *ayahuasca*-Ritualen pro Woche teil, so dass er nach seinen eigenen Worten bei seiner Rückkehr nach Österreich mit dieser Pflanze umgehen konnte. Die Kenntnisse, die er bei diesem Aufenthalt gewonnen hatte, ließ er in der folgenden Zeit in seine Arzttätigkeit in einer Praxis für Neurologie und Psychiatrie bei Wien einfließen. Anfang der achtziger Jahre reiste er erneut nach Peru und Ecuador, um sich schließlich in Quito niederzulassen. Auch in Ecuador hatte er Kontakt zu den Schamanen der Quichua in der Provinz Napo, der Shuar und der Secoya. Er begann, Rituale mit *ayahuasca* und San Pedro für daran Interessierte durchzuführen. Außerdem bot er in Vilcabamba »Einführungskurse in den indioamerikanischen Schamanismus« an. Er bezeichnet sich selbst zwar nicht als Schamane, nennt die Praktiken, mit denen er arbeitet, jedoch schamanische Medizin.

Auch Hampejs – wie viele andere, die sich in der westlichen Welt vom Schamanismus angezogen fühlen – interessierte bei seinem Studium der schamanischen Traditionen und Praktiken vor allem der schamanische Bewusstseinszustand (vgl. Atkinson 1992: 307). Für ihn ist der Schamane »ein Wanderer, der gelernt hat, verschiedene Erfahrungs- und Seinsebenen zu beschreiten und dort zu Hause zu sein, zu wissen, wie er sich einschleust in diese Ebenen und mit den Elementen dort umgehen kann« (Hampejs, Tumbaco, 11. März 98). Seiner Ansicht nach ist das Eintreten in einen anderen Bewusstseinszustand das wesentliche Element des Schamanismus (Hampejs 1995: 28). Damit stimmt er mit Eliade überein, der den Schamanen als einen »Meister der Ekstase« bezeichnet (1956: 14). Gesellschaftliche sowie kulturelle Gegebenheiten des Schamanismus haben demnach wenig Bedeutung. Diese Auffassung ist nicht unumstritten. Zinser kritisiert, dass Eliade den Schamanen von seiner sozialen Gruppe und seinen sozialen Aufgaben isoliert. »[Er] verwandelt den Schamanismus damit aus einer von einem Kollektiv getragenen ›subjektiven Weltanschauung‹ in einen individuellen Heilsweg« (1991:24). Schamanismus wird als besondere Fähigkeit einer Person und nicht als Kulturerscheinung angesehen. Nur aus diesem Verständnis heraus ist es möglich, zu der Überzeugung zu kommen, dass auch Menschen aus nicht-schamanischen Kulturen einen Zugang zum Schamanismus finden und sich selbst schamanische Techniken aneignen können. Die Untersuchung der therapeutischen Wirkung schamanischer Praktiken hat zusätzlich dazu beigetragen, dass der Eindruck entstand Schamanismus könne eine Art Lebenshilfe für die Menschen in der westlichen Welt darstellen (Atkinson 1992:313).

Hampejs räumt zwar ein, dass es einen kulturellen Bedingungshintergrund gebe, doch diese Bedingungen müssten überwunden werden, um zur Selbstverwirklichung zu gelangen. Schamanismus sei seiner Ansicht nach ein universelles Wissen und eine universelle Medizin, weshalb sie sich jeder aneignen könne. Auch in der westlichen Welt hätten diese Kenntnisse einmal existiert, doch sie seien verlernt worden, da der westliche Mensch den Naturkontakt verloren und dem Verstand Vorrang gegeben habe. Er kritisiert die Wissenschaft, die versucht, von einer unbeteiligten, objektiven Warte aus die Phänomene des Schamanismus zu beschreiben. Schamanismus müsse jedoch »erfahren« werden, d.h. man müsse sich vom rational-wissenschaftlichen Denken mit den schamanischen Praktiken in einen anderen Bewusstseinszustand versetzen (Hampejs 1995: 28). Als Hilfsmittel, um andere Bewusstseinszustände zu erreichen, sind die »psychokatalytischen Kraftpflanzen« von großer Bedeutung, die er so nennt, »weil sie wie Katalysatoren auf unsere unbewussten Strukturen wirken« (Tumbaco, 11. März 1998).

Die spirituelle und damit höchste Ebene erreicht man seiner Meinung nach jedoch nur, wenn man zu einem Gottesverständnis gelangt ist. Deshalb seien die meisten indigenen Schamanen »Animisten«, die sich mit übermenschlichen Wesenheiten begnügen und nur eine niedrigere Ebene erreichen, auf der diese Wesen zu Hause sind. Doch nicht nur in diesem Punkt kritisiert er die Weltanschauung der Indianer. Er bringt auch kein Verständnis dafür auf, dass Macht und Machtkämpfe eine zentrale Rolle im traditionellen Schamanismus spielen. Er glaubt von sich selbst, dass er mit seiner Arbeit und seiner Form der »schamanischen Medizin« auf einer höheren Stufe steht, denn er hatte die Möglichkeit, sie mit dem Wissen aus anderen Kulturen und Philosophien anzureichern:

> »Ich muss in meinen Ritualen auf Grund von verschiedenen Kenntnissen, die mir aus anderen Kulturbereichen aus Indien und Asien zugekommen sind, nicht gegen Dämonen und Phantasmen kämpfen. Ich lege einen mantrischen Schutzschirm um unser Ritual herum, der wirkt über 7 Meilen, und da kann keine Art von negativer Energie herein. (...) Ich habe sehr viel von den indianischen Schamanen gelernt, besonders im Hinblick auf Naturkontakt, Naturverständnis, auf Elementarwesenverständnis. Aber man darf auch die Begrenztheiten der indianischen Weltanschauung nicht aus den Augen verlieren.« (Hampejs, 11. März 1998)

Das Wesentliche bei seinen Aufenthalten im Regenwald Perus und Ecuadors war für ihn, von den Schamanen den Umgang mit den »psychokatalytischen

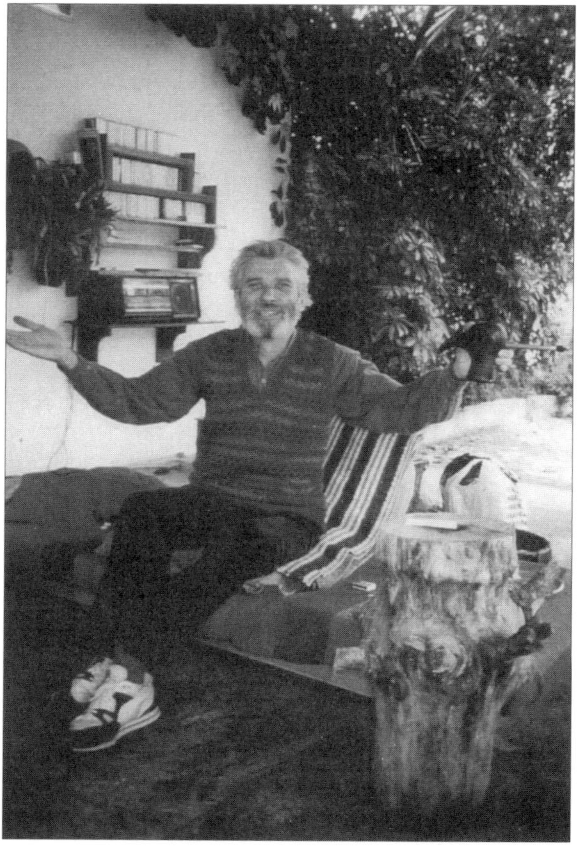

Abb. 4: Valentin Hampejs in seinem Haus in Tumbaco

Kraftpflanzen« und damit die Technik zur Erreichung des schamanischen Bewusstseinszustands zu erlernen. Die damit verbundenen Glaubensvorstellungen hat er nicht übernommen. Denn seine Arbeit soll kein »musealer Schamanismus zur Bewahrung der Tradition« sein. So ist in seinem Domizil in Tumbaco bei Quito etwas Neues entstanden, das zwar einige Elemente aus dem südamerikanischen Schamanismus enthält, aber sonst mit ihm nicht viel gemeinsam hat. Hampejs hat sein eigenes »schamanisches« Ritual geschaffen. Jeden Freitagabend treffen sich Interessierte bei ihm, die vor allem aus den USA, aus Europa und aus der oberen Bevölkerungsschicht Ecuadors kommen. *Indígenas* nehmen selten teil. Hampejs hat aus verschiedenen Traditionen Elemente

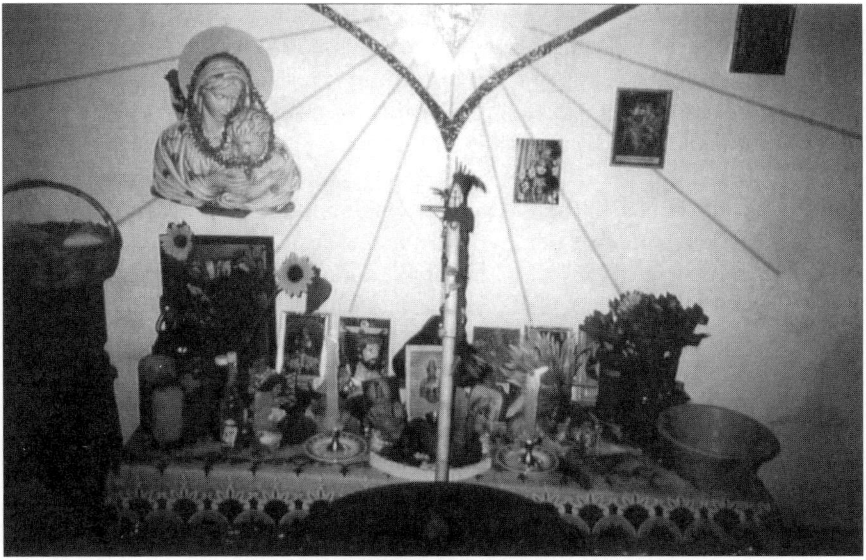

Abb. 5: Die mesa von Valentin Hampejs

herausgenommen und sie zu seinem Ritual zusammengesetzt: »Es treffen hier in meinem Ritual viele Elemente aus anderen schamanischen Kulturen zusammen. Das, was mir wertvoll erschien, habe ich aufgenommen« (Tumbaco, 11. März 1998). Allein schon an seinem Altar (Abb. 5) ist dieser Synkretismus zu erkennen. Man findet auf ihm eine Vielzahl von Gegenständen, Bildern und Figuren aus der Tradition der nordamerikanischen Indianer, dem südamerikanischen Regenwald, dem christlichen Glauben, dem Buddhismus und von indischen Gelehrten. Sein Ritual besteht demnach aus ebenso vielen verschiedenen Elementen: eine Tabakzeremonie der Lakota, christliche, jüdische, indische und schamanische Gebete und Gesänge, Reinigung der Teilnehmer mit Tabaksaft und -rauch und anderes mehr. Als Höhepunkt wird schließlich *ayahuasca* oder San Pedro eingenommen. Dies ist die vorrangige Motivation der Teilnehmer, denn sie hoffen, in einem erweiterten Bewusstseinszustand neue Einsichten oder eine Lösung für ihre psychischen Probleme zu gewinnen. Das Ziel Hampejs' ist es, die Teilnehmer während des Rituals in die »schamanische Ekstase« zu führen, denn durch sie wird der Heilungsprozess eingeleitet. Seiner Ansicht nach ist sie das wesentliche therapeutische Prinzip der schamanischen Medizin auf der ganzen Welt (Hampejs 1995: 8). Die Glaubensvorstellungen, die in einer Kultur mit dem Schamanismus verbunden sind, glaubt er, vernachlässigen zu können. Er reduziert damit den traditionellen Schamanismus auf eine bloße Technik zur Erreichung eines erweiterten Bewusstseinszustandes und löst diese aus ihrem kulturellen Kontext heraus, um sie in einen neuen einzufügen. Dieser neue Kontext ist zugeschnitten auf die Bedürfnisse von Angehörigen der westlichen Welt, die auf der Suche nach Spiritualität, Selbstfindung und den Eingebungen aus einem anderen Bewusstseinszustand sind. Während die traditionellen Schamanen die Ekstase nutzen, um mit ihren Hilfsgeistern Kontakt aufzunehmen und eine Diagnose zu erstellen, was für sie Voraussetzung für eine effektive Behandlung ist, bedeutet für Hampejs der »schamanische Bewusstseinszustand« an sich Heilung. Die Teilnehmer an seinem Ritual nehmen die »Kraftpflanzen« nicht, um andere, sondern um sich selbst zu heilen. Hampejs ist ihr »spiritueller Führer«, der ihnen den Zugang zu einer anderen Wirklichkeit ermöglicht und ihnen dort, wenn es nötig ist, beisteht. Damit teilt er die Philosophie vieler sogenannter »Neo-Schamanen«. Michael Harner beispielsweise entwickelte eine neue, auf westliche Bedürfnisse zugeschnittene Methode, die *Harner Method Shamanic Counseling* (Harner 1989: 255ff.). Auch für ihn ist der schamanische Bewusstseinszustand der Kern des Schamanismus. Jeder kann ihn erreichen, denn jeder Mensch hat schamanische Fähigkeiten (Harner & Doore 1987: 7). Damit reduziert auch er den Schamanismus auf eine Methode, die von jedem erlernbar ist. Bei ihm wie bei Hampejs ist Effektivität wichtiger als Authentizität. Keiner der Teilnehmer an Hampejs Ritualen wird hinterfragen, warum bei einer »Einführung in den indoamerikanischen Schamanismus« allein die Pflanzen und die Technik für das Erreichen eines »schamanischen Bewusstseinszustandes« aus dem südamerikanischen Schamanismus stammen. Letztendlich ist das Resultat wichtig für sie, wie es ein Teilnehmer aus den Vereinigten Staaten ausdrückte: »Ich habe gefunden, was ich gesucht habe.«

Neo-Schamanismus: Lebenshilfe für die westliche Welt

Die Beispiele von Hampejs und Harner zeigen, wie die traditionellen Praktiken der Schamanen in die westliche Welt importiert und den dortigen Bedürfnissen angepasst werden. Es ist unschwer zu erkennen, dass der Neo-Schamanismus seine Wurzeln in der *New Age*-Bewegung hat und aus deren Faszination für den Schamanismus entstanden ist. In ihren Motiven und Zielen unterscheiden sich die Neo-Schamanen nicht von anderen spirituellen Bewegungen innerhalb des *New Age*[16]. Enttäuscht von der westlichen Gesellschaft und den etablierten Religionen suchen auch sie nach Spirituali-

16 Einige Beispiele zur Literatur, die der *New Age*-Bewegung nahesteht und Schamanismus zum Thema hat, sind Achterberg (1987), Doore (1989), Gottwald (1998), Heinze (1991), Nicholson (1987). Vgl. zu diesem Thema auch Hunt & MacMahon (1988).

tät und Lebenssinn. Was den Neo-Schamanismus ausmacht, ist sein Zurückgreifen auf schamanische Methoden traditioneller Gesellschaften: »Hier vermischen sich Teile bestimmter schamanistischer Traditionen verschiedener Gesellschaften zu einem neuen Komplex von Glaubenssystemen und Praktiken« (Townsend 1989: 109). Dabei handelt es sich nicht um eine Bewegung, zu der sich ihre Anhänger bewusst bekennen, sondern mehr um einen Oberbegriff für das neu erwachte Interesse an schamanischen Praktiken bei einem Teil der Bevölkerung Nordamerikas und Europas, dem vor allem die gebildeten Mittelschicht angehört (Horwitz 1989: 373).

Die Funktion des Schamanen hat sich in dieser neuen Form des »Schamanismus« gewandelt. Ist es in den traditionellen Gesellschaften der Schamane, der Reisen in andere Welten unternimmt und mit den Geistern in Kontakt tritt, so hilft der »*shaman-guide*« der westlichen Welt seinen Klienten, ihre eigenen Fähigkeiten zu entwickeln, um auf die schamanische Reise zu gehen (Hoppál 1992: 204). Den Glauben an eine andere Wirklichkeit, in die der Mensch reisen kann, um Hilfe und Führung von Geistern, Krafttieren und anderen dort lebenden Wesen zu erhalten, teilen alle Anhänger des Neo-Schamanismus, doch darüber hinaus mischen sich Glaubensvorstellungen und Methoden aus den unterschiedlichsten Philosophien, Religionen und mystischen Richtungen. Manchmal werden auch schamanische Heilpraktiken angewandt, z. B. das Heraussaugen eines krankheitserregenden Objektes oder das Zurückholen einer verlorenen Seele. Dies wird aber nur als zusätzliche Möglichkeit zur Schulmedizin verstanden, nicht als wirkliche Alternative. Das Ziel der Neo-Schamanen, wie anderer spiritueller Bewegungen auch, ist neben der persönlichen Selbstverwirklichung ein spirituelles Erwachen, eine neue und bessere Welt (Townsend 1989: 117ff.).

Langdon würdigt die Bedeutung der Arbeit westlicher »Schamanen«, die schamanische Techniken als Therapieform für ihre Zeitgenossen anwenden, auch wenn die Bezeichnung »Schamane« in diesem Fall nicht dem entspricht, was Ethnologen darunter verstehen:

> »Such works doubtlessly have great practical importance for issues regarding the psychobiological levels of healing, although many anthropologists argue that the utilization of shamanic techniques in cultures without the social and cultural basis of shamanism does not qualify such modern practitioners as true shamans.« (Langdon 1992: 7)

Auch Hoppál erkennt die therapeutische Funktion dieser neuen Form schamanischer Praktiken – »*urban shamanism*«, wie er sie nennt[17] – im stressbeladenen und anonymen Umfeld einer modernen Großstadt. Neben Entspannung, Selbstfindung und Lösung für psychische Probleme vermitteln ihre Ausübung in einer Gruppe meist ein kollektives Erlebnis und Gemeinschaftsgefühl, das für viele ausgesprochen wichtig ist (Hoppál 1992: 201). Seiner Ansicht nach haben sich die Formen und der authentische kulturelle Kontext des Schamanismus gewandelt, seine soziale Funktion sei jedoch von unveränderter Bedeutung, denn er übe sowohl auf die einzelne Person als auch auf die ganze soziale Gruppe Einfluss aus (Hoppál 1992: 208). In gewisser Weise sind auch die Neo-Schamanen »Heiler«, denn sie helfen ihren Zeitgenossen bei der Lösung ihrer Probleme und erfüllen ihre Bedürfnisse. Sie vollziehen damit eine »innere Heilung«. Allerdings wäre ihnen zu raten, ihre Tätigkeit deutlicher vom traditionellen Schamanismus abzusetzen und als ein eigenständiges Phänomen zu betonen, anstatt andere Kulturen als ihr Aushängeschild zu benutzen. Trotzdem ist es nicht gerechtfertigt, den Neo-Schamanismus generell zu verurteilen, wie es gerade die Ethnolgen gerne tun: Die neuen »Schamanen« erfüllen eine wichtige Aufgabe in ihrer Gesellschaft und haben deshalb eine Daseinsberechtigung, unabhängig davon, ob der Begriff Schamane berechtigt ist oder nicht. Neo-Schamanismus ist ein kulturelles Phänomen. Deshalb ist es die Pflicht der Ethnologen, ihm ihre Aufmerksamkeit zu widmen (vgl. Hoppál 1992: 209).

Vom Schamanen zum Scharlatan?

Den Einstieg der Schamanen ins Tourismusgeschäft betrachten viele mit Skepsis, allen voran die Ethnologen, die sich gerne als »Hüter der Traditionen« sehen. Für sie scheint eines ihrer liebsten Studienobjekte, der Schamanismus, dadurch bedroht. Wenn das Ritual zu einer »Show« oder zu einer Drogenerfahrung für die Touristen wird, kann kaum noch von »Traditionen« die Rede sein. Die Geschäftstüchtigkeit passt ebensowenig zum Bild eines Schamanen. Die Ethnologen fürchten um ihre Informanten. Sind

17 Bei Hoppál wird nicht ganz deutlich, welche Formen des Schamanismus er unter dem Begriff »urban shamanism« versteht. Er scheint damit alle schamanischen Praktiken, die außerhalb des kulturellen Kontextes traditioneller Gesellschaften vorkommen, zu bezeichnen. Danach ist bei ihm ein Nordamerikaner wie Michael Harner genauso ein »urban shaman« wie das Mitglied einer traditionellen Gesellschaft, das in die Stadt zieht und dort seinen schamanischen Praktiken in veränderter Form nachgeht (Hoppál 1992: 197ff.).

Schamanen, die Rituale für Touristen abhalten und »spirituelle Reisen« mit ihnen unternehmen, noch glaubwürdig? Oder werden sie zum Scharlatan?

Joralemon, der sich mit diesem Thema am Beispiel des peruanischen Heilers Eduardo Calderón (s. o.) auseinandersetzt, zitiert den Sozialpsychologen Carlos Alberto Seguin mit seiner Abgrenzung des traditionellen Heilers vom Scharlatan. Nach ihm ist ein Scharlatan eine unehrliche und skrupellose Person, die für Profit arbeitet und sich ihres Betrugs bewusst ist. Ein Heiler dagegen ist überzeugt von dem, was er tut. Seine Praktiken basieren auf Überlieferungen und sind eng verbunden mit dem kulturellen Kontext der Gemeinschaft, innerhalb derer sie angewandt werden (Joralemon 1990: 113). Für Joralemon ist genau dies der springende Punkt. Obwohl Eduardo Calderóns »Performance« für die Touristen kaum etwas mit peruanischen Heiltraditionen zu tun hat, ist er kein Scharlatan, »because in this case his clients are not Peruvian. The rituals he performs and the explanations provided are strictly related to the ›cultural community in which they are employed‹: a New Age tour community temporarily found in Peru« (Joralemon 1990: 114). Spricht man von der Glaubwürdigkeit eines Schamanen oder eines Heilers, stellt sich immer die Frage, für wen er glaubwürdig sein soll und nach welchen Kriterien man dies beurteilen will. Calderón ist in der Lage, von seinen touristischen Aktivitäten zu seinen Traditionen zurückzukehren und seiner Aufgabe als Heiler nachzukommen. Die Akzeptanz durch seine Patienten ist der beste Beweis für seine Glaubwürdigkeit innerhalb seines kulturellen Kontextes (Joralemon 1990: 114).

Dies ist auch der Fall bei den *yachac* der Quichua, die hier vorgestellt wurden. Trotz ihres Engagements im Tourismus erfahren sie weiterhin einen großen Zuspruch von Seiten ihrer einheimischen Patienten. Dies zeigt, dass man auch in ihrer Gesellschaft weiterhin großes Vertrauen in ihre Heilpraktiken setzt.

Das Bedürfnis nach Glaubwürdigkeit und Authentizität haben vor allem die Ethnologen. Den Touristen kommt es bei ihrer Begegnung mit den Schamanen auf andere Dinge an. Ihr Ziel ist es weniger, einen authentischen Kulturausschnitt zu erfahren, als vielmehr ihre eigene Visionssuche zu befriedigen. Dies können Visionen mit *ayahuasca* sein, aber auch die Vision von einem neuen Leben. Sie möchten die »Instant«-Version spiritueller Traditionen (Townsend 1989: 121), um mit möglichst wenig Zeit- und Energieaufwand ihr Ziel zu erreichen. Wichtiger als die Authentizität ist für sie folglich die Effektivität, und das unterscheidet sie von den Ethnologen:

> »For the anthropologist, the content of the shaman's teaching, grounded solidly in a particular cultural reality, is the

> end goal; for these spiritual seekers, the teaching are merely the means to some new ›inner vision‹, and wether they are truly Peruvian or not is largely beside the point. In short, for tour members ›authentic‹ is redefined to mean ›effective‹.« (Joralemon 1990: 111)

Die Ethnologen selbst hätten mitgeholfen, dieser Entwicklung den Weg zu bereiten. Denn durch ihre Feldforschungen sind manche Schamanen bekannt geworden. Ihre ethnographischen Berichten lieferten außerdem Material für die *New Age*-Veröffentlichungen. Jetzt sei es an ihnen, den »Schamanismus-Tourismus« von ihrer Warte aus zu untersuchen (Joralemon 1990: 112).

Die Glaubwürdigkeit der Schamanen anzuzweifeln, scheinen aber auch diejenigen, die die Schamanen ins Geschäft gebracht haben. Denn ausgerechnet Villoldo, ein Psychologe aus den Vereinigten Staaten, der die zunehmende Kommerzialisierung Eduardo Calderóns selbst eingeleitet hat (Villoldo & Jendresen 1993), übt nun Kritik an ihm:

> »Nun war aber Eduardo, mein Freund und *compadre*, in den Bann seiner eigenen Macht geraten und hatte sich von seiner eigenen Persona wie auch von den Schmeicheleien des New-Age in Europa und den USA verführen lassen. Er war zum reisenden Schamanen geworden, im Dienst der populären Folklore. Das ist die Falle, die auf diejenigen wartet, die sich mit ihren Lehren identifizieren und Götzenbilder von sich selbst schnitzen.« (Villoldo & Jendresen 1993: 270)

Man kann den Schamanen nicht vorwerfen, dass sie das Interesse der Touristen für sich zu nutzen wissen, und sie deshalb als Scharlatane verurteilen. Sie haben sich immer für ihre Dienste bezahlen lassen. Die Beziehung zwischen Schamanen und Touristen ist keine einseitige, sondern beruht auf Reziprozität: die Befriedigung materieller Bedürfnisse auf der einen Seite gegen eine »schamanische Erfahrung« auf der anderen. Oft wird vergessen, dass Schamanismus ein »*business*« ist (Joralemon & Sharon 1993: 160), der Schamane seinen Beruf ausübt. Die Quichua sind längst in die Marktwirtschaft integriert, weshalb Geld für sie zunehmend eine große Rolle spielt. Waren die *yachac* früher vor allem für ihre *comunidad* zuständig, so unternehmen sie heute Reisen ins Hochland oder in die Küstenregion, wo die Konkurrenz geringer und die Einkunftsmöglichkeiten besser sind. Sie haben ihren eigenen Kundenstamm und manchmal sogar eine Praxis (vgl. Schweitzer de Palacios 1994: 220). Die Kommerzialisierung des Schamanismus ist keine neue Entwicklung, die durch die Einbindung der Schamanen in das Tourismusgeschäft ausgelöst wurde. Sie wird aber dadurch beschleunigt werden. Auch zukünftig wird es Veränderungen in den schamanischen Traditionen geben, die den Schamanen in seiner Rolle als *«broker between indigenous culture and the outsideworld«* (Whitten 1985: 114) fordern.

Spanische Originalzitate

Z1 Agustín G., Río Blanco, 15. März 1998

a) *Sólo por experiencia se puede tomar ayahuasca, pero hay que dosificar, tiene que cuidar el cuerpo y el estómago (...). Solamente para ver, para adivinar con un shamán que está al lado, si se puede tomar. Cuando a mi casa han venido extranjeros para tomar, no hubo problemas. Yo garantizo, cuando quieren tomar más, no les doy, porque cuando sobrepasan, importa mucho, y hablo.*
b) *Muchos shamanes han dado a muchos extranjeros en Jatun Sacha y Aliñahui. Ellos están sin concimientos, sin experiencia, sin explicaciones. Tiene que explicar bien. Si no dice el correcto, uno queda mal. Cuando pasa que un extranjero muere, no sabe como apenarse, no sabe como dar agua, este muere. Quiero evitar eso. No se dan cuenta.*

Z2 Angel A., Jatun Sacha, 19. März 1998

a) *[Los extranjeros] lo hacen por experiencia, no para divertirse como lo hacen la gente aquí ahora.*
b) *Las personas que están interesadas en tomar ayahuasca, primero deberían prepararse. Primeramente se debe creer en la planta, que la planta que se va a tomar, resulte de una manera positiva. Debe evitar todo tipo de comida, sólo tomar un poco de chicha liviana, no tomar alcohol antes de tomar ayahuasca. No tener relaciones porque uno antes de entrar en una ceremonia de ayahuasca, debe concentrarse por lo menos, yo diría, un o dos días antes, para prepararse, para que la planta en vez de que hace daño, haga lo bien porque caso contrario pueden pasar muchas cosas. Para nosotros las plantas alucinógenas siempre son plantas de que tenemos mucho respeto, son plantas sagradas, plantas de nuestros dioses.*
c) *[Los extranjeros] han leído algo, han tomado otras plantas. No se preparan, simplemente se interesan, hacen preparar al Jaime o Gabriel, y después mucho vomito, defecación. Una persona puede morirse. Los shamanes que hacen una ceremonia para ellos, deben instruirles para que se preparen y para no tener estas problemas. A veces porque no se chuma, le dan otro bocado más, la acumulación puede ser fatal. Me preocupa mucho. El problema no es de ellos sino falta de enseñarles. No deben tomar por tomar.*

d) *Si nosotros no seguimos practicando lo que era antes, yo creo que nosotros mismos estamos perdiendo cierta credibilidad, el valor. Pero no hay otra forma como nosotros podemos a nivel de esta vida, a nivel de esta civilización concentrarnos en nuestro medio, en nuestro mundo. Lo que hace Jaime es practicamente como un espectáculo donde la gente observa, ve, toma fotografias, conversa, rie. Se pierde un poco el imagen, la pureza de hacer una verdadera ceremonia de ayahuasca. No hay las mismas condiciones en este momento. No hay el espaldo total, yo pienso, de los espiritús. (...) Jaime ya está acostumbrado en este campo, pero un shamán que nunca ha hecho una actuación así delante de un grupo de treinta, cincuenta personas, va sentir un poco molesto. Para no sentir tanto esta molestia hay que dedicarse mucho tiempo así como Jaime. Todo lo que pasa a su alrededor, no le importa. (...) Eso simplemente haces por nesecidad. Uno para demonstrar que es trabajador, que le gusta ayudar al desarrollo de la Fundación, de Cabañas Aliñahui como trabajador, como empleado. Por otro lado es por necesidad. Cuando se presenta una oportunidad como ésta de hacer una ceremonia en Aliñahui, para él es una oportunidad donde él puede ganar rapido el dinero. (...) No hay mucha concentración, porque el va presentarse en un ambiente no muy natural, es practicamente artificial. A mi me parece un poco como teatro o un espectáculo aunque eso no se practicaba antes, pero ahora por el avance de la civilización y la influencia de otras culturas hace que nos presentemos como payaso antes de esta gente. Estamos en el proceso de aculturización.*

e) *Si va desconfiando con sus familiares, tal vez porque pagan muy poco y en Aliñahui pagan mucho, una vez, dos veces, tres veces no está aceptando que la gente le invitan acá, alli puede crear este malestar, puede haber una cierta desconfianza. Pero si el está trabajando de una manera muy coordinada, capaz que no haiga un problema a ningún lado.*

f) *Eso sucedió con uno de mi mejores amigos, Jonathan M. El se interesó mucho por las plantas medicinales, las plantas alucinógenas, contactó con algunos shamanes. Habló con ellos, convivió con ellos. Pidió poder, adquirió poder. (...) Pero lo que pasó es que él como extranjero de una cultura muy diferente a la nuestra, quizás de un ambiente muy diferente, él no tuvo mucha concentración, no pudo relacionarse con determinados espíritus de aquí, de nuestra Amazonía. Siempre las personas que le oían desde un punto de vista gringo no tenían mucha confianza. Entonces él se sintió un poco abandonado. No pudo continuar y al último, él se dio cuenta que era un extranjero, no era un indígena de aquí de la cultura. El pensó que estaba a lo mejor perturbando la concentración de ellos, molestandoles queriendo ser un shamán siendo una persona muy diferente. (...) Empezó con un paso firme, tuvo la oportunidad de conocer, tuvo la oportunidad de conocer de relacionarse con pocos espíritus, le faltaba sólo un poco más para aprender, pero no pudo continuar. El se sentía siempre, si se iba a donde un shamán en una comunidad, como un extranjero. No se sentía como si fuera parte de ellos. Entonces los espíritus tampoco no le podían ayudar. Ademas por el hecho de ser extranjero tenía que moverse de un lado a otro porque estaba trabajando en alguna Fundación, tenía que relacionarse con mucha gente, ir en la ciudad. Entonces estas cosas no se hace cuando uno está aprendiendo, siempre hay un descontrol. (...) Toda su vida su profesión es el shamanismo. No puedes trabajar en otro campo. Siempre usted va a ser un medico, una persona que va estar visitado por la gente.*

Z3 Gabriel T., Jatun Sacha, 27. Februar 1998

a) *Es igual como un Quichua, si es que tiene dinero, si tiene esta posibilidad, puede estudiar universidad, puede ir al extranjero estudiar la ingenería. Es el igual caso con los extranjeros. Si vienen acá y quieren aprender el shamanismo pueden aprender, pueden ser buen shamán.*
b) *Si un shamán no quiere curar, dicen: »No es buen medico. Mejor no molestar, si no quiere curar.« No vienen más porque es mala gente, no sabe querer.*

Literatur

Achterberg, Jeanne 1987: *Die heilende Kraft der Imagination.* Bern, München, Wien: Scherz.

Atkinson, Jane Monnig 1992: Shamanisms today. In: *Annual Review of Anthropology* 21: 307-330.

Castaneda, Carlos 1972: *Die andere Realität. Die Lehren des Don Juan. Ein Yaki-Weg des Wissens.* Frankfurt am Main: März.

Chaumeil, Jean Pierre 1991: Réseaux chamaniques contemporaines et relations interethniques dans le haut Amazone (Pérou). In: Pinzón, Carlos E. & Suárez P., Rosa (Hg.): *Otra América en construcción.* (46. Congreso Internacional de Americanistas. Memorias del simposio identidad cultural, medicina tradicional y religiones populares). Amsterdam: 9-21.

Doore, Gary (Hg.) 1989: *Opfer und Ekstase. Wege der neuen Schamanen.* Freiburg im Breisgau: Bauer.

Eliade, Mircea 1956: *Schamanismus und archaische Ekstasetechnik.* Zürich, Stuttgart: Rascher.

Furst, Peter 1976: *Hallucinogens and Culture.* San Francisco: Chandler & Sharp.

—— 1987: South American Shamanism. In: Eliade, Mircea (Hg.): *The Encyclopedia of Religion*, Bd. 13. New York, London: Macmillan: 219-223.

Gottwald, Franz-Theo 1998: *Schamanische Wissenschaften. Ökologie, Naturwissenschaft, Kunst.* München: Diederichs.

Hampejs, Heinz Valentin 1995: *El éxtasis shamánico de la conciencia. Principio medular de la medicina shamánica.* Quito: Abya-Yala.

Harner, Michael 1973: *The Jívaro. People of the Sacred Waterfalls.* London: Hale.

—— 1989: Schmanistisches Counseling. In: Doore, Gary (Hg.): *Opfer und Ekstase. Wege der neuen Schamanen.* Freiburg im Breisgau: Bauer: 255-267.

—— 1995: *Der Weg des Schamanen. Ein praktischer Führer zu innerer Heilkraft.* Genf, München: Ariston.

Harner, Michael & Doore, Gary 1987: The Ancient Wisdom in Shamanic Cultures. An Interview with Michael Harner. In: Nicholson, Shirley (Hg.): *Shamanism. An Expanded View of Reality.* Wheaton: Theosophical Publ. House: 7-15.

Heinze, Ruth-Inge 1991: *Shamans of the 20th Century.* New York: Irvington.

Hoppál, Mihály 1992: Urban Shamans. A Cultural Revival in the Postmodern World. In: Hoppál, Mihály & Siikala, Anna-Leena (Hg.): *Studies on Shamanism.* Helsinki, Budapest: Finnish Anthropological Society: 197-209.

Horwitz, Jonathan 1989: On Experiential Shamanic Journeying. In: Hoppál, Mihály & Sadovszky, Otto von (Hg.): *Shamanism: Past and Present*, Bd. 2. Budapest, Los Angeles: Hungarian Ethnographic Institute: 373-376.

Hudelson, John E. 1987: *La cultura quichua en transición. Su expansión y desarrollo en el Alto Amazonas.* Guayaquil: Museo Antropológico del Banco Central del Ecuador, Quito: Abya-Yala.

Hunt, Dave & MacMahon, Thomas A. 1988: *America, the sorcerer's new apprentice: the rise of New Age Shamanism.* Eugene, Oregon: Harvest House Publishing.

Iglesias Palacios, Genny 1989: *Sacha Jambi: El uso de las plantas en la medicina tradicional de los Quichua del Napo.* Quito: Abya-Yala.

Joralemon, Donald 1990: The Selling of the Shaman and the Problem of Informant Legitimacy. In: *Journal of Anthropological Research* 46 (2): 105-118.

Joralemon, Donald & Sharon, Douglas 1993: *Sorcery and Shamanism. Curanderos and Clients in Northern Peru.* Salt Lake City.

Langdon, E. Jean Matteson 1991: Interethnic processes affecting the survival of shamans: A comparative analysis. In: Pinzón, Carlos E. & Suárez P., Rosa (Hg.): *Otra América en construcción.* (46. Congreso Internacional de

Americanistas. Memorias del simposio identidad cultural, medicina tradicional y religiones populares). Amsterdam: 44-65.

—— 1992: Introduction. Shamanism and Anthropology. In: Langdon, E. Jean Matteson & Baer, Gerhard (Hg.): *Portals of Power: Shamanism in South America.* Albuquerque: University of New Mexico Press: 1-21.

Leginger, Thomas 1981: *Urwald. Eine Reise zu den Schamanen des Amazonas.* München: trikont-dianus.

Luna, Luis Eduardo 1986: *Vegetalismo. Shamanism among the Mestizo Population of the Peruvian Amazon.* Stockholm: Almqvist & Wiksell International.

Mader, Elke 1995: Die Attacke der Grünen Magie. Interkulturelle Prozesse im Schamanismus der Shuar (Ekuador). In: *Zeitschrift für Ethnologie* 120 (2): 177-190.

Muratorio, Blanca 1992: *The Life and Times of Grandfather Alonso. Culture and History in the Upper Amazon.* New Brunswick, New Jersey: Rutgers University Press.

Nicholson, Shirley (Hg.) 1987: *Shamanism. An Expanded View of Reality.* Wheaton: Theosophical Publ. House.

Oberem, Udo 1980: *Los Quijos. Historia de la transculturación de un grupo indígena en el Oriente Ecuatoriano.* (Colección Pendoneros 16). Otavalo: Instituto Otavaleño de Anthropología.

Perkins, John 1994: *Und der Traum wird Welt. Schamanische Impulse zur Aussöhnung mit der Natur.* Wessobrunn: Integral.

Schultes, Richard Evans & Albert Hofmann 1980: *The Botany and Chemistry of Hallucinogens.* Springfield: Thomas.

—— 1992: *Pflanzen der Götter. Die magischen Kräfte der Rausch- und Giftgewächse.* Markt Erlbach: Martin.

Schweitzer de Palacios, Dagmar 1994: *Cambiashun: Las prácticas médicas tradicionales y sus expertos en San Miguel del Común, una comuna indígena en los alrededores de Quito* (Mundus-Reihe Ethnologie 81). Bonn: Holos.

Townsend, Joan B. 1989: Neo-Schamanismus und die moderne spirituelle Bewegung. In: Doore, Gary (Hg.) 1989: *Opfer und Ekstase. Wege der neuen Schamanen.* Freiburg im Breisgau: Bauer: 108-123.

Villoldo, Alberto & Krippner, Stanley 1986: *Heilen und Schamanismus. Dokumente anderer Wirklichkeiten.* Basel: Sphinx.

Villoldo, Alberto & Jendresen, Erik 1993: *Die Macht der vier Winde. Eine Reise ins Reich der Schamanen.* Reinbek bei Hamburg: Rowohlt.

Whitten, Norman E. 1985: *Sicuanga Runa. The other Side of Development in Amazonian Ecuador.* Urbana, Chicago: University of Illinois Press.

Zinser, Hartmut 1991: Zur Faszination des Schamanismus. In: Kuper, Michael (Hg.): *Hungrige Geister und rastlose Seelen. Texte zur Schamanismusforschung*. Berlin: Reimer: 17-26.

Dagmar Schweitzer de Palacios

Von Heilern und Fernsehstars

Die *yachac*[1] von Cotacachi zwischen gestern und heute

Am 23. Juni des Jahres 2000 erlebte ich ihn zum ersten Mal bei der Arbeit vor einer großen Öffentlichkeit: *Taita*[2] F., alt eingesessener und renommierter *yachac* aus einer der Gemeinden von Cotacachi in der Provinz von Imbabura, im nördlichen Andenhochland Ecuadors. Als einer von vier Heilern führte er aus Anlass des Festes *Inti Raymi* eine Reinigungszeremonie an einer Reihe von indigenen und mestizischen Festteilnehmern am See Cuicocha aus. Ganz in weiß gekleidet, folgte er den Anweisungen eines anderen *yachac*, besprühte die Klientel mit Schnaps und bewedelte sie mit einem Pflanzenbüschel.

Einige Wochen zuvor hatte ich ihn persönlich kennengelernt, hoch droben im Gebirge, vor seiner Hütte, nachdem ich - mehrmals vergeblich - den steilen Aufstieg von Quiroga aus, einer Pfarrei Cotacachis, unternommen hatte. Taita F. war stets auf einem seiner weitverstreuten Felder gewesen, die er im Alter von 74 Jahren noch selbst versorgte. In einem ersten Gespräch erzählte er mir ein wenig aus seinem Leben als Heiler, aber auch von den *gringos*, den Weißen, die sich für seine Kunst des Heilens interessieren und ihn aufsuchen. Einem Heilritual beizuwohnen gelang mir erst in den Folgemonaten. Hier lernte ich ihn als »traditionellen« Heiler kennen, der souverän und routiniert seine Patienten einem Reinigungsritual unterzieht.

Szenenwechsel. Es ist der 10. August 2000 – die neu- und wiedergewählten Stadtautoritäten, unter ihnen der Bürgermeister indianischer Abstammung – werden in einem Festakt auf der *plaza central* der Stadt Cotacachi in ihrem Amt bestätigt und vereidigt. Nach etlichen Ansprachen und der Nationalhymne erhebt sich *Taita* M., ebenfalls ein sehr anerkannter, in dem Kanton ansässiger *yachac*. Er hat während der ganzen Zeremonie schweigend am Rande ein Feuer geschürt und die Gesellschaft mit dem entstehenden Rauch eingeräuchert; jetzt geht er von Stadtoberhaupt zu Stadtoberhaupt, setzt ih-

1 *Yachac* ist die Quichuabezeichnung der indigenen Heiler.

2 *Taita*- »Vater« ist die übliche Anrede für ältere Männer, insbesondere Heiler.

nen seine *Chonta*-Lanze an die Brust und besprüht sie mit Schnaps – eine Segnung für die kommende Amtszeit. Auch dieser *yachac* nahm am *Inti Raymi* teil und auch ihn kenne ich als »traditionellen« Heiler, wenn auch sein Ritual in einer etwas anderen Tradition steht, als das von *Taita* F.

Die zwei geschilderten Beispiele zeigen, dass traditionelle Heiler des Hochlandes von Ecuador neben ethnomedizinischen Aufgaben (z.B. Schweitzer de Palacios 1994) auch andere wahrnehmen (können), die sich zumindest teilweise in der Öffentlichkeit abspielen. Weiterhin wird deutlich, dass es den Heilern offensichtlich keine Probleme bereitet, sowohl in der versteckten Welt der Krankenheilung innerhalb der indigenen Gemeinden als auch vor breitem Publikum im Zentrum der Aufmerksamkeit zu agieren.

Umgekehrt ist es gerade diese Öffentlichkeit, die dem Auftreten von Heilern – nicht nur in Cotacachi – ein großes Interesse entgegenbringt. Es sind nicht zuletzt die eigenen indigenen Organisationen, die sie als Protagonisten in folkloristische und politische Ereignisse integrieren. Eine weitere Rolle spielen Entwicklungs- und Tourismusprojekte, die den »Schamanismus« innerhalb ihrer Programme auf der Tagesordnung haben.

Das Interesse meiner Feldforschung in Ecuador von März 2000 bis Juni 2001[3] galt eigentlich den interethnischen Austauschbeziehungen zwischen Heilern im nördlichen Andenraum. Es wurde jedoch bald auf diese neue Form eines interkulturellen Austausches gelenkt.

Der folgende Beitrag setzt sich mit einzelnen Aspekten dieser Entwicklung auseinander. Insbesondere beschäftigt er sich mit der Interaktion zwischen Heilerpersönlichkeiten und den indigenen Organisationen, die aus dem *movimiento indígena* (indigene Bewegung) hervorgegangen ist. Dabei geht es zum einen um die Entstehung der lokalen indigenen Organisation von Cotacachi, der UNORCAC (Union de las Organizaciones Campesinas de Cotacachi), im Zusammenhang mit der indigenen Politik und Verbänden auf nationaler Ebene und den Wandel der Figur des *yachac* in der Öffentlichkeit. Als konkretes Beispiel dafür wird das *Inti Raymi*, das Sonnenfest, herangezogen.

Zum anderen ist der Blick nach innen gerichtet. Bedeutung und Stellung der *yachac* innerhalb der Gemeinden erscheinen in einem neuen Licht, da Organisationen und Institutionen bei ihrer Politik vermeintlich auf »traditionelle« Strukturen zurückgreifen. Abgesehen von ihrem Expertentum auf dem Gebiet der Volksmedizin wurde der Einfluss der *yachac* auf andere Le-

3 Die Durchführung des Forschungsprojektes verdanke ich der Unterstützung der Deutschen Forschungsgemeinschaft, der ich an dieser Stelle danken möchte. Ebenso danke ich dem Leiter des Projektes Prof. Mark Münzel, für seine weitreichende Unterstützung.

bensbereiche in der einschlägigen Literatur, insbesondere was politische und religiöse Funktionen angeht, mit der kolonialzeitlichen Verfolgung als beendet angesehen (s. Salomon [1983] 1985). Der letzte Teil dieses Artikels ist der Analyse der sozialen Position eines *yachac* gewidmet, in Hinblick auf Veränderungen durch die oben geschilderten gegenwärtigen Ereignisse. Dabei werden verschiedene Perspektiven sichtbar: die der lokalen Gesundheitsorganisation, die der *yachac* selber und die der Dorfbewohner. Entscheidend war die Einbettung der Aussagen zum Heilerwesen in »traditionelle« kosmologische Konzepte und soziale Strukturen. Den Abschluss bilden Gedanken zu dem neuesten Stand der Entwicklung bei der Organisation des Festes *Inti Raymi*.

Entstehung und Politik der UNORCAC

Die UNORCAC versteht sich als Organisation zweiten Grades. Sie vereinigt die kommunalen Organisationen Cotacachis, die sich infolge des Gesetzes der Organisation und der Regelung der Gemeinden (*Ley de Organización y Régimen de Comunas*) des Jahres 1937 gebildet hatten, was eine staatliche Anerkennung der Gemeinden bedeutete.

Ihre Entstehung ist eine Folge der geistigen und politischen Strömungen der Zeit: Durch die *Ley de Comunas* konnten die bis in die 1970er Jahre bestehenden polaren Machtstrukturen von Großgrundbesitzern, Kirche, lokalen Autoritäten einerseits und der indigenen Landbevölkerung andererseits nicht aufgebrochen werden, obwohl die meisten der *Comunas* bereits in den Jahren 1938-39, eine Reihe weiterer zwischen den 1950er und 1960er Jahren legalisiert worden waren (García Bravo 1998: 12; s.a. MAG Registro de Comunas de Imbabura). Einen Einschnitt bedeutete zwar die 1964 durchgeführte Landreform, die versuchte, die Vorherrschaft der Landbesitzer zu schwächen, doch zeichneten sich die Gemeindeorganisationen durch Nachlässigkeit im Hinblick auf den Kampf um Ländereien aus.

Vor diesem Hintergrund entstand durch den Beschluss einiger indigener Intellektueller eine Gemeinde übergreifende Organisation (Centro Cultural Eugenio Espejo). Diese hatte zunächst kulturelle und sportliche Inhalte. Angesichts der fortbestehenden Diskriminierung seitens der etablierten Machthaber nahm sie bald politischen Charakter an, was 1975 zur Geburtsstunde der FICI (Federación Indígena Campesina de Imbabura) führte. Diese Organisation bestand auf der Ebene der Provinz von Imbabura. Da es zu Differenzen zwischen den Gruppen von Otavalo und Cotacachi kam, formierte sich 1977 die Federación de Comunas del Canton Cotacachi. Die ursprüngliche Hauptforderung war »la defensa de los valores de la cultura indígena«. Dies bedeutete in einer Zeit, in der es den Indianern nicht einmal gestattet war, sich zu versammeln, etwas Einmaliges.[4] Die »Rückbesinnung auf eigene Werte« sollte erst in den späten 1980er Jahren auf nationaler Ebene den Kurs und Diskurs der indigenen Organisationen bestimmen und dem ersten nationalen indigenen Aufstand von 1990 explizit auch nativistische Elemente verleihen (Moreno Yánez & Figueroa 1992: 33).

Bis 1980 hatte man eine Konsolidierung der Einheit der meisten Gemeinden Cotacachis geschaffen, und die Organisation konstituierte sich unter dem Namen UNORCAC legal.

Seit ihren Anfängen bemühte sich die Organisation um nationale und internationale Zusammenarbeit, um Entwicklungsprojekte zur Infrastruktur und sozialen Bereichen durchführen zu können. Bereits 1980 konnte sie eine Vertretung in die Stadtverwaltung senden, als einer der *dirigentes* (Anführer) für das Amt eines *concejal* (Gemeinderatsmitglied) gewählt wurde. Mittlerweile sind zwei der vier *concejales* im Rathaus *dirigentes* der UNORCAC, unabhängig von der 1996 stattgefundenen Wahl eines *alcalde* (Bürgermeister) indianischer Abstammung. Inzwischen zählen 43 andine Gemeinden zu ihren Mitgliedern (Stand 2000). Auch wenn es teilweise zu Differenzen bei der Verteilung von Krediten etc. kommt, stehen die Basisorganisationen hinter ihrem Verband, wie sich bei dem letzten indigenen Aufstand im Februar 2001 zeigte.

Dieser Zugang zur Basis war und ist eines der Hauptanliegen der UNORCAC. In der Anfangsphase erreichte man dies über indigene Lehrer, die Mitglieder der Organisation waren, und die durch ihre Arbeit bei der Alphabetisierung der Landbevölkerung innerhalb des Projektes der *educación bilingüe* (zweisprachige Erziehung) in ständigem Kontakt zu den Basisorganisationen standen. Die sprachliche Komponente bildete einen Eckpfeiler in dem aufkommenden Bewusstsein einer ethnischen Identität – ein Gründer der UNORCAC war ein indigener Linguist –, die in Zusammenhang mit Landrechten eine politische Dimension annahm.[5]

Das Motiv der Rückforderung von Ländereien und Auflösung der Haziendas reicht in der Provinz von Imbabura bis zum Ende des 18. /Anfang des 19. Jh. zurück, zu der Zeit als man nach einem Aufstand in Otavalo für die Enteignung der Latifundien und Güter der Weißen und ihre Aufteilung

4 García Bravo (1998), auf die ich mich hier beziehe, stützt sich dabei auf die Aussagen der lokalen indigenen Elite.

5 In diesem Zusammenhang möchte ich nicht auf die Diskussion des Begriffes »Identität« eingehen (s. z. B. Erazo-Heufelder 1994; Neumann 1994); gemeint sind hier bestimmte kulturelle Aspekte und Symbole, die innerhalb des politischen Diskurses von der indigenen Elite als Werte einer »ethnischen Identität« ebenso wie diese selbst als Rechte eingefordert werden.

an die indigene Bevölkerung kämpfte (Moreno Yánez & Figueroa 1992: 20). Dieses Motiv zieht sich hin bis in die Gegenwart. So kam es zum Vorschlag der indigenen Organisationen, dass bis zur Gedenkfeier 500 Jahre »Indigener Widerstand« 1992 sämtliche Reste des Haziendaregimes verschwunden sein sollten (Moreno Yánez & Figueroa 1992: 20).

In Cotacachi vollzog sich der Schritt zu konkreten Forderungen nach Landrechten erst in den 1980er Jahren mit Anschluss an die FENOC (Federación Nacional de Organizaciones Campesinas), heute FENOCIN (Federación Nacional de Organizaciones Campesinas Indigenas y Negras), einer bäuerlichen, mehrfach politisch sich umorientierenden Dachorganisation (FENOCIN 1999), die zunächst die Vertretung der UNORCAC vor dem Staat übernahm. Während sich die Ausrichtung auf das »Ethnische« bei den meisten Organisationen erst über den politischen Diskurs entwickelte, geschah dies hier auf umgekehrtem Wege, nicht zuletzt durch eine gebildete indigene Elite. Diese entstand durch das historische lokale Prestige einiger Familien, die im Zuge der Agrarreform die Führung übernahmen. Es ist kein Zufall, dass die meisten *presidentes* der UNORCAC aus der gleichen Gemeinde stammen und dass ihre Karrieren oft zwischen einem wichtigen Posten in der UNORCAC und einer anderen indigenen oder nicht-staatlichen Entwicklungsorganisation alternieren.

Inzwischen erfolgt die Vertretung der UNORCAC vor dem Staat längst nicht mehr über die FENOCIN. Innerhalb Cotacachis hat die UNORCAC ein so großes Renommee, dass sie auch für mestizische Kleinbauern bei der Lösung von Landrechtsproblemen eine wichtige Instanz bildet.[6]

Die beiden Gleise, Forderung nach Rechten und ethnische Identität, verschmolzen selbst auf Landesebene zu einem Strang, heißt es doch in dem Entwurf der CONAIE (Confederación de Nacionalidades Indígenas del Ecuador) von 1990: »Der Zugang zum Land ist die Basis zur Schaffung einer multiethnischen, plurikulturellen Gesellschaft, die die wirtschaftliche, politische und kulturelle Entwicklung der verschiedenen Völker, die das heutige Ecuador bilden, ermöglicht« (Moreno Yánez & Figueroa 1992: 24). Auch der Titel einer Veröffentlichung der FENOCIN aus dem Jahre 1999 über ihre Organisation lautet: »Hin zum neuen Jahrtausend – Erde, Entwicklung, Identität, Leben« (FENOCIN 1999).

Auf die Politisierung des »Ethnischen« trifft man erneut im Zusammenhang mit Festen, insbesondere des *Inti Raymi*, dem Sonnenfest, das erst Ende der 1990er Jahre als solches »wiederentdeckt« und mittlerweile zu ei-

6 Vgl. auch Cervone (1999: 62) über die Organisation Inca Atahualpa in Tixán, bei welcher die gleichen Machtbefugnisse zu beobachten sind.

nem bedeutenden touristischen Spektakel im ganzen nördlichen Andengebiet wurde. Nicht zu verleugnen ist hierbei der Einfluss akademischer Schriften, in welchen herausgestellt wird, dass bestimmte indigene Feste von der katholischen Kirche in den christlichen Festkalender integriert wurden und dass das für den nördlichen Andenraum bekannte San Juan-Fest mit dem aus vorspanischer Zeit überlieferten *Inti Raymi* übereinstimmt bzw. übereinstimmen könnte (vgl. Crain 1989: 171). Das Dilemma, nicht nur eine vorspanische, sondern auch eine vorinkaische Vergangenheit zu besitzen und wiederzubeleben, wird dabei umgangen. In Schriften indigener Autoren wird die transzendentale Bedeutung der Sonnenwende für alle Ackerbau betreibenden andinen Kulturen anhand von archäologischen Quellen belegt (z.B. Conejo Conejo 1991: 39). Die Organisation des Festes, zur Zeit der präkapitalistischen Haziendas in den Händen der *patrones* (Herrschaft) und der Pfarrer (Crain 1989: 172-173), obliegt jetzt auf lokaler und kommunaler Ebene den indigenen Organisationen, im Falle Cotacachis somit der UNORCAC.

Bedeutend für eine »Identitätsbildung« war das Fest San Juan allemal. Wie Crain (1989: 193,198 ff.) sowie Moreno Yánez & Figueroa (1992: 53) zeigen, fand zur Zeit der Existenz der Haziendas die indigene Bevölkerung innerhalb der Haziendas ähnliche Formen, rituelle Kämpfe und die Einnahme des Platzes, zentrale Themen des Festes, auszuführen, wie die »freien« Indianer auf den Plätzen der Gemeinden. Bei Auflösung der Haziendas erlaubte ihnen dies, die zwischen ihnen bestehende Gemeinsamkeit im Sinne ihrer »Identität« auszudehnen und durch Teilnahme an gemeinsamen Kämpfen zu erneuern (Crain 1989, Moreno Yánez & Figueroa 1992: 53). Laut Aussage eines *dirigente* war und ist das Fest ein Ausdruck der Energie und der Kraft, die der *indígena (Indianer)* besitzt, und, so wörtlich, »wir konnten dadurch widerstehen, leben und wir haben die Absicht, unsere Kultur zu erhalten« (Interview mit Pedro de la Cruz 30.7.2000).

Das Motiv der »Einnahme« (*toma*), oft interpretiert als rituelle Umkehrung bestehender Machtverhältnisse (Crain 1989: 186ff.), ist inzwischen zum Sinnbild des *movimiento indígena*, der indigenen Bewegung, geworden. Dies zeigen z.B. die *toma* der Kathedrale Sto. Domingo während des nationalen Aufstands 1990, und der Marsch und die *toma* von Quito bei dem letzten Aufstand vom Februar 2001. Nach Ansicht von Dávalos sind der politische Akt und die strategische Handlung der »Einnahme« der Stadt auch hier symbolisch als eine Umkehrung der »normalen« Machtverhältnisse zu verstehen (Dávalos 2001: 38). Der Aufruf zum nationalen Aufstand ging von der Dachorgansation CONAIE aus, die aber die Organisation der Teilnahme und des Marsches in die Hände der Organisationen zweiten Grades legte.

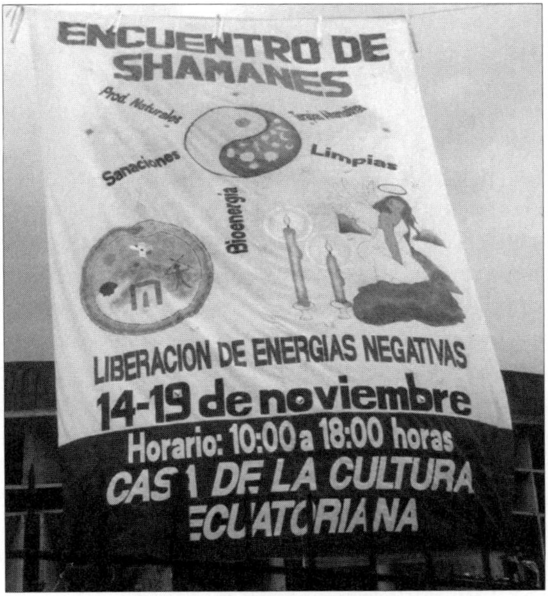

Abb. 1: Schamanisches Treffen im Haus der Ecuatorianischen Kultur in Quito

Seit etwa zehn Jahren lauten die Schlagworte indigener Führer und Politiker auf nationaler und lokaler Ebene *pluriculturalidad* (Plurikultur) und *multiétnico* (multiethnisch), um sich von dem Vorwurf eines »ethnischen« Rassismus zu befreien. Dennoch lässt sich die indigene Präsenz bei öffentlichen Veranstaltungen als eine politische Strategie der Organisationen interpretieren. Feste und politische Bewegungen werden nicht nur in ihrem Ablauf, sondern auch in ihrer Ästhetik bestimmt, wie später noch erläutert wird.[7] Wie man nicht nur in Cotacachi, sondern landesweit beobachten kann, kommt dabei den *yachac* oder *shamanes* (Schamanen) eine Schlüsselrolle zu. Die oben geschilderten Kontexte werden um sie herum konstruiert, wobei sie als folkloristisches oder nativistisches Element – man möchte fast sagen – instrumentalisiert werden. Sie selber stehen allerdings nicht »passiv« zu den kulturellen Inszenierungen.[8] Da sich in der Dekade, die zwischen

7 Diesen Hinweis verdanke ich Michelle Wibbelsman, University of Illinois.

8 Es geht hier nicht um die Diskussion über die Authentizität der Darstellungen, sondern um diese selbst als Kontext schamanischen Auftretens. Über indigene Feste als Darstellung andiner Identitäten s. z.B. Rogers 1998a.

meiner ersten Feldforschung in Calderón (Schweitzer de Palacios 1994) und meiner letzten in Cotacachi gerade die öffentliche, inzwischen auch indigene Politik in Hinsicht auf die *yachac* gewandelt hat, seien im folgenden kurz die wichtigsten Punkte dieser Entwicklung dargestellt.

Vom *yachac* zum *shamán*

»Treffen der Schamanen:/ Befreiung der negativen Energien /14-19 November / Öffnungszeiten: 10:00 bis 18:00 / Haus der Ecuadorianischen Kultur« (Abb. 1) heißt es auf einem Plakat vor der *Casa de la Cultura Ecuatoriana* in Quito, das Werbung für die fünftägige Veranstaltung, organisiert u.a. durch die Universidad Andina, macht. Einige Monate zuvor fand in Guayabamba, einem Ort an der *Panamericana* Richtung Imbabura, eine Versammlung der Vereinigung der Schamanen und Heiler der Provinz von Pichincha[9] statt. Diese Beispiele zeigen, dass der »Schamanismus« auch abseits der Gemeinden und ohne »kulturelle Kontexte« floriert. Der Besuch an diesen publikumswirksamen Demonstrationen von »Heil«-ritualen ist denn auch mit kräftigen Eintrittsgebühren verbunden. Noch tiefer muss der Zuschauer in die Tasche greifen, möchte er sich einer der *limpia* (rituelle Reinigung) unterziehen oder sogar fotografieren.

Die oft von esoterisch angehauchten Vereinen mit Unterstützung aus den USA oder Kanada organisierten Zusammenkünfte zeigen den Boom, der in Folge der Neuen Welle alternativer Lebensformen, neoschamanistischen Gemeinschaften, kurz Gruppierungen, die im Schamanismus die persönlichen Aspekte des Selbsterlebens und Selbstfindens suchen und seine kulturellen Aspekte ignorieren (s. Baumann 1998: 71ff.), auch in Ecuador herrscht. Sie vermitteln darüberhinaus einen Eindruck über das finanzielle Potential, das in den Geschäften mit den »traditionellen« Heilmethoden und ihren Experten steckt. Dieses Geschäft wird auch touristisch ausgebeutet, insbesondere in den Tieflandregionen in Verbindung mit einem »Trip«, bei dem die halluzinogene Droge *ayahuasca* eingenommen wird.

Doch selbst im Hochland werden schamanische Darbietungen in den Ablauf von öffentlichen indigenen Festen und die Programme des sogenannten *turismo comunitario* (Gemeindetourismus) integriert. Diese Art von Tourismus, der den »Ökotourismus« ablöst und den Teilnehmern verspricht, aktiv am Leben in den Gemeinden teilzunehmen, ist gegenwärtig das Leitziel der nationalen Tourismuspolitik, wie in der Presseerklärung der Ecuadorianischen Delegation während der Internationalen Tourismusbörse im März 2002 in Berlin verbreitet wurde.[10]

9 »*Asociación de Shamanes y Curanderos de la provincia de Pichincha.*«

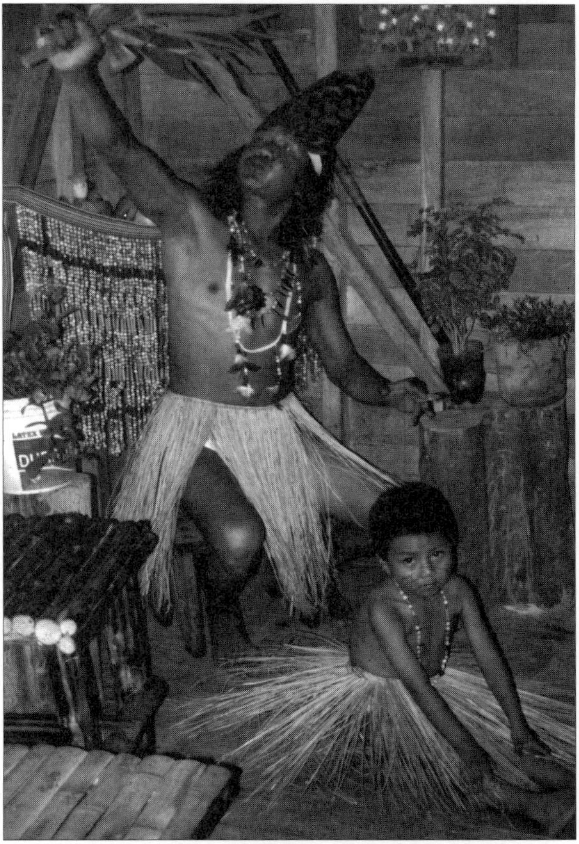

Abb. 2: Schamane aus Archidona bei einer typischen Vorführung eines Heilrituals für Touristen

10 Im Newsletter ITB 2002 heißt es: »Das Tourismusministerium arbeitet mit Indio-Gemeinschaften in Ecuador. Der Tourismus ist in erster Linie eine gesellschaftliche Erwerbstätigkeit, deren Ziel sein sollte, die Armuts- und Arbeitslosigkeitsprobleme der Entwicklungsländer zu mildern. Aus diesem Grund hat das Tourismusministerium mehrere Programme in die Wege geleitet, um die Gemeinschaft in die touristische Aktivität zu integrieren. Das Projekt Unterkunft in Privathäusern wurde bereits mit 12 Indiofamilien aus 4 Gemeinschaften des Stadtkreises Cotacachi in der nordecuadorianischen Provinz Imbabura gestartet. Dieses hauptsächlich sozial ausgerichtete Unternehmen strebt eine Eingliederung dieser Bevölkerungsgruppe in den Produktionsbereich des Landes an« (ITB Newsletter 2002).

Und auch die Schamanen selber haben die Zeichen der Zeit erkannt. Teilweise verlegen sie ihre *consultorios* (Behandlungsräume) mit reichem Gewinn für einige Monate ins Ausland, wie mir ein älterer Heiler aus Sto. Domingo de Los Colorados berichtete: Ich hätte Glück gehabt, ihn anzutreffen, denn eigentlich sei er schon auf dem Weg nach New York zu seinem Sohn, wo er vier Monate im Jahr lebe und heile. Ein Streik der Fluglotsen hatte ihn aufgehalten (Interview Alcívar Aguavil 19.11.2000).

Eine der Begleiterscheinungen ist die Popularisierung des Begriffes *shamán* (Schamane), der Eingang in den öffentlichen Diskurs fand (Baumann 1998: 72) und teilweise von den indigenen Heilexperten selbst zur Eigenbezeichnung wurde. Folgende Begebenheit, die sich bei meiner Feldforschung in Archidona zutrug, zeugt davon, dass diese oft selbst nicht wissen, was der Begriff eigentlich bedeutet: Der Sohn eines bekannten Schamanen berichtete, dass sie erst mit Hilfe einer französischen Bekannten aus dem Internet erfuhren, »das Wort [Schamane] kommt aus Sibirien« (Abb. 2; Interview Ricardo Grefa 5.5.2001).

Die Figur des »Weisen,« wie die wörtliche Übersetzung des Quichua-Wortes zur Bezeichnung des höchsten Heilers lautet, erfuhr seit der Kolonialzeit durch Einfluss der katholischen Kirche eine zwiespältige Betrachtung seitens der staatlichen Behörden, wie Salomon ([1983] 1985) darstellt. Auf der einen Seite als *brujo* (Hexer) abgestempelt, gab es Fälle, wo ihre magischen Fähigkeiten gesucht wurden, um politisches Interesse durchzusetzen. Durch die offizielle Unterdrückung im Hochland wird ihnen dort heute jede politische Funktion aberkannt, obwohl Fallbeispiele aus dem Hochland durchaus einen gewissen Einfluss schamanischer Macht zeigen (Crain 1991: 83-84; Rogers 1995: 101-102). Im Tiefland hingegen, wo sich das Amt oft mit politischer Führung verband, wird ihr Einfluss auf politische Entscheidungen höher bewertet (Rogers 1995: 108). In diesem Zusammenhang ist eine weitere »Tradition« aus der Kolonialzeit bedeutender: Als Protagonisten indigener Aufstandsbewegungen wurden Schamanen zum Ausdruck indigenen Widerstandes. Ein Beispiel ist der Aufstand der Quijos unter Anführung ihrer *pende* (Schamanen) bereits 1578 (Oberem 1980: 61 ff.), und zieht sich als Motiv durch die gesamte Kolonialzeit (Moreno Yánez & Figueroa 1992: 15 ff.). Innerhalb des gegenwärtigen *movimiento indígena* vereinigen sich populäre geistige Bewegungen der Zeit und Gedenken an legendäre Helden: Sie werden wieder zu einem Symbol erhoben, oder erheben sich selbst, wie im Fall von A. Taxo.[11]

11 Alberto Taxo aus der Provinz von Cotopaxi, autodidaktischer *yachac*, der seine Lehren aus verschiedenen, auch internationalen schamanischen Schulen bezog, erlangte während des Aufstands 1990 durch Mobilisation der Massen und öffentliche Bloßstellung der staatlichen Beamten Berühmtheit (Velasco Andrade 1997: 15ff.).

Ein neues Moment innerhalb der indigenen Bewegung ist, dass die CONAIE, die nationale indigene Dachorganisation, zwei Schamanen für die Übernahme spiritueller Dienste engagiert. Einer von ihnen stammt aus der Provinz Imbabura. Inzwischen zu einer Berühmtheit avanciert, begegnet er uns wieder beim *Inti Raymi* (Abb. 3). Ein Bild von ihm in Pose ziert jeden Artikel der großen Tageszeitungen der Stadt bei Protestbewegungen und Aufmärschen, da er stets coram publico »reinigende« und »kraftbringende« Rituale vollzieht. Der zweite aus Llano Grande, Provinz von Pichincha, bezeichnet sich selbst als Ritualmeister. Den Status eines *yachac* habe er noch nicht erreicht. Es wäre müßig, ihnen zu unterstellen, sie handeln schauspielerisch oder um Geld zu verdienen. Die an die spirituellen Empfindungen gerichteten Handlungen wirken impulsgebend und vereinigend auf die Massen.[12]

Solche »Beschäftigungsverhältnisse« finden sich nicht nur auf Ebene der CONAIE, sondern auch bei lokalen indigenen Organisationen. In Puyo (Provinz von Pastaza) interviewte ich einen Heiler, der sich selbst als *»shamán y médico de la OPIP«* (Schamane und Arzt der OPIP [Organización de Pueblos Indígenas de Pastaza]) bezeichnete. Er verfügte über eine Visitenkarte, die ihn als legitim auswies (Interview Aleandro Yasacama 24.3.2001). Seine Aufgaben entsprachen in erster Linie dem Erkennen und Behandeln von Schadenszauberpraktiken, die nicht nur unter der indigenen Bevölkerung als existent betrachtet werden, sondern auch bei mestizischen Angestellten von Behörden, die Magie als Straftat anerkennen (Rogers 1995: 95ff.).

Und auch die UNORCAC arbeitet vorrangig mit zwei Schamanen zusammen. Im konkreten Fall von Cotacachi wird ganz deutlich, dass es sich dabei um eine politische Strategie zur Identitätsbildung handelt, auch wenn es darüberhinaus andere Motive geben mag, überhaupt die Dienste eines *yachac* in Anspruch zu nehmen.

Die offizielle Anerkennung der *yachac* rührt zudem von dem Aufschwung der »traditionellen« Medizin in Verbindung mit den seit den 1980er Jahren durchgeführten Entwicklungsprojekten her, die den Grundsätzen der Konferenz der Weltgesundheitsbehörde 1977 folgten. Nach diesen sollte gemäß dem Motto »Gesundheit für alle bis zum Jahr 2000« eine größere Abdeckung der medizinischen Grundversorgung für Bevölkerungsgruppen abgelegener Gebiete erreicht werden, unter Einbeziehung der Kenntnisse und Praktiken lokaler indigener Medizin und ihrer Experten.[13]

12 Einige der *dirigentes* lassen sich vor dem Aufstand »reinigen« – aber nicht in der Öffentlichkeit (Antonio Vargas, *presidente* der CONAIE).

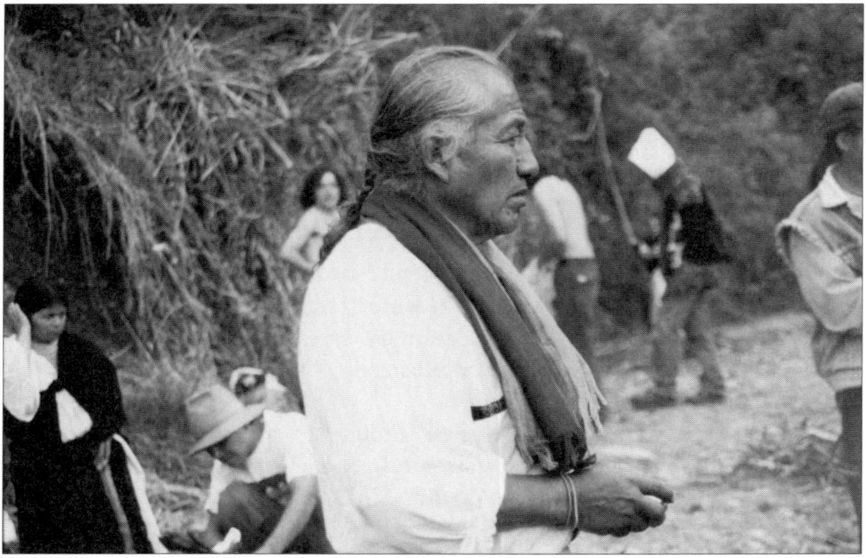

Abb. 3: Schamane der CONAIE beim Inti Raymi

Derartige Projekte wurden zumeist von internationalen Organisationen geleitet. Durch die Unterstützung dieser Organisationen wurde den Experten der indigenen Medizin über die zivilrechtliche Verfassung ein Weg eröffnet, der ihnen einen legalen Raum zur undiskriminierten Ausübung ihrer Praktiken schaffen sollte. Gemäß dem Recht auf Gründung ziviler Vereine formierten sich die ersten Verbände (*asociaciones*) der »traditionellen Medizin« und von indigenen Heilern zu einer Zeit, zu der nach dem *Código de Salud* (Gesundheitsgesetzbuch) die Ausübung medizinischer Praktiken ohne entsprechenden Universitätsabschluss unter Strafandrohung verboten war (Manolo Palacios, ehem. Ministerio del Bienestar Social, persönl. Mitteilung; Schweitzer de Palacios 1994: 222). In dieser Anfangsphase sind sie als eine Antwort der *yachac* auf Jahrhunderte währende Repressalien und Unterdrückung zu verstehen, erwachsen aus dem Bedürfnis nach legaler Anerkennung. Diese Verbände standen zunächst abseits der politischen indigenen Bewegungen.

Die ökologische Bewegung, die in den 1980er Jahren durch ethnobotanische Untersuchungen in Amazonien wissenschaftliche Argumente zur Er-

13 Dies geschah freilich zuerst mit der Einschränkung, dass man sie als Helfer der »modernen« Medizin einsetzen wollte (Greifeld 1985: 130).

haltung des Regenwaldes in die Hände bekam, wirkte ihrerseits auf die Ethnomedizin und damit auf die Schamanen. Die zunehmende Umweltzerstörung erlaubte schließlich den Menschenrechtsorganisationen, die Ethnien Amazoniens zu den »Hütern des Regenwaldes« zu erheben (z.B. Conklin & Graham 1995: 698). Dabei kam es nicht nur zu Kontakten in Amazonien selbst, sondern Vertreter dieser Ethnien nahmen ihrerseits z.B. an den UNO-Vollversammlungen teil, um von ihren Lebensbedingungen zu berichten, wie Brown über die Kayapó aus Brasilien schreibt (Brown 1993: 307). Spätestens seit der UNO-Konferenz in Río de Janeiro im Juni 1992 über Umwelt und Entwicklung gewann der Schutz des Regenwaldes und seiner Bewohner eine politische Dimension, die in Ecuador durch die zerstörerische Wirkung der Erdölförderung eine besondere Brisanz erhielt (Gómez et al. 1992; s.a. Muratorio 1996).

Auch wenn es durch den Einfluss multinationaler Firmen und Organisationen teilweise zu Verschiebungen »traditioneller« Führungsrollen innerhalb der Ethnien kam, so standen und stehen die Schamanen durch ihre ethnobiologischen Kenntnisse in einem besonderen Blickwinkel der internationalen Öffentlichkeit.[14] Fast alle Schamanen, die ich im Tiefland von Ecuador interviewt habe, haben inzwischen den ökologischen Diskurs aufgegriffen: Ein *yachac*, Informant aus Archidona, setzte sich während der Demonstration seines Heilrituals eine Mütze aus dem Fell eines Faultieres auf, mit der Erklärung, er als Schamane sei ja auch Hüter über das Leben in der *selva* (Urwald), wofür er die Mütze symbolisch trage (Interview César Yumbo 5.5.2001; s. Abb. 4). Ein anderer aus einer benachbarten Gemeinde plant die Gründung einer eigenen Organisation im Zusammenhang mit der Einrichtung eines natürlichen »Kräutergartens« (*herbolario*; Interview Ricardo Grefa 5.5.2002), und ein alter anerkannter Schamane aus Sarayacu (Provinz von Napo) hatte an einer UNO-Versammlung in New York teilgenommen. Im gleichen Atemzug sprechen sie von ihrem geheimen Wissen, welches sie bewahren und dass Missbrauch von internationalen Firmen damit getrieben werde (Interview Sabino Gualinga 11.5.2001).

Stehen diese Beispiele für das Tiefland, so nimmt dieser Diskurs gegenwärtig auch auf das Hochland Einfluss. Die indigene Elite erkennt ihren *yachac* umfassende Kenntnisse der Umwelt an, die sie für Projekte zur Wiederaufforstung einsetzen möchte. Auf nationaler Ebene haben die indigenen politischen Föderationen inzwischen innerhalb ihrer Bewegung die »traditionelle« Medizin zu einem ihrer wesentlichen Inhalte erhoben (CONAIE 1989: 49, in Rogers 1995:

14 Die Vermarktung von Ethnopharmaka versprach einen großen Gewinn (Conklin & Graham 1995: 702).

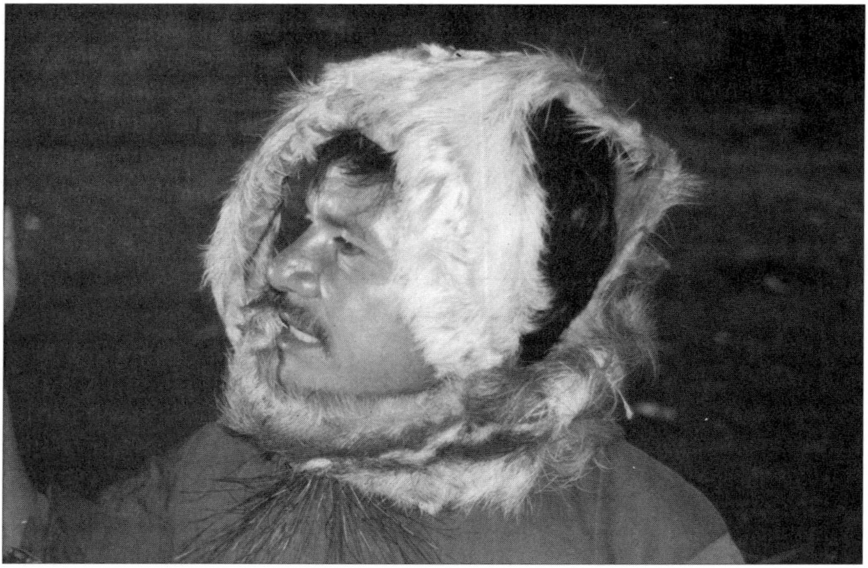

Abb. 4: Schamane aus Archidona mit Kappe aus einem Faultierfell

106). Beim ersten nationalen Aufstand von 1990 präsentierte die CONAIE ein 16-Punkte-Programm, darunter die »Offizielle Anerkennung und Finanzierung der indigenen Medizin durch den Staat«[15] (Kipu 14, 1990: 96, zitiert in Moreno Yánez & Figueroa 1992: 66). Das Gesundheitsministerium seinerseits hat eine eigene Sektion *Salud Indígena* gegründet, in welcher »traditionelles« medizinisches Wissen in interdisziplinäre Projekte integriert werden soll.[16]

Im Zuge dieser Entwicklungen sind bis heute eine ganze Reihe diverser Verbände oder *asociaciones* entstanden, wobei die Eigenbezeichnungen zwischen *yachac* und *shamán* variieren: *Asociación de los yachak* [sic] *de Ilumán*, *Asociación de shamanes y curanderos de la Provincia de Pichincha*, *Asociación de los shamanes de Imbabura*. Gründer sind längst nicht mehr nur die Heiler selbst, wie das Beispiel von Tena zeigt, wo ein interessierter Dorf-

15 »*Oficialización y financiamiento por el Estado de la medicina indígena.*«

16 Im *Acuerdo Ministerial* 1447 des Gesundheitsministers vom 7. Juli 1999 heißt es, dass entsprechend der Nr. 19 des Artikels 23 nach der Verfassung der Republik die Freiheit von friedlichen Vereinen (*asociaciones*) garantiert wird. Artikel 1 dieser Übereinkunft sieht die Bewilligung seitens des Gesundheitsministeriums von Verbänden ohne wirtschaftliche Zwecke im Bereich des Gesundheitswesens vor, u. a. solche der »traditionellen Medizin.«

schullehrer einen Verband ins Leben rief und seine Präsidentschaft innehatte, bis es zu Unmut unter den Mitgliedern kam, wie mir ein Informant aus Archidona berichtete (Interview Ricardo Grefa 5.5.2001). Die Tsáchila oder Colorados wiederum haben zwei Verbände ins Leben gerufen (*Naturalistas vegetalistas* und *Botánicos Herbolarios*), welche Spezialisten der Naturheilkunde vereinen, doch innerhalb ihrer Gemeinden heilen weiterhin unabhängig davon ihre eigentlichen Schamanen (*pone*) (Ventura i Oller 1997: 21).

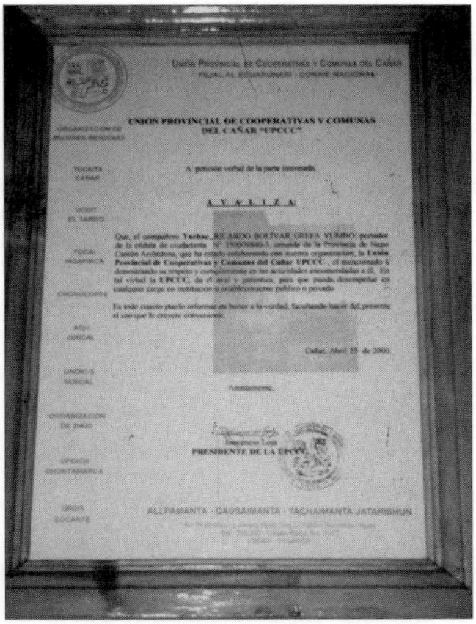

Abb. 5: Zertifikat über die Leistungen eines Heilers aus Archidona

Teilweise vereinigt sich recht buntes Volk unter dem Deckmantel einer Organisation: Diskurse einiger Schamanen der *asociación* von Pichincha weisen Bezüge zu neoschamanischen Lehren auf, ihre Kleidung erinnert an esoterische Sekten, darüberhinaus geben sie sich selbst indigene Namen. Fast immer kommt es zu Konflikten und Spaltungen innerhalb der Organisationen. Dahinter verbergen sich zum Großteil finanzielle Unstimmigkeiten durch persönliches Gewinn- und Machtstreben, die eine Basis in bereits angedeuteten »traditionellen« Spannungen zwischen Heilerpersönlichkeiten und/oder Heilerfamilien und der gesellschaftlich konzeptualisierten *envidia* (Neid) finden.[17] Probleme bereiten auch Legitimierung und Aufnahmebestimmungen, die ebenfalls an persönliche Interessen gebunden sind und damit letztendlich die Verbindung zur eigenen Politik darstellen.

Nach wie vor besteht das Motiv zur Gründung und Mitgliedschaft in einer *asociación* in der Legitimierung der Heiler vor staatlichen Behörden und auch Patienten. Auch ist es als Organisation leichter, an finanzielle Mittel zu kommen. Viele Verbände stellen ihren Mitgliedern einen Ausweis aus. Außerdem finden, wie oben geschildert, öffentliche Veranstaltungen und Wettbewerbe statt, wobei die Teilnehmer eine Urkunde oder ein *diploma* (Diplom) erhalten. Diese werden in den meisten Fällen hübsch eingerahmt und im *consultorio* (Behandlungsraum) sichtbar für die Patienten aufgehan-

17 *Envidia* gilt oft als Ursache von Schadenszauber. Vgl. u.a. Schweitzer de Palacios 1994: 95; Wörrle 2002: 223.

gen, vergleichbar mit den in jeder Arztpraxis von Ecuador exponierten Qualifikationen eines Arztes (Abb. 5).

Zu der Gründung einer lokalen Organisation der *yachac* von Cotacachi kam es bislang nicht. Die UNORCAC plant zwar seit Jahren über das Programm *Jambi Mascari* (Suche nach Gesundheit) den Zusammenschluss von Heilern, doch schlugen eingehende Versuche fehl. Die Gründe dafür sind vielschichtig, wie weiter unten ausgeführt wird. Man steht vor dem Problem der Aufnahmekriterien und Formalisierung. Bereits 1996/97 fand eine eingehende Untersuchung über die Gesundheitssituation der Bevölkerung und eine Erhebung über Praktizierende des nicht-staatlichen Gesundheitssystems statt (Andrade Echeverría 1997; Médicos sin Fronteras u. MSP-E/ UNORCAC 1998). Im Gegensatz zu anderen Zusammenschlüssen »medizinischen« Personals aus den Gemeinden, wie z.B. den Hebammen, bezieht man Heiler nicht-indigener Herkunft nicht in die Planung mit ein. Damit steht neben dem Wunsch, durch eine *asociación* die Heiler praktisch in die (Gesundheits-)Versorgung der Gemeinden einzubinden, ein politischer Faktor, der sich auf ein idealistisches Bild eines *yachac* gründet.

Konstruierte Kontexte: *Fiestas*, Tourismus und politische Bewegungen

Das Bild ist unvergesslich: der Cuicocha, der bekannte und legendenumwobene Kratersee der Provinz von Imbabura, der angeblich keinen Grund hat und durch den Schwefelgehalt kein organisches Leben im Wasser zulässt, vor dem Hintergrund wolkenverhangener, durchschimmernder Umrisse der beiden Berge Cotacachi und Yanaurco. Alles ist in ein diffuses Licht getaucht, es sei denn, die Sonne siegt über die Wolken und schickt ihre gleißenden Strahlen hinunter zur Erde, die einen unwillkürlich zum Blinzeln verleiten.

Es ist der 23. Juni –Tag des *Inti Raymi* (Sonnenfest), Auftakt zu San Juan in Cotacachi. Ein kleines Boot mit Außenbordmotor, an Bord der Bürgermeister mit seinen Gefolgsleuten, die *sumac warmi* (»schönste Frau«)[18] der UNORCAC, einige Touristen und Journalisten, legt vom Landesteg des zugänglichen Ufers ab. Ziel sind die zwei dem gegenüberliegenden Ufer vorgelagerten Inseln, die angeblich archäologische Reste einer vorinkaischen Kultstätte aufweisen. Unmittelbar vor den Inseln soll sich der Zugang zum Vulkan Cotacachi befinden. Hier, genau an der Stelle, wo unberechenbare Strömungen herrschen, lässt die »schönste Frau« ein krugähnliches Gefäß (*puntu*) mit Chicha in den See hinabgleiten, eine Gabe an die Götter.

18 Einmal im Jahr wird die »schönste Frau« (»Miss UNORCAC«) aus den der UNORCAC angehörigen indigenen Gemeinden gewählt, bislang immer am Jahrestag der Gründung der Organisation. Ab 2001 sollte ihre Wahl auf September verlegt werden, nach dem »andinen« Kalender der Monat der Frau.

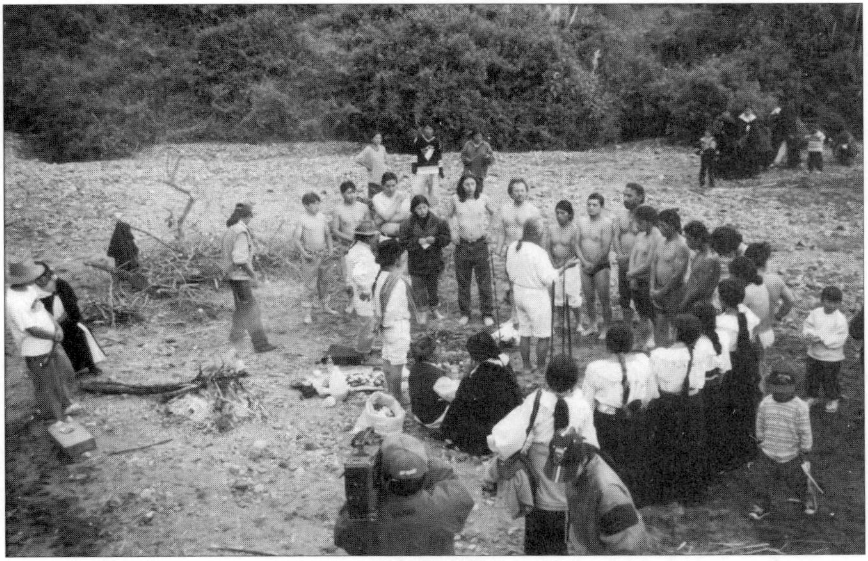

Abb. 6: Fiesta del Sol am See von Cuicocha

Zur gleichen Zeit ist diesseits des Ufers bereits ein volles Touristenprogramm im Gange. Auf den Parkplätzen und in dem Ausflugsrestaurant herrscht ein reges Treiben: Die Verkaufsstände mit touristischen Folkloreartikeln haben sich verdoppelt, über einen Lautsprecher erschallen Musik und Ankündigungen einzelner Programmpunkte. Auf dem Programm stehen folkloristische Tänze, die Überquerung des Sees durch mutige junge Männer auf *caballitos de totora* (Pferdchen aus Schilf). Mit von der Partie ist auch der verwachsene Chochoverkäufer (*Chocho*: Samen einer Lupinenart, bekannt als »Snack«), der sich verkaufswütig durch die Masse schlängelt.

Die Attraktion schlechthin ist aber die Fahrt an das gegenüberliegende Ufer, wo vier Schamanen eine heilige *limpia* (Reinigung) an Männern und Frauen verschiedener ethnischer Zugehörigkeit durchführen (Abb. 6). Etwa 20 bis 30 Personen stehen in einer Reihe, teilweise lassen sie amüsiert das Ritual über sich ergehen. Einen der Protagonisten kennen wir schon als Schamane der CONAIE, er fühlt sich offensichtlich als Chef der Truppe: Laut und deutlich ruft er die kosmischen Gottheiten an:

> »Also jetzt bitte ich, dass diese Mutter Wasser, dass diese Berge, dass diese Mama Cuicocha Euch segnet, Euch reinigt,

> mit diesem Wasser und wir werden fortfahren, uns zu baden.«
> [Z1][19]

Dabei gießt er mit einer Schüssel Seewasser über die Köpfe der teilnehmenden Personen, die jetzt in gebückter Haltung vor ihm stehen.

Die folgenden Schritte werden von zwei bereits erwähnten Heilern ausgeführt, *Taita* F. und *Taita* M. Sie stammen aus Cotacachi und gehören dort zu den bekanntesten. Einer von ihnen setzt seine Lanze aus *Chonta*-Holz ein, die er sonst in seinem Heilritual benutzt. Er hält sie an verschiedene Körperstellen der Teilnehmer und bebläst sie mit Branntwein, die ganze Reihe entlang. Sein Kollege reibt sie anschließend mit Brennesselbüscheln ab, unter ständigem Beblasen mit Rauch. Der vierte Heiler ist wiederum ortsfremd. Tags zuvor führte er vor einer Fernsehkamera ein Reinigungsritual an einer Fernsehschönheit durch, beim gegenwärtigen Anlass übernimmt er es, die Leute mit Parfüm zu besprühen.

Damit ist ein »übliches« andines Reinigungsritual vollzogen. Hier werden die Teilnehmer zum Abschluss ein weiteres Mal mit einer kraftbringenden Essenz durch den ersten Schamanen besprüht, sie werden überdies, offensichtlich von einem Assistenten dieses Heilers, mit einer Adlerfeder[20] bestrichen. Die Zeremonie wird in dieser Form der Arbeitsteilung den ganzen Tag fortgeführt, immer neue Touristen und Einheimische lassen sich über den Cuicocha schiffen, um auch sich dem »heiligen Ritual der Purifikation« zu unterziehen.

Dies ist *Inti Raymi* im Jahr 2000 am Cuicocha, der zu diesem Anlass den angeblich authentischen Namen ACHILICOCHA – See der Götter erhält, so wie es bereits durch farbenprächtige Plakate angekündigt worden war: »Zeremonie des rituellen Bades zur Reinigung im See Achilicocha, See der Götter – Cuicocha.« In dem weiter erklärenden Text heißt es hierzu:

> »Die rituellen Bäder werden fortgeführt, trotz des absoluten Verbots des Pfarrers Yerovi im Jahr 1844, weil man bei den Reinigungsbädern an heidnische Rituale glaubt. In den nördlichen Anden, besonders in der Provinz von Imbabura, wird der See ACHILICOCHA (See der Götter-Cuicocha) als Stätte der größten rituellen Macht betrachtet, so dass am 23. Juni jedes Jahr um Mitternacht hunderte von Männern und Frauen daran in den verschiedenen Seen, Bächen, Wasserfällen und Flüssen teilnehmen, um die Kraft und die Energie für das Fest *Inti Ray-*

19 Die Signatur verweist auf die spanischen Originalzitate am Ende des Artikels.

20 Der Einsatz von Adlerfedern geht auf neoschamanistische Schulen zurück und lässt sich bei einigen, insbesondere mestizischen Heilern beobachten.

mi zu erhalten, es stellt das Ende und den Anfang jeden Jahres dar, voll von Symbolik und Ritual.«

Einen Tag später: Um den zentralen Gemeindeplatz in Cotacachi tobt der rituelle Kampf zwischen den Gemeinden Topo und La Calera und ihren jeweilig zugeordneten Gemeinden, ein Kampf, in dem sich, wie es heißt, aufgestaute Wut und Aggressionen eines Jahres auf sozial anerkannte und nicht sanktionierte Weise entlädt (Abb. 7). Die »Tänzer«, ehemals Personal der Haziendas imitierend, verkleiden sich mittlerweile als »Superman«, als Polizisten- oder andere Figuren, die Macht und Stärke ausdrücken sollen. Diese Kostüme drücken während des Festes die Umkehrung der etablierten Machtverhältnisse aus. Ab und zu torkelt einer von ihnen aus der Reihe, meistens stockbetrunken und ziemlich übel zugerichtet. Plötzlich ertönt ein Pfiff, und das Gas einer Tränengasbombe verwehrt jegliche Sicht: Während man sich früher mit Stöcken bekämpfte, kommt es in den letzten Jahren vermehrt zum Einsatz von Schusswaffen, so dass die Behörden unbedingt die Eskalation der Gewalt und Todesopfer zu verhindern suchen.

Auch das ist *Inti Raymi* – oder San Juan? Der Unterschied verwischt sich. Er ist auch unbedeutend, wichtig ist die Teilnahme und die Demonstration der »Kraft«, die man der »Mutter Erde« als Dank für die Ernte und der dadurch gewonnenen Energie hingibt (Interview Pedro de la Cruz 30.6.2000). Dafür gedacht war auch das »Bad«, das eigentlich nicht als rituelle »Reinigung«, sondern als kraftbringende Vorbereitung der rituellen Kämpfe diente. Jede Gemeinde hat ihre eigene Quelle, ihre eigene »heilige« Stätte, wo zu nächtlicher Stunde die jungen Männer in das kalte Wasser springen, um am nächsten Tag wie »Stiere« um den zentralen Dorfplatz von Cotacachi tanzen und kämpfen zu können.

Die »rituelle« Reinigung und das Fest am Cuicocha wird in der wie oben beschrieben Form seit 1997 durchgeführt und durch die UNORCAC und eine Touristenagentur organisiert.[21] Seine uralte vorinkaische Tradition leitet man aus ethnographischen Quellen ab. Der Auftritt der *yachac* ist zweifelsohne dabei die Hauptattraktion auch für außenstehende Touristen. In der Zeremonie wird dem Publikum ostentativ eine Darstellung indigener »Kultur« geboten, die an politischer Bedeutung gewinnt, da gerade die Figur des *yachac* als unterdrückt galt und somit zu einem Symbol des Widerstandes wurde. Dass die Schamanen wie ein Publikumsmagnet wirken, ist aus den

21 Das Inti Raymi ist nicht das einzige Fest, wo die ethnische Identität im Vordergrund steht bzw. gerückt wird, sondern auch bei der Wahl der *sumac warmi*, beim Wettbewerb der traditionellen Gerichte, bei der Osterprozession o.ä.. Über die Schönheitswettbewerbe s. auch Rogers 1998b.

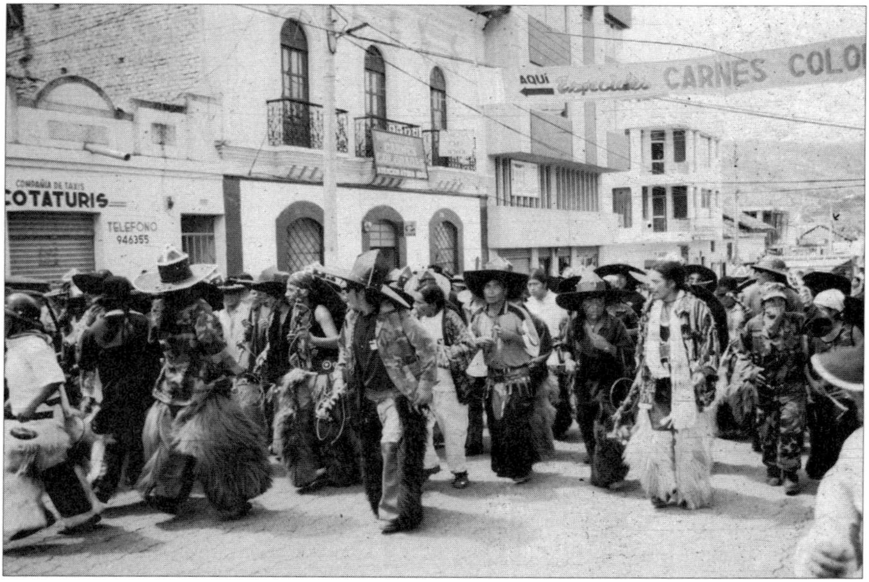

Abb. 7: San Juan in Cotacachi

Tieflandregionen bekannt (z.B. bei der Fiesta de la *Chonta* in Archidona, s.a. Baumann 1998). In dieses Bild passt auch die Wahl der teilnehmenden *yachac*: zwei außenstehende, bekannte und, zumindest in einem Fall, als Protagonisten bei politischen Ereignissen herausragende *yachac*, und zwei lokale, die durch ihre Kleidung, ihre Sprache, ihre Rituale und auch für ihr Alter als für das nördliche Hochland «repräsentativ indigen« charakterisiert werden können.

Darüber hinaus sind beide mit der Zusammenarbeit mit den Organisationen und »Fremden« durch kommunale touristische Projekte vertraut – auch bei meiner Feldforschung erwiesen sie sich als auskunftsfreudige Informanten. Wie aus Interviews hervorgeht, wissen sie um die Erfüllung von »Repräsentationspflichten«. Der Gedanke, dass eine gewisse Kunst der Performance Teil bzw. Strategie der »echten« Heilrituale auf der Heiler-Patient-Ebene bildet (s. Wörrle 2002: 337-347), lässt sich hier auf die Heiler-Publikum-Ebene übertragen. Bei dem *Inti Raymi* handelt es sich für den *yachac* somit um eine andere Art der Performance, wobei seine Rolle nicht (nur) der eines Heilers, sondern der einer Verkörperung der »indigenen Identität« entspricht.

In beiden Fällen ist es seine Aufgabe und sein Ziel, die Erwartungen des Gegenübers zu erfüllen.

Ähnlich »konstruiert« wie das Auftreten der *yachac* beim *Inti Raymi* ist eine »Verabredung«, die die Führung der UNORCAC aus Anlass des Aufstands im Februar 2001 mit einem Heiler traf. Gemäß des Vorbilds der CONAIE, der zwei Schamanen zur spirituellen Unterstützung der Bewegung angehörten, bestellte man den *yachac* zur Durchführung kraftbringender Rituale für die Teilnehmer. Er sollte zur Zeit der Ablösung der Straßensperren (Blockaden bilden eine typische und wichtige strategische Aktion während der Aufstände), an einem verabredeten Treffpunkt, Ort einer heiligen Quelle, erscheinen. Durch situationsbedingte Umstände verfehlten sich jedoch beide Parteien.

Im Unterschied zum Cuicocha wäre dieser geplante Auftritt zwar auch konstruiert, sollte jedoch anderen politischen Zwecken dienen: Wie eingangs bereits erwähnt, steht hier der Gedanke einer moralisierenden und vereinigenden Wirkung auf die Bevölkerung im Vordergrund, da die Person des *yachac* seit der spanischen Eroberung zum Symbol indigenen Widerstandes wurde.

Jambi Mascari – Die Suche nach Gesundheit

Die Gesundheitspolitik der UNORCAC über das Programm *Jambi Mascari*, »Suche nach Gesundheit,« folgt den Vorgaben internationaler Gesundheitsorganisationen: Sie sieht eine Verbesserung der Basisgesundheitsversorgung der Bevölkerung unter Einbeziehung der »traditionellen« medizinischen Kenntnisse und Praktiken sowie deren Experten vor. Dafür sind umfangreiche Untersuchungen im Gange, die Erhebungen über die Gesundheitssituation der Bevölkerung, Krankheitsverhalten und Wahl der Therapie, Umfragen zu Hausmitteln und Heilpflanzen beinhalten (Andrade Echeverría 1997; Médicos sin Fronteras u. MSP-E/UNORCAC 1998).

Dieser Ansatz ist direkt an die derzeitige Leiterin des Programms geknüpft, die zugleich als Stadtratsmitglied fungiert (Comite Intersectorial de Salud:4). Es werden verschiedene Gruppen von freiwilligen Gesundheitshelfern, Hebammen gebildet, die in ihren jeweiligen Gemeinden eingesetzt werden sollen. Diese Gruppen stehen außerhalb der internen politischen Gemeindeorganisationen, die dem kolonialzeitlichem Vorbild folgen. Bislang sind längst nicht alle Gemeinden von Cotacachi vertreten. Die Teilnehmer werden in speziellen Kursen unterrichtet, daneben sollen auch Erfahrungen und Kenntnisse ausgetauscht und dokumentiert werden. Zu betonen ist, dass auf dieser Ebene keine ethnischen Unterschiede gemacht werden, d. h. es werden sowohl indianische als auch mestizische Mitarbeiter integriert.

Man möchte auch die *yachac* in das Programm aufnehmen, allerdings hier nur die *yachac* indigener Abstammung. Als Gegenleistung für die Heiler stellt man ihnen bei Mitarbeit die Ausgabe von Lizenzen in Aussicht. Einige von ihnen nahmen bereits an Versammlungen teil, die jedoch weder kontinuierlich fortgesetzt wurden, noch Resultate brachten. Anfängliches Interesse wandelte sich dabei vielfach in Ablehnung. Das Programm stößt auf Schwierigkeiten, die ihre Ursache in der Übertragung »moderner« formalisierter Kriterien auf immer noch existente und teilweise funktionierende »traditionell andine« Strukturen haben, wie im folgenden gezeigt wird. Diese möchte sich die indigene Führung einerseits zu Nutze machen, andererseits im Sinne einer gemeinschaftlichen Beteiligung aufbrechen.

Die Mitgliedschaft in einer Organisation lehnen einige Heiler, insbesondere aus den abgelegenen Gebieten, wo die Projekte der UNORCAC insgesamt noch nicht gegriffen haben, von vornherein ab. Es herrschen eine charakteristische Voreingenommenheit gegenüber anderen Heilern, Angst, »geheimes Wissen« zu verraten und das übliche Vorurteil, »andere« machen mit den traditionellen Kenntnissen Geschäfte.

Andere Heiler wiederum gehören bereits diversen Heilerverbänden an. Von fünf bekannten Heilern des Kantons besitzt z.B. *Taita* A. eine Lizenz der »Universidad Andina,« ein weiterer, *Taita* T., ist Mitglied der *Asociación de los yachak de Iluman*. *Taita* M. wartet auf den Ausweis der UNORCAC und präsentiert ein anerkennendes Schreiben dieser Organisation. *Taita* G. wiederum, der im Tiefland lernte und andine Heilrituale bespöttelt, weist ein derartiges Schreiben aus Coca vor. *Taita* F. legt überhaupt keinen Wert auf irgendeinen Ausweis.

Legitimation und Aufnahmekriterien zu formalisieren, steht im Widerspruch zu der »traditionellen« Aneignung von *poder* (Macht), die mit Anerkennung seitens der Patienten steigt und fällt.

Das *Jambi Mascari* ist auf der Suche nach den *yachac*, zu denen man die Patienten schicken kann, die eine Heilbehandlung nach der »traditionellen« Medizin wünschen. So wurde ich z. B. bei meiner Arbeit mit seinen Angestellten immer wieder gefragt, welcher der *yachac* mir nun am besten erscheint, welcher am besten heilen könnte, und bei welchem nicht nur materielle Interessen dahinterstecken.

In Interviews mit den Führungspersönlichkeiten heißt es übereinstimmend, Heiler seien anerkannte und geachtete Persönlichkeiten, die moralisch als sehr hochrangig in ihrer Gemeinde betrachtet werden. Rafael Guitarra, indigener Linguist und ehemaliger Präsident der UNORCAC erklärt:

»Früher und auch in der Gegenwart wird der *Taita Yachac* in allen Gemeinden respektiert, wegen seines Wissens hat er den Respekt gewonnen; weil er ein Führer in der Gemeinde war. Sie müssen mit jeder Situation in der Gemeinde fertig werden. Sie waren insbesondere Präsidenten der Gemeinden [über *Taita* T.] In der Gemeinde, wo ich wohne, würde ich sagen, sind etwa 50% seine Paten. Und die Eltern, nicht wahr, gewannen immer das Vertrauen. Diese Gabe, Autorität zu sein, Führer, dadurch gewann er dieses Vertrauen. Durch ihn wurden Feste veranstaltet, er kam, um zu begleiten; er war Vermittler, wie ein Mittler bei Problemen, d.h. alle Welt zollte ihm Respekt.« [Z2]

Ein anderer *dirigente indígena* verweist auf die mikrolokalen ökologischen Kenntnisse der Heiler und ihre Besorgnis über die Zerstörung der Umwelt, da sich die Geister immer mehr in das Paramo zurückziehen (Interview Segundo Andrango 26.4.2001).

Entsprechend diesem Bild möchte man die Heiler als eine Art Mittler zwischen der UNORCAC und der Dorfbevölkerung einsetzen, z.B. bei der Erziehung zur Müllbeseitigung. Ihr Einsatz innerhalb des Programms der Organisationen soll also über medizinische Aspekte hinausgehen.

Soweit mir bekannt, ist bislang nur in einem Fall ein gegenseitiges Interesse hinsichtlich der Wiederaufforstung eines Landstückes zu beobachten. Es ergeben sich auch sehr große Unterschiede hinsichtlich weiterer Funktionen und der sozialen Position, die sich z.B. durch eine Vielzahl von *compadrazgo*-Verhältnissen (Patenschaftsverhältnissen), wie im oben aufgeführten Zitat angesprochen, zeigt.

Es ist ersichtlich, dass die Vorstellung über einen *yachac* auf der einen Seite aus den anthropologischen Quellen stammt – mir wurde z.B. der Artikel von Salomon (1985) zur Lektüre empfohlen – und als eine Position innerhalb der Bestrebungen nach einer indigenen »Identität« interpretiert werden kann. Auf der anderen Seite wird deutlich, dass eine erweiterte Auffassung über »Gesundheit« gemäß der »traditionellen« andinen ätiologischen Konzepte besteht.[22] In dieses Bild passt auch der verbreitete Glaube an »Schadenszauber« und *envidia* (Neid). Dies führte zur Anstellung eines *yachac,* der die Büroräume der UNORCAC rituell reinigen sollte, und zum Austragen personeller Streitigkeiten auf der Ebene magischer Praktiken. Paradoxerweise

22 Es ist hier nicht der Ort, um auf die ätiologischen Konzepte im Einzelnen einzugehen. S. u. a. Balladelli 1988; Estrella 1977; Schweitzer de Palacios 1994; Wörrle 2002.

ist gerade dadurch die Einbeziehung der *yachac* in eine »moderne« gesundheitspolitische Organisation in der angestrebten Weise nicht möglich.

Heiler, Rituale und Austauschbeziehungen

Ein einheitliches Bild der *yachac* von Cotacachi zu entwerfen, ist angesichts der Diversität ihrer Heilrituale unmöglich (vgl. Wörrle 2002: 24-46). Dennoch lassen Elemente und Merkmale ihrer Rituale gemeinsame zugrundeliegende Konzepte erkennen, die mit der andinen Kosmologie verbunden sind. Ebenso ergeben sich große Übereinstimmungen, sowohl in den Lebensgeschichten von Heilern als auch in der Hierarchie, die sich zum einen auf die Fähigkeit gründet, bestimmte Krankheiten zu behandeln, zum anderen auf die Art der Diagnosestellung und Therapie. So gelten als Heiler der mächtigsten Kategorie diejenigen, die *mal de calle*, das »Übel der Straße« zu behandeln wissen, d.h. schwere Fälle von Schadenszauber, und die direkt in Kontakt zu den Geistern treten und mit diesen arbeiten (vgl. Andrade Echeverría 1997: 46ff.). Daneben gibt es eine Gruppe von Traumdeutern, unter denen insbesondere Frauen vertreten sind. Sie arbeiten mit Träumen, in denen ihnen zumeist eine christliche Heilige (vírgen) erscheint, die das Übel der Patienten deutet und den Heilern die nötigen Therapiemaßnahmen im Schlaf mitteilt. Der Übergang von einer zur anderen Gruppe ist fließend. Die Bezeichnung als *yachac* wird von Befragten manchmal für die gleiche Person gebraucht, manchmal herrschen dagegen die Begriffe *hierbatero* (Kräuterheilkundiger), *rezador* (Vorbeter) oder *curandero* (Heiler) vor, da die Fähigkeit zu träumen oft mit besonderen Kenntnissen von Heilpflanzen und der besonderen Verehrung einer christlichen Heiligen einhergehen (Andrade Echeverría 1997: 46).

Eine genaue Zahl der *yachac* festzulegen, ist nicht nur aufgrund des ungenauen Begriffes unmöglich, sondern auch durch das noch immer bestehende gegenseitige Misstrauen, nicht nur Fremden, sondern auch den Angestellten der Organisationen gegenüber. Traditionell sind die Beziehungen zwischen ihnen konfliktbeladen; es treten Geschichten von »magischen Attacken« und »Wetten« (*apuestas*) zwischen *yachac* gleicher und verschiedener Regionen in fast allen Gesprächen mit Heilern auf, immer mit der Schilderung des Sieges über den Angreifer. Nur zwischen einigen wenigen gibt es Allianzen, die auf eine gemeinsame Lehre zurückzugehen scheinen.

Entscheidend für die Berufung zum *yachac* ist, wie erwähnt, der Kontakt zum Übernatürlichen. Entsprechend der andinen Kosmologie handelt es sich dabei um die Geister, die in den Bergen wohnen. Die Initiation kann durch den Einfluss eines Verwandten, der ein *yachac* ist, geschehen oder durch ein plötzliches Erlebnis der Offenbarung. Oft weisen vorgeburtliche

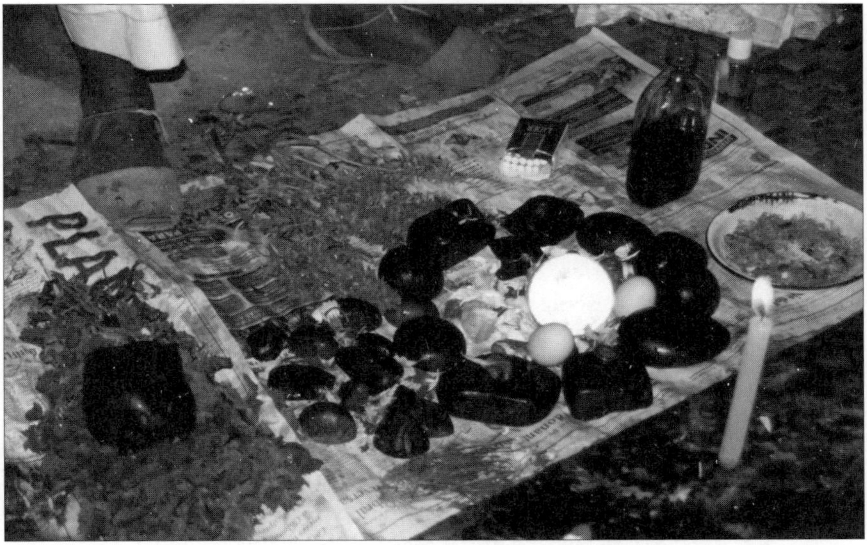

Abb. 8: mesa eines Heilers aus Cotacachi

Anzeichen darauf hin, dass das erwartete Kind ein zukünftiger *yachac* wird. Dieses Motiv ist soweit in die orale Tradition eingegangen, dass sich auch Heiler mestizischer Abstammung darauf berufen (drei von mir interviewte Heiler, vgl. auch Wörrle 2002: 76ff.), denn die »geborenen« Heiler gelten als besonders stark. Beispielhaft ist die Geschichte von *Taita* F.: Seine Mutter habe einmal während der Schwangerschaft das Essen mit dem Wasser des Berges zubereitet, da weinte er in ihrem Bauch. Als er klein wie ein Kätzchen geboren wurde, prophezeite ihm ein Nachbar seine Zukunft als Heiler (Interview *Taita* F. 21.6.2000).

Mit 15 Jahren erfüllte sich diese Berufung: Er bestieg zusammen mit anderen Männern (einer von ihnen wurde später auch Heiler) den Berg Cotacachi. Dabei erschien ihm der Geist des Berges María Isabel in Form einer Taube. Von diesem Zeitpunkt an begleitet ihn der Geist, der in seinen Heilungen auftritt und durch welchen er heilt.

Während einer Lehrzeit schließt der Novize sich in der Regel einem Lehrmeister an, der ihn in der Kunst des »Sehenlernens« einweist. Reisen in die Tieflandgebiete zu dort ansässigen Schamanen spielen in Cotacachi für die Lehre nur eine geringfügige Rolle, wie später noch ausgeführt wird. Die Fähigkeiten des Heilens erwirbt ein Lehrling während ritueller Bäder in den *pucyu*, den

Quellen oder Wasserläufen, die nach andiner Auffassung die Verbindung zu den Berggeistern herstellen. Dort findet der Neuling auch seine heiligen Steine, die Kinder des Berges, die anschließend auf seiner *mesa* (Altar) einen Platz finden und bei den Heilritualen eine entscheidende Bedeutung haben (Abb. 8; vgl. Wörrle 2002: 172; s.a. Schweitzer de Palacios 1994: 184ff.).

Dieser Glaube an die Berge herrscht auch in der gemeinen indigenen Bevölkerung. Entsprechend einer sich durch den gesamten Andenraum ziehenden »heiligen Geographie« (Caillavet [1997] 2000: 400-406; Echeverría Almeida 1996: 14; Wörrle 2002: 162ff.) werden die Berge nicht nur personifiziert, sondern auch geschlechtlich aufgefasst. Ihnen wird eine bestimmte Rolle sowohl innerhalb des alltäglichen Lebens als auch innerhalb der Krankenheilung zugewiesen.

> »Es gibt immer diesen Glauben an die Berge. Immer sprechen wir von Cotacachi als Mama, es ist eine weibliche Person, die immer der Menschheit hilft. Dann kennen wir den Imbabura, wir kennen ihn [als] *Taita* Imbabura, wir kennen seinen Namen, er ist San Francisco und Cotacachi ist Mama Isabelita. Daher kommt es, dass alle sagen, hier leben wir, in einem Teil, den eine Frau [be-]lebt, daher floriert das Kunsthandwerk in Cotacachi nicht, und in Imbabura, der ein Mann ist, der mehr im Kunsthandwerk arbeitet, dort gibt es mehr Fortschritt. Ich habe gesehen, dass die Leute selbst keine Geschäftsabsichten haben, eher Ackerbau, nur das, das habe ich immer hier in der Zone von Cotacachi gesehen.« [Z3]

Es konnten übereinstimmende Strukturen von Mythen und Legenden, die sich einerseits auf die Berge, andererseits auf christliche Heilige beziehen, nachgewiesen werden (vgl. Wörrle 2000: 7-10; 2002: 186-188). Der ambivalente Charakter, das Motiv der fliehenden Jungfrau im Fall der Jungfrau von El Quinche, lassen sich auch auf die Schutzpatronin von Cotacachi Santa Ana und auf den weiblichen Geist des Berges Cotacachi übertragen. Santa Ana wird nachgesagt, zweimal von dem Ort, wo sie aufgestellt wurde, nach Cotacachi geflohen zu sein, wo sie ihren jetzigen Sitz hat (Moreno 1966: 97-100). María Isabelita Coloma, der Geist des Berges, floh laut *Taita* F. nach Pisambilla, einem Berg bei Cayambe, als sie der Besitzer der Zementfabrik von Selva Alegre für den Aufschwung seiner Fabrik einsperren wollte (Interview *Taita* F. 21.6.2000). Dies zeigt, dass der Glaube an die andinen Berggeister sich im Glauben an die christlichen Jungfrauen fortsetzt, beiden Elementen kommt in der Krankenheilung eine gleiche Rolle als (positiv und negativ) wirkende, übernatürliche Kraft zu.

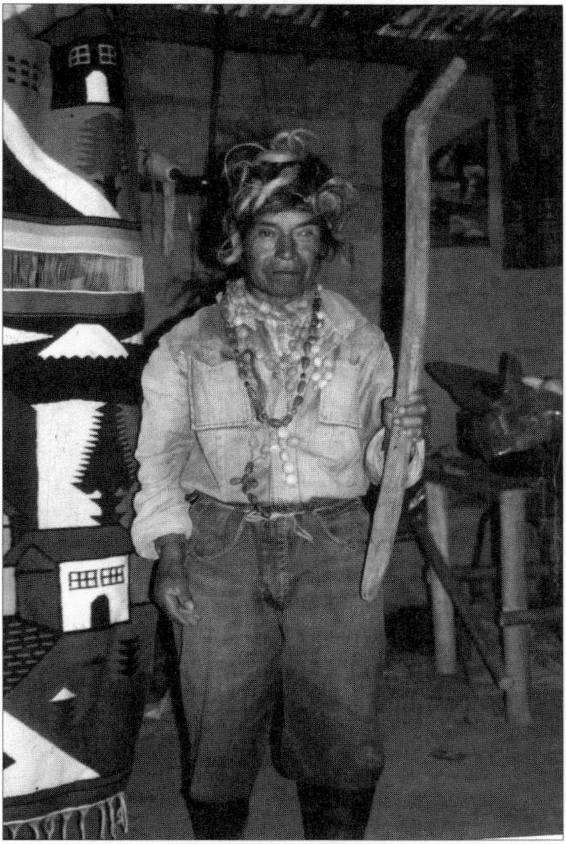

Abb. 9: Ehemaliger abago-Tänzer aus Chilcapamba in Erinnerung an alte Zeiten

Diese Rolle erklärt sich aus dem Prinzip der Reziprozität, das den andinen Gesellschaften auf kosmologischer und sozialer Ebene, und damit auch dem Heilsystem, zugrunde liegt. Das soll anhand von zwei Bespielen demonstriert werden, bei denen zudem die gegenseitige Durchdringung verschiedener gesellschaftlicher Bereiche und sozialen Funktionen der Heiler deutlich werden.

Bis vor 25 Jahren wurde von Mitgliedern zweier Gemeinden zu Corpus Cristi der Tanz der *abagos* organisiert, der die Phasen des Ackerbaus in seinen Tanzabfolgen nachempfand (Abb. 9; Coba Andrade 1996: 25; Moreno 1966: 84-92). Ursprünglich war daran ein in aller Stille stattfindendes Ritual

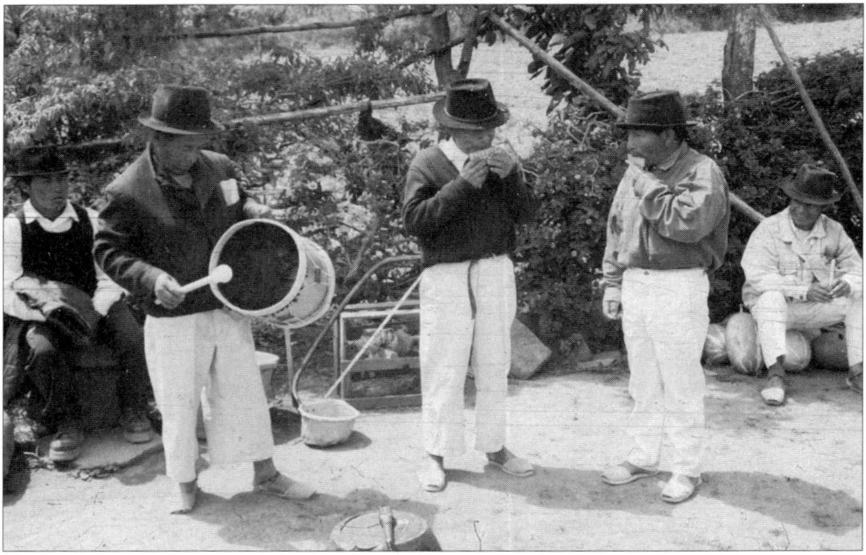

Abb. 10: Mitglieder der ehemaligen Gruppe der yumbos beim Musizieren

geknüpft: Um zu verhindern, dass der Cuicocha, der Kratersee, nicht überschwappt, vergrub man Opfergaben (*mediano*), bestehend aus einem halben Meerschweinchen, einem Huhn, Früchten, Brot und Tabak an einem mit *pucará* bezeichneten Ort an einem Wasserfall, tanzte dann und machte Witze. Die Früchte des Ackerbaus sollten den Geist besänftigen. Auch wenn sich *Taita* F. an seine Teilnahme an diesem Ritual nicht mehr erinnern kann (oder will), wollen einige andere Dorfbewohner ihn als Zeremonienmeister erlebt haben (Interview Maria Dolores Cushicahua 15.8.2000).

Die gleiche Idee des *pago*, der Bezahlung an den Berggeist, steht hinter einem Heilritual, das (von fast allen »traditionellen« indigenen Heilern) bei Krankheiten durchgeführt wird, die zu Seelenverlust geführt haben, wie z. B. *susto* (Schrecken), oder *cogido del cerro* (vom Berg gepackt). Auch hier werden Gaben dem Berg geopfert, damit er die gefangene Seele freilässt. Bedeutend ist hier der Gedanke der Reziprozität zwischen dem Menschen und seiner unmittelbaren Geographie, der ja auch in San Miguel beobachtet wurde (Schweitzer de Palacios 1994: 73): in einem Fall soll der Berg nicht strafen, im anderen die Seele zurückgeben.

Ein weiteres Beispiel ist das Fest zu Ehren der Santa Ana. Bezeichnenderweise wird das ihr gewidmete Fest, das in den September zur Zeit der Ernte

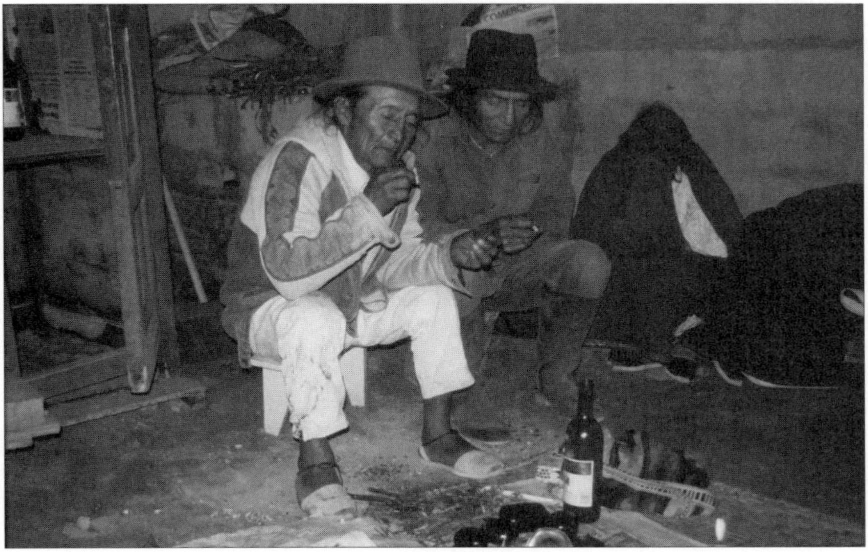

Abb. 11: Taita F. und Assistent

in den Paramos fällt, von einem der bekanntesten Heiler Cotacachis ausgerichtet und war ursprünglich auch mit einem Tanz, dem Tanz der *yumbos*, verknüpft, der Züge des Ackerbauzyklus trägt und die Jungfrau erheitern soll (Abb. 10; Moreno 1966: 100-109; s.u.). In der Großzügigkeit des Heilers kommt ebenfalls der Reziprozitätsgedanke zum Ausdruck, diesmal auf sozialer Ebene.

Das Prinzip der Reziprozität impliziert den optimalen Zustand eines Gleichgewichtes auf verschiedenen Ebenen. Eine Störung des Gleichgewichtes, sei es durch Verlust, sei es durch Überfluss eines Elementes, führt zu Krankheit. Eine Heilung ist somit als symbolische Wiederherstellung dieses Gleichgewichtes aufzufassen, bei der das fehlende bzw. überflüssige Element ersetzt oder vertrieben wird. Im Wesentlichen wirkt dabei ein Grundmechanismus, der aus den zwei Schritten »Vertreibung des Bösen« – »Anziehung des Guten« gebildet wird, womit ein Wechsel vom Zustand der »Krankheit« in den Zustand der »Gesundheit« vollzogen wird (vgl. Schweitzer de Palacios 1994: 223; Wörrle 2002: 246; 291).

Dies geschieht unter Anrufung der Geister mit Hilfe der Steine und auch anderer kleiner Objekte auf der *mesa*, die, wie bereits gesagt, während der Lehrzeit gefunden werden oder die ein *yachac* zum Teil aber auch von einem

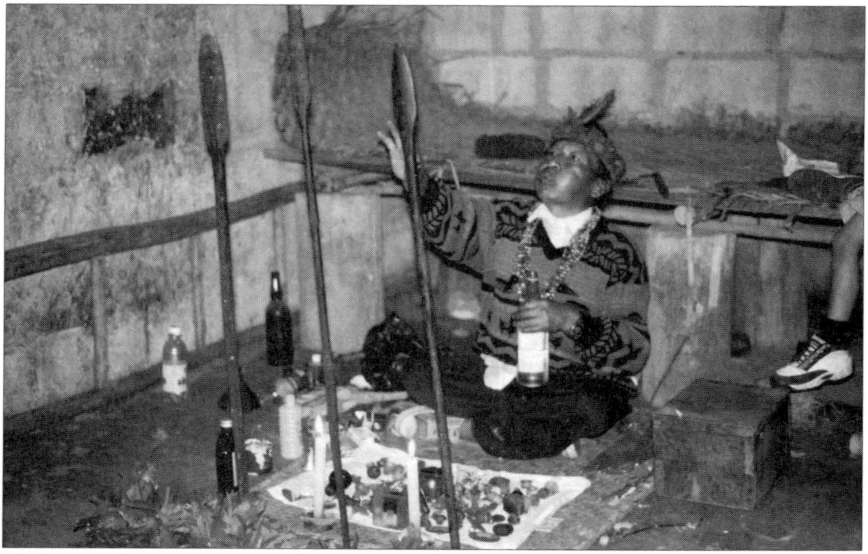

Abb. 12: Taita M. beim soplo

älteren *yachac* geerbt haben kann. Bei allen Unterschiedlichkeiten der Altäre der einzelnen *yachac* bestehen Gemeinsamkeiten, was ihre Ausgestaltung betrifft: Offensichtlich existieren bestimmte mikrokosmische Vorgaben, auf welche die Heiler beim Aufbau ihrer *mesa* zurückgreifen und die sie bei der ersten Aktivierung nach eigenem Wunsch eingerichtet haben: *jardín* (z.B. *Taita* F.), *paraíso*, Orte, wo sich die Geister mit Vorliebe aufhalten. Die Steine stehen symbolisch für die Berggeister, mit denen der jeweilige *yachac* zusammenarbeitet und die er während seiner Anrufung beschwört: Bei *Taita* F. stammen sie aus Pisambillo, wo sich der Geist María Isabel des Berges Cotacachi aufhält, bei *Taita* M. aus ganz verschiedenen Regionen des Landes (Tungurahua, Chimborazo etc.). Während eines Rituals werden die Steine zur Anlockung der Geister auf rote Nelkenblüten gebettet und mit Zimt »gefüttert«, was von wiederholtem Besprühen mit süßem Wein und Zuckerrohrbrandwein, Berauchen und beständigem Aufsagen eines Gebetes begleitet wird.

Bei Erscheinen der Geister wird mit ihrer Hilfe die Krankheit durch Lesen der Kerze, mit der sich der Patient zuvor abgerieben hat, diagnostiziert und durch bestimmte Paraphernalia die Austreibung der bösen Mächte vorgenommen. Dies geschieht insbesondere durch Abreibungen mit stark riechenden Pflanzen (Marco [Franseria artemisioides, Comp.], Ruda [Ruta graveolens]), durch Berauchen und Besprühen mit Schnaps, Abreibungen mit Eiern, Abreibungen, wohl zur Kräfteübertragung, mit den Steinen der *mesa*. Wohlriechende Pflanzen und Parfüm sollen anschließend die guten Kräfte herbeilocken. Den Abschluss einer *limpia* bilden zumeist ein starkes Blasen von Tabakrauch "in" den Kopf des Patienten sowie ein Rezept, das aus Heilpflanzen oder aber auch aus gängigen Mitteln der Pharmaindustrie bestehen kann.

Diese Grundelemente, die bei fast allen indigenen Heilern der Region zu beobachten sind (vgl. Mena 1969; Wörrle 2002), werden je nach Heiler durch diverse individuelle Verfahrensweisen ergänzt. Vielfach zu beobachten ist das Beblasen mit Feuer. Das Ritual von *Taita* F. weist eine einmalige Besonderheit auf: das persönliche Erscheinen des Geistes oder besser gesagt, der Stimme der Isabelita, die zu gegebener Stunde vor dem Haus des Heilers erscheint und Zwiesprache mit ihm und dem Patienten hält. Vor der Reinigung stellt sie Diagnose und legt die Therapie fest, im Anschluss an die Heilung erkundigt sie sich nach dem Befinden des Patienten und bestimmt die Bezahlung (Abb. 11).

Das Ritual von *Taita* M. weist einige Elemente aus dem Tiefland auf: Er benutzt insgesamt drei *Chonta*-Lanzen, die er bei den Heilungen in vorgefertigte Vertiefungen in seiner Hütte steckt. Während der Zeremonie trägt er zuerst eine Federkrone, dann einen Hut aus Ozelotfell. Lediglich die Lanzen erfüllen eine therapeutische Funktion. Sie dienen dazu, die Kraft gezielt in den Körper des Patienten hineinzublasen. Bei den anderen Objekten handelt es sich eher um Demonstrationsgegenstände. Außerdem bewedelt *Taita* M. seine Patienten mit einer *huairapanca*, d.h. einem Büschel aus Palmenzweigen, ebenfalls ein Element aus dem Tiefland. Seine Anrufung steht vom Klang her (Rhythmus und Melodie) eher den Gesängen des östlichen Tieflands nahe, als denen des Hochlands. Die »Fremdelemente« waren nach seinen Aussagen bereits den Generationen seines Vaters und Großvaters bekannt und erscheinen als »Tradition« der Familie (Abb. 12; Interview *Taita* M. 24.5.2000).

Die damit bereits angesprochenen interethnischen Austauschbeziehungen zwischen Heilern verschiedener Regionen stellen ein komplexes Thema dar, das hier nur am Rande angeschnitten werden kann (s.a. andere Beiträge in diesem Band). Wenn sich auch kaum Hinweise auf direkte Lehrbeziehungen finden lassen, so zeugen zumindest einige Produkte aus dem Tiefland, die bei den Heilritualen zur Anwendung kommen, von der Bedeutung dieser Regionen in Bezug auf die Heilungen. Gegenwärtig werden sie aber in der Regel auf dem Markt in Otavalo bezogen: Zimt und *ishpingo* als Nahrung für die Steine; Ingwer, mit Branntwein vermischt als Abwehr gegen böse Geister; *palo santo*, als Räucherstäbchen zur Reinigung des Raumes; und nicht zuletzt *ayahuasca*, das in der Regel nicht eingenommen, sondern in einem Sud zur Besprühung von behandelten Objekten (z. B. Autos, Traktoren) gebraucht wird.

Fast jeder Heiler kann aus persönlichen Erfahrungen von Reisen in das Tiefland berichten. Diese finden in der Regel nur sporadisch statt, wenn sie als Heiler zu einem Patienten gerufen werden oder sich selber einer »Reinigung« unterziehen wollen. Oft ist auch von gegenseitigen Heilungen die Rede, zum Teil nur in Andeutungen, wie z.B. durch Angaben einer gemeinsamen Einnahme der Droge *ayahuasca*. Diese wird von den Heilern des Tieflandes ansonsten in der Regel zur Diagnosestellung verwendet, ohne sie den Patienten zu verabreichen.

In der Vergangenheit scheinen die Reisen häufiger durchgeführt worden zu sein, wie aus Schilderungen von Enkeln bereits verstorbener *yachac* hervorgeht, wobei die Verbindung zum westlichen Tiefland nach Sto. Domingo de los Colorados wohl ausgeprägter war. Ethnohistorische Untersuchungen sprechen den Beziehungen zum westlichen Tiefland im Vergleich zu den östlichen Regionen ebenfalls eine größere Bedeutung zu (u.a. Caillavet [1989] 2000: 46-55). Jedoch lässt sich eine historische Kontinuität bis zu den vorkolonialen und kolonialzeitlichen Gegebenheiten nicht nachweisen.

In jedem Fall bedeuten Reisen in das Tiefland auch Reisen zu den Zentren sakraler Macht und damit zur Herausforderung der dort wohnenden Mächte und der Kenner dieser Mächte. So ist aus Cotacachi (umgekehrt) der Besuch von Heilern aus dem Tiefland überliefert, die kamen, um »ein heiliges Bad« am Cuicocha durchzuführen (Interview Segundo Morales 7.4.2001; vgl. auch Moreno 1966: 65-68).

Die Verknüpfung der Reisen mit wirtschaftlichen Aspekten lässt sich für den Fall Cotacachi gegenwärtig nicht nachweisen. Mitgeführte Produkte in Form von Nahrungsmitteln tragen den Charakter von Geschenken, die man »ohne Verpflichtung« mitnimmt, entsprechend den Geschenken, die man selber als Heiler von den Patienten erhält. Dagegen bestehen bedeutende Handelsbeziehungen zwischen dem benachbarten Kanton Otavalo und Sto. Domingo (Ventura i Oller 1997: 11), die manchmal auch zur Initiation zum Schamanen führen (s. Ventura i Oller in diesem Band).

Aus dem Tiefland werden allerdings andere Gegenstände mitgebracht, die zum Teil in das Ritual Eingang finden, obwohl sie keine von dort überlieferte Bedeutung enthalten, sondern nach eigener Interpretation integriert werden, wie die bereits erwähnten *Chonta*-Lanzen. Sie dienen den Heilern außerdem als *defensas* bei magischen Attacken (Interview Segundo Morales 7.4.2001).

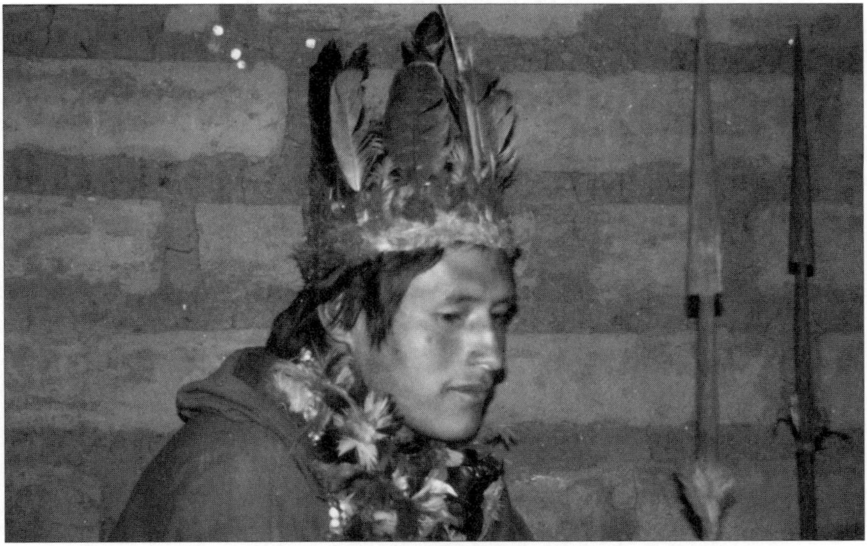

Abb. 13: Kopfschmuck eines Heilers aus der Gemeinde San Pedro (Cotacachi)

Kopfbedeckungen wie Federhauben und Hüte aus Ozelotfell, Ketten aus Bohnensamen und Federn, die der Heiler als Beweis seiner aus dem Tiefland bezogenen Kräfte während der Zeremonie trägt, sind dagegen als Demonstrationsobjekte dieser Kräfte aufzufassen. Allerdings gibt es nur wenige Heiler in Cotacachi, die sich damit schmücken (Abb. 13). Bezeichnenderweise stammt *Taita* M. ursprünglich aus Ilumán, einer benachbarten Gemeinde, wo das Heilerwesen ein regelrechter Wirtschaftszweig geworden ist und die Austauschbeziehungen auch eine Rolle im Konkurrenzkampf unter diesen Heilern spielen (vgl. Wörrle 2002: 62-76).

Dass die Reisen Familientraditionen entsprechen, stimmt mit den Schilderungen von *Taita* M. und anderen Nachfahren von *yachac* überein, die sich an die Reisen ihrer Vorfahren erinnerten, an denen sie selbst oder andere Familienmitglieder als Begleiter teilnahmen. Wie meine Untersuchung in San Miguel de Común (Provinz von Pichincha) zeigte, waren auch dort Reisen der Familie in die Tieflandgebiete Tradition (Schweitzer de Palacios 1994: 48-52; 206ff.), obwohl eine Verbindung zwischen bestimmten Heilerfamilien aus den beiden verschiedenen Regionen bestand, die sich für Cotacachi in keinem Fall nachweisen lässt. Nur in einem Fallbeispiel gibt ein Heiler an, seine Initiation durch einen *compadre* im Oriente erhalten zu haben. Es handelt sich um einen jungen Mann, der nicht durch Vererbung innerhalb der Familie zum Heilen gekommen ist, sondern durch einen Arbeitskollegen in Quito. Dieses Beispiel zeigt, dass der Impuls für die Beziehungen durch neue Formen von Arbeitsverhältnissen entstehen kann.

Prägnanter als die Austauschbeziehungen erweisen sich die Bezüge des Heilerwesens von Cotacachi zum Ackerbau, wie es bereits in oben genannten Beispielen deutlich wurde. Während Zusammenhänge zwischen Ackerbau und Sonnenkalender den Jahreszyklus und kommunale Festivitäten bestimmen, ist für das Heilsystem die Verbindung zwischen Ackerbau und Mondkalender bedeutender. So finden sich Übereinstimmungen zwischen Ackerbau und Heilerwesen z.B. bei der Beachtung bestimmter Mondphasen, die sowohl bei der Aussaat und Ernte, als auch bei einigen Heilritualen eingehalten werden müssen. Ursprünglich fanden auch am Montag, dem Tag, der den Toten gewidmet war (Interview Segundo Andrango 26.4.2001), weder Aussaat noch Heilungen statt. Einige Heilrituale werden nur bei Vollmond ausgeführt, ebenso Bäder in den heiligen Quellen im Rahmen der Initiation sowie der Krankenheilung. Heutzutage führt *Taita* F. die Touristen möglichst bei Vollmond zu diesen Stätten.

Hinweise auf Durchführung von Fruchtbarkeitsriten finden sich selten. Meistens beziehen sie sich auf vergangene Bräuche (z.B. in der Gemeinde von Cumbas Conde). Dagegen zeigt die Durchführung von Patronatsfesten die Dankbarkeit der Heiler den Heiligen gegenüber (z.B. Santa Ana). Die Erde selbst spielt wiederum eine Rolle in der Krankenheilung, da im Sinne des weiter gefassten Krankheitsbegriffes auch sie »erkranken« kann, etwa durch Schadenszauber. *Taita* M. führt beispielsweise ein Ritual inmitten eines »versalzten« Feldes durch, in dem er den Boden bebläst und zwölf weiße Nelkenblüten vergräbt (Interview *Taita* M. 28.4.2001). Etwas Erde findet sich auch in jedem Talisman, der als Glücksbringer angefertigt wird, um dem Klienten symbolisch zu eigener Erde zu verhelfen (s.a. Schweitzer de Palacios 1994). »Erde« steht aber auch symbolisch für den Boden, etwa wenn man den Fußabdruck einer Person für Schadenszauber missbraucht. Auch in folgender, von *Taita* F. geschilderten Episode wird dieser symbolische Bezug deutlich: Eines Tages kam ein Heiler aus Sto. Domingo zu ihm, der keine Patienten mehr hatte. Sie gingen alle in das Haus seiner Geliebten, um sich von dieser behandeln zu lassen.

> »Dann rufe ich die Geliebte an, ich bitte, Erde von dem Eingang ihres Hauses zu bringen, über diese Erde habe ich die *mesa* mit den Instrumenten gelegt, dann nahm ich Kräuter, die ich von hier mitgebracht hatte [..]. Ich arbeitete, damit die Leu-

> te zu meinem Klienten kommen, dann begrub ich das Produkt [=die bearbeitete Erde, Anm. D.S.] an der Tür des Hauses der Geliebten, ein weiteres bisschen auf dem Weg und noch ein bisschen an der Feuerstelle des Hauses des Klienten. Am Tag darauf, begannen die Leute in sein Haus zu kommen.« [Z4]

Alle indigenen Heiler Cotacachis sind, soweit mir bekannt, Ackerbauern und legen auch ihre »Reichtümer« in Grund und Boden an. Die meisten der Patienten bringen ihnen, abgesehen von Bezahlung in Form von Geld, Geschenke aus eigenem Anbau mit, was früher wohl die übliche Bezahlung darstellte.[23] Eine gehobene ökonomische Stellung der Heiler innerhalb ihrer Gemeinde bildet aber eine Ausnahme, lediglich die renommiertesten unter ihnen sind wohlhabend.

Wenn man die relativ große Anzahl der Heiler von Cotacachi betrachtet, so stellt sich die Frage, warum die indigene Organisation gerade zwei von ihnen favorisiert und zu den öffentlichen Auftritten anstellt. Eine Rolle spielt sicherlich ihre »traditionelle« Form der Rituale, Kleidung, die, wie bereits dargestellt, zur Repräsentation und Betonung des »Ethnischen« in den Festen gebraucht wird. Darüberhinaus haben sich gerade diese beiden Heiler bereits in früheren Jahrzehnten durch Mitarbeit innerhalb von Organisationen hervorgetan: *Taita* F., obwohl Analphabet und neben seiner Muttersprache Quichua nur mangelhaft des Spanischen mächtig (wie die meisten Heiler der älteren Generation des Kantons, insbesondere der abgelegenen Gemeinden) nahm in den 1960er/ 1970er Jahren aktiv in der Funktion des *secretario* im Gemeinderat am politischen Leben seiner Gemeinde teil. Er erinnert sich noch heute, wie er und ein Gefährte in Quito die Gemeinde legalisierten, und an die Pflanzungen von Eukalyptusbäumen in der Schlucht, eine Arbeit, die erst sein Nachfolger beenden konnte.

Stolz blickt er auf Auftritte im Kongressgebäude in Quito und das Fest am Cuicocha zurück, ebenso auf die Gruppen von 20 bis 30 Touristen, die er zu seinem Wasserlauf führt und dort einer Reinigung unterzieht. Wie die anderen Dorfbewohner auch, jedoch ohne verdeckten Vorwurf, hält er Tourismus für eine große Einnahmequelle, allerdings nicht für ihn persönlich, sondern für die Touristenführer. Er vermutet auch, dass interessierte Fremde mit Hilfe seiner Kenntnisse und den erworbenen Bilddokumenten in ihrer Heimat ein Vermögen verdienen.

23 In einem am 24. 8. 1977 durchgeführten Interview mit einem Heiler aus Ilumán, dem bereits erwähnten Nachbarort, durch Angestellte des Instituto Otavaleño de Antropología heißt es hierzu: »Einige arme Leute können nicht bezahlen. Sie bezahlen wenig. Aber ich bin billig. Sie kommen immer mit Geschenken: Süßkartoffeln, Möhren, das, was sie haben.« IOA, 1975-77.

Taita M. wiederum hat in den 1980er Jahren, als er noch in Ilumán lebte, im *Jambi Huasi* (Haus der Gesundheit), mit einem kanadischen Arzt zusammengearbeitet und blickt auf eine lange Kooperation mit der UNORCAC zurück. Seine Mitarbeit beschränkt sich nicht auf die Demonstration oder Ausübung von Heilritualen für diese Organisation, sondern er nimmt auch an Workshops zur Reinigung des Trinkwassers teil und hilft bei Streitigkeiten wegen Landrechten. Aufgrund seiner Erfahrung mit den *gringos* fühlt er sich den anderen *yachac* Cotacachis überlegen und beansprucht die Position eines *jefe* (Chef), sollte es zu einer Gründung einer lokalen Vereinigung der *yachac* kommen.

Der Arbeit mit den Organisationen stehen beide *yachac* positiv gegenüber, da sie ihnen ihr Prestige und die Anzahl der Patienten erhöhen. In ihren Einschätzungen folgen sie den Argumenten der Leitung der Organisationen: Sie teilen sich mit den Medizinern die Aufgaben der Krankenheilung, entsprechend dem jeweiligen Zuständigkeitsbereich.

Weder *Taita* F. noch *Taita* M. sind also Unbekannte für die Organisationen, durch ihre Kenntnisse und gesellschaftlichen und/oder politischen Funktionen haben sie sich den Bedürfnissen der Gegenwart angepasst und sind an die Öffentlichkeit getreten. Sie folgen den Argumenten der Organisation und haben teilweise auch die Sprache der Organisationen übernommen – *mal viento* wird *malas energías*, *yachac* wird *shamán*. Über Veranstaltungen von Seminaren und Workshops seitens der Organisationen eröffnen sich neue Kontakte zu Schamanen verschiedener Regionen, – so lernte z.B. *Taita* F. einen der renommiertesten *yachac* aus Sarayacu (Provinz von Napo) kennen.

Diese Entwicklungen haben, wie aus den oben angeführten Schilderungen hervorgeht, auf die »traditionellen« Heilrituale keinen größeren Einfluss, da die *yachac* zwischen Heilung und Demonstration zu unterscheiden wissen. *Taita* F. hält sich allerdings nicht immer an die vorgeschriebene Uhrzeit (Mitternacht), nur noch bei bestimmten Krankheitsfällen- und *Taita* M. erkannte, dass sich durch geforderte Honorare für Foto- und Filmaufnahmen ein gutes Geschäft machen lässt.

Wie im folgenden gezeigt wird, hat sich ihre Position innerhalb ihrer jeweiligen Gemeinden durch die jüngste Entwicklung bislang noch nicht verändert, da diese mit weiteren Faktoren zusammenhängt. Die unvermeidliche Verknüpfung ihrer sozialen Stellung mit ihrem Bild in der Öffentlichkeit zeigt jedoch ein weiteres Fallbeispiel, in welchem deutlich wird, dass zur eigenen öffentlichen Darstellung auch Kontexte durch einen Heiler selbst konstruiert werden.

Comunas, Comuneros und Heiler – Konstruierte Kontexte II

Taita A. ist eine der bekanntesten Persönlichkeiten seiner Gemeinde. Trotz seiner indigenen Abstammung hat er sich von den äußeren ethnischen Attributen getrennt: Seine Kleidung entspricht der eines Mestizen. Des für die Männer dieses Teils von Imbabura typischen *guango* (Zopf) hat er sich entledigt und auch seine Muttersprache Quichua spricht er nur, wenn er Patienten behandelt, die nicht des Spanischen mächtig sind. Er lebt in einem zweistöckigen Gebäude, direkt am zentralen Platz seiner Gemeinde, besitzt aber auch Felder weiter außerhalb. *Taita* A. ist Heiler, doch ebensowenig wie sein Äußeres zeugt sein Heilritual von seiner indigenen Herkunft: Das erklärte Mitglied der Zeugen Jehovas schlüpft mit Umhang, Krone und Zepter in die Person König Davids. In dieser Personifizierung nimmt er unter Anrufung der heiligen Dreifaltigkeit die Leiden des Patienten auf sich, wobei der Patient einer Reihe von Austreibungsprozeduren unterzogen wird. Diese Form der Heilung erlernte *Taita* A. angeblich von einer Spiritistin in Guayaquil. Er arbeitet nicht mit der indigenen Organisation von Cotacachi zusammen, nimmt aber an schamanischen Wettbewerben teil. Einen von der Universidad Andina organisierten gewann er zusammen mit zwei weiteren Heilern, woraufhin ihm die Universität eine Lizenz ausstellte.

Wie bei den meisten der anderen Heiler stammt die Klientel von *Taita* A. nicht aus der eigenen, sondern aus entfernten Gemeinden. Er wird besonders von mestizischen Händlern und Kaufleuten geschätzt, die bis aus Quito anreisen, und sein Honorar ist relativ hoch. Dennoch wird er von den Bewohnern seiner Gemeinde sehr geschätzt und mit ehrerbietiger Dankbarkeit behandelt. Fast jede Familie steht mit ihm durch Patenschaftsverhältnisse in Beziehung. Neben dem damit verbundenen gegenseitigen Austausch von Geschenken übernimmt er auch finanzielle und moralische Pflichten gegenüber seinen Patenkindern: Ausstattungen vor dem ersten Schulbesuch und Schlichtungen von Streitigkeiten.

Die ihm gezollte Anerkennung geht auf die Ausrichtung des Patronatsfestes der Santa Ana, Schutzpatronin von Cotacachi, zurück, das in der Regel jedes Jahr im September stattfindet und insofern mit seiner Heilertätigkeit in Verbindung steht, als er aus ihr die Mittel für die Ausrichtung des Festes bezieht. Losgelöst von Verpflichtungen übriger Familienmitglieder und einem jährlichen Turnus, was die Organisation von Festen innerhalb der indigenen Gemeinden üblicherweise charakterisiert,[24] übernimmt *Taita* A. eine Art *priostazgo* (Ausrichter eines Festes) über das Patronatsfest. Mit diesem Amt

24 Über Feste in Südamerika s. u. a. Schmidt & Montoya 2000.

trägt er nicht nur die Kosten für die Bewirtung der Gäste und Musik, sondern auch die Verantwortung für den Ablauf des Festes.

In dem Fest wird der Weg der Jungfrau, die der Legende nach zum ersten Mal in der Gegend der Gemeinde von Cumbas Conde (bzw. im benachbarten Azama) erschien, nach Cotacachi nachgestellt (Moreno 1966: 97ff.), begleitet von *bandas* (Musik) und einer jubelnden Menge mit *sartas* (eine Art Luftschlangen) und *castillos* (Feuerwerk). Insbesondere die Musik und der Tanz der *yumbo*, einer inzwischen nicht mehr existierenden Gruppe aus Cumbas Conde, gehörten nach *Taita* A. zu der Jungfrau. Ähnlich wie die *abago* empfanden sie im Tanz Phasen der Aussaat und Ernte nach. Der Jungfrau selbst weist er eine christliche und inkaische Herkunft zu (Interview *Taita* A. 21.5.2001): Sie sei die Mutter der Jungfrau Maria und sei den Inka [zugehörig], (worin sich einmal mehr die Identifizierung von christlichen Jungfrauen mit vorspanischen Gottheiten zeigt).

Seit neun Jahren krönt *Taita* A. das Fest zu Ehren der Jungfrau durch einen Auftritt als Atahualpa, König der Inka: Er mietet sich für teures Geld das Kostüm eines *coraza* (Rüstung, hier: eine Figur des Festes) und führt die Prozession zu Pferde an, der jubelnden Menge Orangen und Karamellen zuwerfend, wie es sich für einen *coraza* gehöre (Abb. 14). Der Bürgermeister von Cotacachi persönlich habe ihn mit einer Lobrede bedacht und im Rathaus mit dem Festessen für die Teilnehmer aufgewartet.

Feste mit den Gestalten des *coraza* und der *yumbo* sind aus ethnographischen Quellen für die Region von Cotacachi belegt (z.B. Moreno 1966: 100-107; s.a. Ares Queija 1988: 30). Gegenwärtig werden sie durch die hohen Kosten entweder gar nicht mehr oder in vereinfachter Form durchgeführt. Das Besondere an dem oben geschilderten Fest ist die Bindung an eine Person auf Lebenszeit. Indem er ähnlich wie die indigenen Organisationen ein persönliches Fest inszeniert, bei dem er vergangene Kontexte rekonstruiert, wird er quasi zu einer Institution in seiner Gemeinde.

Für *Taita* A. steht die Verehrung der Heiligen Jungfrau im Vordergrund, der er durch an ihm vollbrachte Wunder verbunden ist und deren Wohlwollen er sich versichern möchte. Durch seine Großzügigkeit, die den Modellen des gesellschaftlichen Gleichgewichts entspricht, bindet er seine Anhänger fester an sich. Er legt seine indianische Identität folglich nur äußerlich ab. Theatralisch seiner Persönlichkeit entsprechend, führt er Repräsentationen und Symbole ethnischen Prestiges vor, die öffentlichkeitswirksam sind und auch in der Presse erscheinen. Damit erntet er schließlich auch den Dank der indigenen politischen Repräsentanten, deren Ziel es ist, indianische Präsenz zu stärken und die Vergangenheit (wieder-) zu beleben.

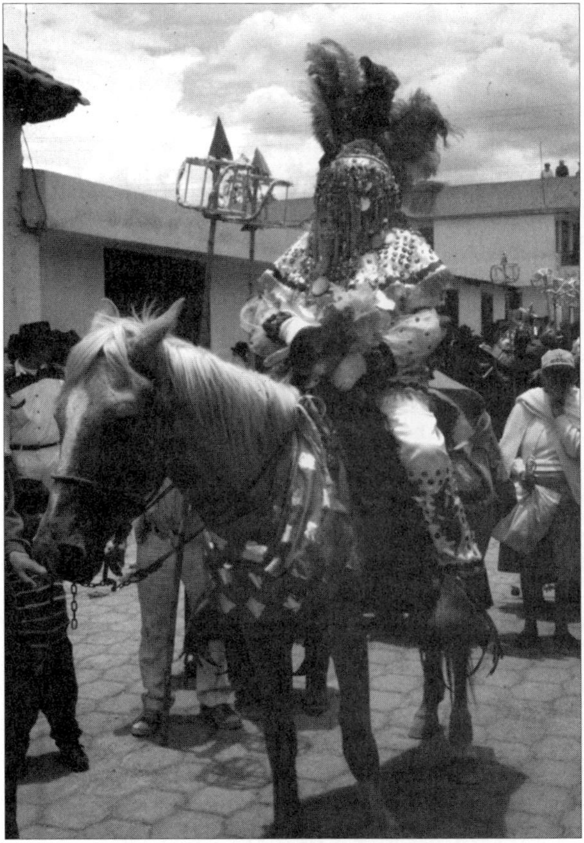

Abb. 14: Taita A. als coraza, Cotacachi, September 1997. (Foto: B. Wörrle)

Das Fest des *coraza* von *Taita* A. und des damit verbundenen Prestigegewinns in der Gemeinde ist als ein Sonderfall zu betrachten, zeigt aber, dass das Verhältnis der Gemeindebewohner zu einem *yachac* im Wesentlichen durch sein soziales Verhalten bestimmt werden kann. Dies geschieht insbesondere durch die Übernahme von Patenschaften, die in den andinen Gesellschaften von großer Bedeutung sind. Für die Bewohner einer Gemeinde bedeutet dies, an dem wirtschaftlichen Erfolg eines Heilers teilzuhaben – in diesen Fällen ergibt sich ein eindeutiger Prestigegewinn für den *yachac*.

Die Bewohner einer Gemeinde bestreiten in der Regel, dass sie Heiler aufsuchen und dass der lokale Heiler ethnomedizinische Fähigkeiten besitzt. Er wird von den Gemeindemitgliedern als *brujo* (Hexer) klassifiziert. Hier spiegelt sich eine Scheu oder auch Scham wider, öffentlich den Besuch von Heilern zuzugeben, insbesondere vor den Augen der Nachbarn, da man sich entsprechend der autochthonen Krankheitsvorstellungen der *brujería* verdächtig machen könnte. Wie bereits gesagt wurde, sucht man als Patient eher Heiler entfernterer Ortschaften auf.

Allerdings handelt es sich in allen erwähnten Fällen um Heiler mit großem überregionalem Zulauf an Patienten, was auch in ihrer Gemeinde nicht unbemerkt bleibt. Offensichtlich vereinen sie die Fähigkeiten zu heilen und sich durch soziales Engagement auf politischer und religiöser Ebene in der Gemeinde zu profilieren, so dass sie eine Sonderstellung einnehmen. Dieses Bild eines Heilers entspricht den idealen Vorstellungen, die die indigene Elite von ihnen vermittelt. Das kann auf diese Weise allerdings nicht verallgemeinert werden.

Einige der jüngeren Projekte der UNORCAC erzeugen Konflikte innerhalb der Gemeinden, wie nicht anders zu erwarten in Zusammenhang mit wirtschaftlichen Aspekten. Die prekäre Situation auf dem Land hat sich während der letzten Jahre durch zunehmende Migration der männlichen Bevölkerung, Lohnarbeit auf den immer noch existierenden Haziendas oder neuerdings auch Rosenplantagen und der damit verbundenen Brachlegung von fruchtbarem Ackerland verschärft. Die Hoffnung der Bevölkerung auf ein besseres und sicheres Einkommen ist auf den Tourismus ausgerichtet, nicht nur auf lokaler, sondern auch auf kommunaler Ebene. Innerhalb eines neuen Projektes der UNORCAC zur touristischen Erschließung des Gebietes um den Cuicocha möchte man, ähnlich wie in der *selva*-Region, den meist ausländischen Touristen die Möglichkeit bieten, unter dem Motto *turismo comunitario* am »indigenen« Leben teilzuhaben.[25] In zwei der Gemeinden wurden insgesamt sechs Herbergen errichtet, die jeweils von einer indigenen Familie betreut werden. Neben Erkundung der Gegend bildet die Teilnahme an einem nächtlichen Heilritual bei *Taita* F. den Höhepunkt der Tour.

Kritik an dem Projekt von Seiten einiger Dorfbewohner richtet sich aber in keinem Fall gegen den Heiler. Vielmehr wird der prosperierende Nachbar, Besitzer einer Herberge, in einem Ambiente der *envidia* suspekt. Obwohl ein bestimmter Prozentsatz des Gewinns in die Gemeindekasse fließen soll, werden Stimmen laut, die die Übervorteilung bei Vergaben von Krediten behaupten und mangelnde Transparenz beklagen. Ehemalige Rivalitäten zwi-

25 S. Fußnote 10.

schen einigen Familien finden durch das Projekt neuen Nährboden. Dass die Person und Position des Heilers dabei unangetastet bleiben, obwohl er bestimmt zu den Begünstigten zählt, zeigt einmal mehr seine Sonderstellung.

... und morgen?

März 2001. Die Vorbereitungen des *Inti Raymi* 2001 sind bereits im Gange. Da die Durchführung des Festes 2000, in der Form wie oben dargestellt, von verschiedenen Seiten kritisiert worden ist, möchte die Leitung der UNORCAC zukünftig zweigleisig fahren. Ähnlich wie die Heiler zwischen einer öffentlichen Show und einem richtigen Heilritual zu unterscheiden wissen, soll ein touristisches *Inti Raymi* und ein »für Insider« geplantes Ritual stattfinden, das mit den »energetischen Mächten des Kosmos« und ihrer Aktivierung zu Gunsten des Menschen in Verbindung steht. Die Leiter verschiedener Ressorts der UNORCAC, der ebenfalls wieder teilnehmende *Taita* M., ein mit der Organisation des Festes Beauftragter sowie (mit mir) zwei Anthropologinnen erhielten eine Schulung über den »traditionellen« Kalender der autochthonen Andenbewohner und über die Bedeutung des Festes *Inti Raymi* zur Sonnenwende. Vortragende war eine Soziologin, die durch einen sogenannten *shamán blanco* (weißer Schamane) unterstützt wurde. Es handelte sich dabei um einen Mestizen, meines Wissens ein ehemaliger Arzt, der die Leitung des Rituals übernehmen sollte. Das Ritual sollte nicht auf der anderen Seite des Seeufers, sondern auf einer der Inseln stattfinden, die zu dem geschützten Nationalpark Cotacachis gehört und für Besucher normalerweise gesperrt ist. An dieser Stätte sollte durch Messungen der energiegeladenste Punkt festgestellt werden, abgeleitet aus einer bestimmten Sonneneinstrahlung zu einer bestimmten Zeit. Eine Gruppe von ausgewählten Teilnehmern sollte dort die »neue« Sonne empfangen dürfen.

Parallel zu dieser alternativen Festplanung gestalteten sich die *talleres* (Workshops) zur Verwirklichung des öffentlichen Festes, das in Hinblick auf die Einnahmen eine wichtige ökonomische Bedeutung hat und damit auch Anliegen des *municipio* (Rathaus) ist. Nach mir zugänglichen Informationen gibt es ein Festkomitee mit einer Sonderbeauftragten, die eng mit dem Heiler zusammenarbeitet. Der Ablauf des Festes wird genauestens festgelegt und beinhaltet Reden, Darbietungen von Tanzgruppen und das oben beschriebene Bäderzeremoniell. Auch die Kleidung wird bestimmt. Nach Streitigkeiten und Reklamation eines der lokalen *yachac* sollen nur noch Schamanen aus Cotacachi unter Vertrag genommen werden. Welche Rolle der *shamán blanco* dabei spielt, blieb mir verborgen. Offensichtlich ist jedoch, dass seine Teilnahme für die indigenen Heiler kein Problem darstellt.

Was veranlasst nun die indigene Führung zu der Entscheidung, ein »echtes« Ritual und ein touristisches zu planen? Interessant erscheint mir in diesem Zusammenhang ein Fall, den Briggs über die Warao aus dem Delta von Venezuela berichtet (1996: 454-456). Briggs schildert die Geschichte von zwei »traditionellen« Tanzgruppen und der Vorführung eines rituellen Tanzes in der Landeshauptstadt Caracas. Dieser Tanz bzw. einige seiner Elemente sind ursprünglich an das Opfer von Palmenstärke für die Ahnen gebunden. Als das Auftreten einer Cholera-Epidemie in Zusammenhang mit der Nicht-Erfüllung dieses Rituals und der Vorführung des Tanzes gebracht wurde, gab es von Seiten der Leiter der Tanzgruppen zwei unterschiedliche Reaktionen: Während in einem Fall der Zusammenhang als abwegig betrachtet wurde, zeigte sich der (nicht indigene) Leiter der anderen Gruppe besorgt und veranlasste die Einbeziehung der geforderten Rituale vor neuen Auftritten in Caracas. Nach Briggs ist diese Haltung nicht auf einen stärkeren Glauben des Betreffenden zurückzuführen, sondern vielmehr auf seine Erkenntnis, dass für viele Angehörige der Warao diese Aufführung der Tänze gegenwärtig, damit »kulturelle« Realität ist, auch wenn eine räumliche Distanz vorhanden ist. Nach Briggs scheint der Leiter seine empfundene Aufrichtigkeit gegenüber seinen eigenen Verbindungen zu den Traditionen auszunutzen, »in order to legitimate the gaps that result when the group dances elsewhere« (Briggs 1996: 456).

Der zitierte Fall weist gewisse Unterschiede zu Cotacachi auf. Bei der Leitung der dortigen Organisation haben wir es mit Personen indigener Abstammung zu tun, d.h. mit Personen, die direkt mit den Traditionen in Verbindung stehen. Die Aufführung des öffentlichen Rituals beim *Inti Raymi* erfolgt auf eigenem Territorium.. Dennoch ist die Argumentation von Briggs in gewisser Weise auch auf Cotacachi anwendbar. Es herrscht eine Krisensituation durch die wirtschaftliche Lage, die nicht nur mit der nationalen Politik in Zusammenhang gebracht wird, sondern auch mit den schlechten Ernten der letzten Jahre aufgrund von Klimaverschiebungen. Laut Stimmen der älteren indigenen Bevölkerung wissen die Jüngeren die Zeichen der Natur und des Kosmos nicht mehr zu deuten. Auch die Feste finden nicht mehr in der traditionellen Form statt und haben die Bezüge zur Kosmologie verloren. Die schlechten Zeiten werden also als eine Antwort auf die Nichterfüllung der Aufgabe der Menschen gegenüber ihrem Kosmos gedeutet. Ebenso erfolgt die Aufführung der Feste in einer Distanz, die hier nicht räumlich, sondern spirituell aufzufassen ist.

Eine Umkehr kann nur gelingen, wenn diese Distanz wieder überbrückt wird. Die Planung eines »echten« Rituals ist ein erster Schritt dazu, nach Erfüllung der Pflicht kann das öffentliche Fest stattfinden. Im Unterschied zu dem von Briggs geschilderten Fall wird hier nicht Anerkennung von außen, sondern das eigene religiöse Empfinden in den Mittelpunkt gestellt.

Und die *yachac*? In eingehenden Untersuchungen über die *yachac* wurde festgestellt, dass sie hinsichtlich ihrer Heilkunst neue Elemente aus anderen Medizinsystemen in ihr Repertoire integrieren, diese aber ihren eigenen kosmologischen Konzepten unterordnen (z.B. Wörrle 2002: 62ff). Das betrifft Elemente aus der »westlichen« Medizin ebenso wie solche aus anderen indigenen Medizinsystemen, beispielsweise aus den Tieflandregionen. Mader schlägt vor, schamanische Konzepte und Praktiken als »kulturelle Baukästen [..], aus denen sich bestimmte menschliche Akteure unter bestimmten historischen Verhältnissen bedienen« (Wolf [1982]1986: 539), aufzufassen. »Als Spezialisten im Überschreiten und Manipulieren von Grenzen zwischen verschiedenen Welten bewegen sich Schamanen hier in den Grenzzonen zwischen verschiedenen Kulturen« (Mader 1995: 188-189).

Während sich dieses Zitat auf interethnischen Austausch von schamanischen Lehren im Ecuadorianischen Tiefland bezieht, so ist es doch auch auf die dargestellten *yachac* von Cotacachi anwendbar. Der Austausch betrifft dabei nicht (nur) das heilende Moment schamanischen Wirkens und Auftretens, sondern gesellschaftliche und politische Bereiche. Er findet nicht (nur) zwischen verschiedenen indigenen Ethnien, sondern innerhalb der eigenen sowie der nationalen und globalen Gesellschaft statt.

Auch in den genannten Bereichen und auf den verschiedenen Niveaus ordnen die *yachac* die neuen Elemente ihren Konzepten unter. Die Erweiterung ihres Spektrums ist mit Aufgaben verknüpft, die ihnen als Mitglieder ihrer Gemeinde nicht unbekannt waren. Konkret heißt dies, dass sie ihr »altes« Wissen für neue Wege gebrauchen, um letztendlich ihr eigenes Überleben zu garantieren.[26] Sie werden weiterhin ihre Heilrituale durchführen, an öffentlichen und nichtöffentlichen Festen teilnehmen, die Erwartungen der Klienten, des Publikums und der Organisationen erfüllen. Allerdings benötigen sie weder eine Schulung in andiner Kosmologie, noch machen sie sich Gedanken um dieAuthentizität. Die Seminare darüber nutzen sie auf ihre Weise, so wie *Taita* M., für ein Nickerchen.

26 Dies steht entgegen meiner Einschätzung von 1994, dass die Heiler und die traditionelle Medizin durch zunehmenden externen Einfluss ihre lokale Traditionen verlieren (Schweitzer de Palacios 1994: 223).

Spanische Originalzitate

Z1 Taita A.F., Cotacachi, 23.6.2000

Entonces ahora ruego que ésta madre aguita, que estos cerros, que esta mama Cuicochacita os bendiga, os purifique con este aguita y vamos a seguir bañándonos.

Z2 Rafael Guitarra, Cotacachi, 22.2.2001

Desde antes y hasta la actualidad el taita yacha es respetado en todas las comunidades, [..] por su sabiduría; ha ganado también el respeto es [sic] porque él ha sido un lider en la comunidad [..]ellos tienen que estar siempre al frente de cualquier situación en la comunidad. [..] Especialmente han sido presidentes de las comunidades.[über Taita T.] en la comunidad donde vivo yo diría que el 50% han de ser ahijados de él. Y los papás no, siempre ganaban esa confianza, ese don de ser autoridad un líder, entonces ganó esa confianza entonces, [..] pero acá era porque él hacía fiestas, él venía a acompañar, él era gestionador, [..] como un mediador en problemas, o sea todo el mundo le tenía respeto a él.

Z3 Segundo Morales, Cotacachi, 7.4.2001

Siempre hay la creencia de cerros. Siempre hablamos de Cotacachi, de Mama es una persona mujer, que siempre ayuda a la humanidad, entonces nosotros conocemos al Imbabura, le conocemos Taita Imbabura, nosotros conocemos su nombre es San Francisco y Cotacachi es Mama Isabelita. Por eso, siempre viene en la mente de todos dice, de acá nosotros vivimos en una parte que vive una mujer por eso la artesanía no prospera en la zona de Cotacachi e en Imbabura es el hombre que trabaja más en la artesanía, entonces hay más prosperáción allá [..] Yo he visto a la gente misma no tienen esta intención de negocio, no tienen, más bien agricultura, y así no más entonces esto he siempre visto acá, en la zona de Cotacachi.

Z4 Taita F. Cotacachi, 3.3.2001

Entonces invoco a la amante, mando traer la tierra que está en la entrada de su casa, sobre esta tierra puse la mesa con las herramientas, luego puse las hierbas que había llevado de aquí. [..]. Trabajé para que la gente entre donde mi cliente, luego enterré el producto en la puerta de la casa de la amante, otro poco en el camino y otro poco en el fogón de la casa del cliente; al día siguiente empezó a entrar gente a su casa [..].

Literatur

Andrade Echeverría, Marco 1997: *Informe de investigación: Medicina tradicional e interacción de sistemas médicos en las comunidades andinas del Cantón Cotacachi.* [Unveröffentl. Manuskript].

Ares Queija, Berta 1988: *Los Corazas. Ritual Andino de Otavalo.* Quito: Abya Yala / Instituto Otavaleño de Antropología.

Balladelli, Paolo 1988: *Entre lo mágico y lo natural: La medicina indígena.* (Testimonios de Pesillo.) Quito: Abya Yala.

Baumann, Franziska 1998: *Veränderungen im Schamanismus des ecuadorianischen Tieflandes. Der Einstieg der Schamanen in das Tourismusgeschäft unter besonderer Berücksichtigung der yachac bei den Quichua.* Hausarbeit zur Erlangung des Magistergrades im Fach Völkerkunde am Institut für Völkerkunde und Afrikanistik der Ludwig-Maximilians Universität München. [Manuskript].

Briggs, Charles L. 1996: The Politics of Discursive Authority in Research on the »Invention of Tradition.« In: *Cultural Anthropology* 11 (4): 435-469.

Brown, Michael F. 1993: Facing the State, Facing the World: Amazonia's Native Leaders and the New Politics of Identity. In: *L'Homme* 126-128, avr.-déc. 1993, XXXIII (2-4): 307-326.

Buitron, Anibal 1964: La Fiesta de San Juan en Otavalo. In: Paulo de Carvalho-Neto (Hg.): *Antología del Folklore Ecuatoriano.* Vol. 2. Quito: Editorial Universitaria.

Caillavet, Chantal [1989] 2000: Territorio y Ecología del Grupo Prehispánico Otavalo. In: dies.: *Etnias del Norte. Etnohistoria e Historia de Ecuador.* Quito: Casa de Velásquez, IFEA, Abya Yala: 42-57.

—— [1997] 2000: La Geografía sagrada del Otavalo prehispánico. In:dies.: *Etnias del Norte. Etnohistoria e Historia de Ecuador.* Quito: Casa de Velásquez, IFEA, Abya Yala: 397-424.

Cervone, Emma 1999: Los desafíos de la etnicidad: las luchas del movimiento indígena en la modernidad. In: *Journal of Latin American Anthropology* 4 (1): 46-73.

Coba Andrade, Carlos Alberto 1996: Música y danzas de la Sierra Norte del Ecuador. In: *Sarance* 23: 23-40.

Comité Intersectorial de Salud 1998: *Informativo. Cotacachi »Cantón Saludable«.*

CONAIE 1989: *Las nacionalidades indígenas en el Ecuador. Nuestro proceso organizativo.* Quito: CONAIE/Abya Yala. Zitiert nach Rogers 1995.

Conejo Conejo; José Narcizo 1991: El Inti Raimi. In: Luis F. Botero (Hg.): *Compadres y Priostes. La fiesta andina como espacio de memoria y resistencia cultural.* (Col. Antropología aplicada No.3.) Quito: Abya Yala: 39-47.

Conklin, Beth A. & Graham; Laura R. 1995: The Shifting Middle Ground: Amazonian Indians and Eco-Politics. In: *American Anthropologist* 97 (4): 695-710.

Crain, Mary M. 1989: *Ritual memoria popular y proceso político en la sierra ecuatoriana.* Quito: Editora Nacional / Abya Yala.

Dávalos, Pablo 2001: El ritual de la »Toma« en el Movimiento Indígena. In: Kintto Lucas & Cucurella, Leonela (Hg.): *Nada solo para los Indios. El levantamiento indígena del 2001: Análisis, crónicas y documentos.* Quito: Abya Yala.

Echeverría Almeida, José 1996: Arboles, manantiales y cerros sagrados en las Andes septentrionales del Ecuador. In: *Sarance*, 23: 11-22.

Erazo-Heufelder, Jeanette 1994: *Kultur und Ethnizität. Eine Begriffsrevision am Beispiel andiner Verhältnisse: Salasaca, Ecuador.* (Reihe Curupira Bd. 1). Marburg: Curupira.

Estrella, Eduardo 1977: *Medicina aborigen.* Quito.

FENOCIN 1999: *Hacia el nuevo Milenio. Tierra Identidad Vida.* Quito.

García Bravo, Mary 1998: *La UNORCAC. Proceso Organizativo y Gestión.* Cotacachi. [Unveröffentl. Ms.]

Gómez, Nelson / Moreno Yánez, Segundo / López, Orlando & Narvaez, Antonio 1992: *Tempestad en la amazonia Ecuatoriana.* CIESA (Centro Internacional de Estudios de las Sociedades y Espacios Andinos). Quito.

Greifeld, Katrin 1985: *Die Heil-s-lehre der Mayo (Nordwest- Mexiko). Widerstand und Anpassung am Beispiel des medizinischen Systems.* Frankfurt/Bern/New York: Peter Lang.

IOA (Instituto Otavaleño de Antropología) 1975-77: Piñon, José & Coba Andrade, Carlos A. (Interview): *Datos sobre curaciones e implementos utilizados.* Carlos Morán (Interview), Ilumán Bajo. (Tonbandaufnahmen).

ITB (Internationale Tourismusbörse Berlin) 2001: *Newsletter ITB 2002.* Tourismusministerium von Ecuador.(Presseerklärung).

Mader, Elke 1995: Die Attacke der grünen Magie. Interkulturelle Prozesse im Schamanismus der Shuar. (Ekuador). In: *Zeitschrift für Ethnologie* 120 (1995): 177-190.

MAG (Ministerio de Agricultura y Ganadería): *Registro de Comunas.*

Médicos sin Fronteras & MSP-E/UNORCAC 1998: *Medicina Tradicional e interacción de sistemas médicos en las comunidades andinas del Cantón Cotacachi.* (Versión resumida por Tannia Mendizabal.) Quito. Unveröffentl. Ms.

Mena, Vicente 1969: Algunos Aspectos de Medicina Popular en La Calera, Provincia de Imbabura. In: *Revista del Folklore Ecuatoriano* no.3.: 5- 39.

Ministerio de Salud Pública 1999: *Acuerdo Ministerial 1447.*

Moreno, Segundo Luis 1966: *Cotacachi y su Comarca.* Quito.

Moreno Yánez, Segundo & Figueroa, José 1992: *El Levantamiento indígena del Inti Raymi de 1990.* Quito: Fundación Ecuatoriana de Estudios Sociales/Abya Yala.

Muratorio, Blanca [1991] 1996: Trabajando para la Shell. Resistencia cultural a la proletarización en la Amazonía ecuatoriana. In: Santos Granero, Fernando (Hg.): *Globalización y cambio en la Amazonía Indígena.* Vol I. Quito: Abya Yala/FLACSO: 371-395.

Neumann, Stefan 1994: *Sólo unidos somos fuertes. Entstehung und Festigung ethnisch-politischer Organisationen im Tiefland von Ecuador am Beispiel der »Federación de Centros Shuar.* Bonn: Holos.

Oberem, Udo 1980: *Los Quijos. Historia de la transculturación de un grupo indígena en el Oriente ecuatoriano.* (Colección Pendoneros 16). Otavalo: Instituto Otavaleño de Antropología.

Rogers, Mark 1995: *Images of Power and Power of Images. Identy and place in Ecuadorian Shamanism.* Ph.D. Dissertation Departement of Anthropology. University of Chicago. [Ms.]

—— 1998a: Introduction: Performing andean identities. In: *Journal of Latin American Anthropology.* Vol.3, No.2: 2-19.

—— 1998b: Spectacular bodies: folklorization and the politics of identity in ecuadorian beauty pageants. In: *Journal of Latin American Anthropology.* Vol. 3, no.2: 54-85.

Salomon, Frank [1983] 1985: Shamanismo y política en la última época colonial del Ecuador.- In: *Cultura* (Revista del Banco Central del Ecuador) VII, 21b. Quito: Banco Central: 487-509.

Schmidt, Bettina & Montoya Bonilla, Sol 2000: *Teufel und Heilige auf der Bühne. Religiosität und Freude bei Inszenierungen mestizischer Feste in Südamerika.* (Reihe Curupira Bd. 8). Marburg: Curupira.

Schweitzer de Palacios, Dagmar 1994: *Cambiashun. Las prácticas médicas tradicionales y sus expertos en San Miguel del Común, una comuna indígena en los alrededores de Quito.* (Mundus Reihe Ethnologie, Bd.81.) Bonn: Holos Verlag. (Zugl.: Berlin, Freie Univ., Diss., 1993/94.)

Velasco Andrade, Diego 1997: *El Retorno del Hombre Rojo. Conversando con 6 »hombres de sabiduría«.* Quito: Fundación GAIA /Tierra Inteligente.

Ventura i Oller, Montserrat 1997: Una visión de la cultura Tsáchila en la actualidad. In: Juncosa, José E. (Hg.): *Etnografias mínimas del Ecuador*. (Serie Pueblos del Ecuador, 14.) Quito: Abya Yala: 1-32.

Wörrle, Bernhard 2000: *Heilige Jungfrauen und wilde Geister: Indianische Wallfahrten nach El Quinche, Nordecuador*. [Manuskript].

—— 2002: *Heiler, Rituale und Patienten. Schamanismus in den Anden Ecuadors.* Berlin: Dietrich Reimer Verlag.

Wolf, Eric R. [1982] 1986: Die Völker ohne Geschichte. Europa und die andere Welt seit 1400. Frankfurt/New York: Campus Verlag.

Autorenverzeichnis

Franziska Baumann: Ethnologin. Studium in München und Quito, Ecuador. Mehrere Forschungsaufenthalte im ecuadorianischen Tiefland. Schreibt als freie Journalistin für verschiedene Magazine und Zeitungen.

Michael Knipper: Arzt. Klinische Tätigkeit in den Bereichen Kinderheilkunde und Tropenmedizin. Medizinethnologische Feldforschung in Ecuador. Promotion 2001. Zur Zeit Assistent am Institut für Geschichte der Medizin der Justus-Liebig-Universität Giessen.

Elke Mader: Ethnologin. Habilitation 1997. Feldforschungen im Amazonasgebiet von Ecuador und Peru. Lektorin am Institut für Ethnologie, Kultur- und Sozialanthropologie der Universität Wien. Derzeit: Gastprofessorin am Gender Kolleg der Universität Wien.

Dagmar Schweitzer de Palacios: Ethnologin. Feldforschungen in Ecuador über traditionelle Medizin. Ehemalige wissenschaftliche Mitarbeiterin und Lehrbeauftragte am Institut für Vergleichende Kulturforschung–Völkerkunde der Philipps-Universität Marburg.

Montserrat Ventura i Oller: Promotion in Sozialanthropologie und Ethnologie an der EHESS (Paris). Lehrstuhlinhaberin an der Universitat Autònoma de Barcelona. Mehrere Feldforschungen bei den Tsáchila in Ecuador. Zur Zeit Mitarbeiterin in einem ethnolinguistischen Projekt der Volkswagen-Stiftung.

Bernhard Wörrle: Ethnologe. Feldforschungen in Kolumbien und Ecuador. Lehrbeauftragter am Fachgebiet Völkerkunde der Universität Marburg. Promotion 2002. Derzeit Mitarbeiter in einem Pilotprojekt des BMBF zur Umsetzung der UN-Konvention über die biologische Vielfalt.

Curupira
Ethnologie in Marburg

Reihe Curupira

■ Jeanette Erazo-Heufelder
Kultur und Ethnizität. Eine Begriffsrevision am Beispiel andiner Verhältnisse: Salasaca (Ecuador).
Curupira Band 1 — 1994, 231 S.,
ISBN 3-8185-0166-1, EUR 24,—

■ Bettina E. Schmidt
Von Geistern, Orichas und den Puertoricanern. Zur Verbindung von Religion und Ethnizität.
Curupira Band 2 — 1995, 400 S.
ISBN 3-8185-0181-5, EUR 26,—

■ Yolanda Sol Montoya Bonilla
Verflechtungen. Indianische Mythologie des Amazonasgebietes: Jenseits von Wort und Bild
Curupira Band 3 — 1996, 231 S.
ISBN 3-8185-0220-X, EUR 24,—

■ Christian Häusler
Kopfgeburten. Die Ethnographie der Yanomami als literarisches Genre
Curupira Band 4 — 1997, 177 S.
ISBN 3-8185-0231-5, EUR 18,—

■ Bettina E. Schmidt und Mark Münzel (Hrsg.)
Ethnologie und Inszenierung. Ansätze zur Theaterethnologie.
Curupira Band 5 — 1998, 554 S.
ISBN 3-8185-0248-X, EUR 32,50

■ Birgit M. Suhrbier
Die Macht der Gegenstände. Menschen und ihre Objekte am oberen Xingu, Brasilien.
Curupira Band 6 — 1998, 245 S.
ISBN 3-8185-0258-X, EUR 21,—

■ Ulrike Prinz
›Das Jacaré und die streitbaren Weiber‹. Poesie und Geschlechterkampf im östlichen Tiefland Südamerikas.
Curupira Band 7 — 1999, 384 S.
ISBN 3-8185-0276-5, EUR 24,—

■ Sol Montoya Bonilla und Bettina E. Schmidt
Teufel und Heilige auf der Bühne. Religiosität bei Inszenierungen mestizischer Feste in Südamerika.
Curupira Band 8 — 2000, 184 S.
ISBN 3-8185-0289-7, EUR 21,—

■ Mark Münzel, Bettina E. Schmidt und Heike Thote (Hrsg.)
Zwischen Poesie und Wissenschaft. Essays in und neben der Ethnologie.
Curupira Band 9 — 2000, 359 S.
ISBN 3-8185-0290-0, EUR 24,—

■ Evelyn Schuler
Sein oder Nicht-Sein? Fragmente eines kosmologischen Tupi-Guarani Diskurses in der neueren brasilianischen Ethnologie.
Curupira Band 10 — 2000, 199 S.
ISBN 3-8185-0291-9, EUR 19,—

■ Lioba Rossbach de Olmos
Komplexe Beziehungen. Zur Rezeption und Sozialorganisation der Schwarzen im Chocó (Kolumbien).
Curupia Band 11 — 2000, 374 S.
ISBN 3-8185-0315-X, EUR 24,—

■ Ulrike Krasberg und Bettina E. Schmidt (Hrsg.)
Stadt in Stücken.
Curupira Band 12 — 2002, 272 S.,
ISBN 3-8185-0342-7, EUR 23,—

■ Ingo W. Schröder und Stéphane Voell (Hrsg.)
Moderne Oralität. Ethnologische Perspektiven auf die plurimediale Gegenwart. *Curupira Band 13* — 2002, 305 S.
ISBN 3-8185-0360-5, EUR 20,—

■ Bettina E. Schmidt (Hrsg., unter Mitarbeit von Michael Kraus, Heike Thote & Stéphane Voell):
Wilde Denker. Unordnung und Erkenntnis auf dem Tellerrand der Ethnologie. Festschrift für Mark Münzel zum 60. Geburtstag.
Curupira Band 14 — 2003, 358 S.
ISBN 3-8185-0374-5, EUR 20,—

Reihe Curupira Workshop

■ Ulrike Krasberg (Hrsg.)
Gespräche mit Frauen aus der Türkei in Stadtallendorf. Ergebnisse eines Forschungsprojektes
Curupira Workhop Band 1
1996, 95 S.
ISBN 3-8185-0202-1, EUR 6,—

■ Bettina E. Schmidt und Lioba Rossbach de Olmos (Hrsg.)
Das afrikanische Amerika.
Curupira Workshop Band 2
1998, 113 S.
ISBN 3-8186-0262-5, EUR 8,—

■ Ulrike Krasberg (Hrsg.)
Religion und weibliche Identität. Interdisziplinäre Perspektiven auf Wirklichkeiten.
Curupira Workshop Band 4
1999, 324 S.
ISBN 3-8185-0261-7, EUR 16,—

■ Michael Kraus und
Mark Münzel (Hrsg.)
Zur Beziehung zwischen Universität und Museum in der Ethnologie.
Curupira Workshop Band 5
2000, 172 S.
ISBN 3-8185-0317-6, EUR 11,—

■ Bettina E. Schmidt und
Lioba Rossbach de Olmos (Hrsg.)
Standpunkte: Afroamerika im interdisziplinären Dialog.
Curupira Workshop Band 6
2000, 142 S.
ISBN 3-8185-0316-8, EUR 10,—

■ Stéphane Voell (Hrsg.)
›... ohne Museum geht es nicht‹ Die Völkerkundliche Sammlung der Philipps-Universität Marburg.
Curupira Workshop Band 7
2001, 256 S.
ISBN 3-8185-0318-4, EUR 12,60

■ Michael Kraus und
Mark Münzel (Hrsg.)
Museum und Universität in der Ethnologie.
Curupira Workshop Band 8
2003, 249 S.
ISBN 3-8185-0379-6, EUR 12,50